ÉTUDE

SUR L'APPAREIL BRANCHIAL

DES VERTÉBRÉS

ET

Quelques affections qui en dérivent chez l'Homme

FISTULES BRANCHIALES

KYSTES BRANCHIAUX, KYSTES DERMOÏDES.

PAR

Jean CUSSET,

Docteur en médecine de la Faculté de Paris,
Lauréat de l'École de médecine de Lyon,
(Concours d'anatomie, médaille de vermeil 1872, médaille d'argent 1873).

Avec deux planches.

PARIS

G. MASSON, ÉDITEUR

LIBRAIRE DE L'ACADÉMIE DE MÉDECINE

BOULEVARD SAINT-GERMAIN, EN FACE L'ÉCOLE DE MÉDECINE

1877

ÉTUDE

SUR L'APPAREIL BRANCHIAL

DES VERTÉBRÉS

ET

Quelques affections qui en dérivent chez l'Homme

FISTULES BRANCHIALES

KYSTES BRANCHIAUX, KYSTES DERMOÏDES.

PAR

Jean CUSSET,

Docteur en médecine de la Faculté de Paris,
Lauréat de l'École de médecine de Lyon,
(Concours d'anatomie, médaille de vermeil 1872, médaille d'argent 1873).

Avec deux planches.

PARIS

G. MASSON, ÉDITEUR

LIBRAIRE DE L'ACADÉMIE DE MÉDECINE

BOULEVARD SAINT-GERMAIN, EN FACE L'ÉCOLE DE MÉDECINE

1877

ÉTUDE

SUR

L'APPAREIL BRANCHIAL DES VERTÉBRÉS

ET

QUELQUES AFFECTIONS QUI EN DÉRIVENT CHEZ L'HOMME

(Fistules branchiales, Kystes branchiaux, Kystes dermoïdes)

INTRODUCTION ET DIVISION DU SUJET

En 1872, époque à laquelle nous étions chargé de recueillir les observations de M. Ollier, à l'Hôtel-Dieu de Lyon, nous eûmes l'occasion d'observer une fistule de la partie antérieure du cou, datant de la première enfance, chez une jeune fille de 20 ans. Vu le siége de cette fistule et les antécédents que nous rapportons plus loin, M. Ollier diagnostiqua une fistule consécutive à un kyste d'origine branchiale.

C'était la première fois qu'il nous était donné de voir une semblable affection, et pour profiter du cas que nous avions sous les yeux, nous voulûmes faire des recherches dans les auteurs classiques ; or, nous fûmes très-surpris de ne pas trouver de description relative à cette affection.

C'est dans le *Nouveau dictionnaire de médecine* de et *chirur-gie pratiques* (art. *Cou*, par M. Sarazin), que nous avons rencontré les premiers documents qui se rapportent à l'histoire de ces fistules ; il est vrai de dire que, deux ans auparavant, avait paru une thèse faite, sous l'inspiration de M. Sarazin, par M. Gass (*Essai sur les fistules bran-chiales*, Strasbourg, 1867). Depuis lors, nous ne connais-sons qu'un mémoire écrit en France sur le même sujet, c'est celui de M. Simon Duplay, qui a été publié en jan-vier 1875 dans les *Archives générales de médecine* ; on en trouve un analogue dans le *Traité de pathologie externe* du même auteur. (T. V, fasc. 1, p. 34, Paris 1876.)

Comme on le voit, il a été fort peu écrit chez nous sur cette question ; et en fait, la plupart des travaux qui s'y rapportent ont été publiés en Allemagne. Dès lors, il nous a paru qu'il ne serait pas sans intérêt de les faire connaître.

Mais ce n'est pas tout : partant de ce principe que *l'embryogénie seule peut donner l'explication des faits de pathologie congénitale*, nous avons fait des recherches dans les auteurs sur le développement du cou et de la face, car le même appareil (*appareil branchial*) préside à la formation de ces deux régions. « On ne peut faire aujourd'hui de la pathologie congénitale, dit M. Coste (1), avec les seules données de l'état adulte ; nous sommes obligés de suivre les phrases du développement em-bryonnaire, les moyens que la nature emploie pour sou-der entre eux tels ou tels organes, afin que celle-ci venant à suspendre son travail sur un point du fœtus, nous puissions, de par cette faute, surprendre la crimi-nelle et la juger dans ses actions, dans ses moyens ».

(1) Histoire du développement des corps organisés, introduction, 1847.

Afin de rendre notre description plus complète, nos recherches ont porté sur toute la classe des vertébrés. Les poissons ont particulièrement attiré notre attention, puisqu'ils présentent, à l'état permanent, un appareil branchial, qui n'est que transitoire chez les Vertébrés supérieurs. Ce que nous avons cherché, ce sont des points de repère, des analogies, de façon à établir des rapprochements, et à formuler jusqu'à un certain point des lois qui président aux phénomènes d'évolution et d'involution de l'appareil en question. Personne n'ignore aujourd'hui combien l'anatomie humaine s'éclaire au flambeau de l'anatomie comparée ; du reste, s'il restait encore quelque incrédule à cet égard, nous ne saurions mieux faire que de le renvoyer aux arguments formulés par cet homme de génie, qui fut à la fois poëte, philosophe et savant, l'immortel Gœthe (1).

Le développement embryonnaire de la face et du cou offre une ressemblance parfaite chez l'homme et chez les autres Vertébrés (mammifères, oiseaux, reptiles, batraciens, poissons). Mais, que pour une cause quelconque, il se produise un arrêt de développement ; il en résultera une anomalie. Or, si l'on se place au point de vue de l'anatomie comparée, il est permis de démontrer que ce qui peut passer pour une anomalie chez un animal d'une certaine classe est l'expression parfaite de l'état normal chez un animal d'une autre classe. — Donc, ce qui est normal chez celui-ci peut être considéré comme anormal chez celui-là ; c'est une question de degré dans le développement.

Jusqu'ici, rien que de très-simple, de très compréhen-

---

(1) Œuvres d'histoire naturelle, trad. Martins, Paris 1837 avec atlas et Gœthæs Briefe an soret, herausgegeben von Hermann Uhde, Stuttgard, Cotta 1877.

sible, et l'on peut dire avec raison que l'anomalie consiste essentiellement dans un accident, qui a pour résultat de rendre permanente une forme transitoire destinée à dis‹ paraître (animaux supérieurs, l'homme par exemple).— Chose remarquable : plus la difformité est grande (monstruosité), plus les analogies seront accusées et les rapprochements faciles ; mais, que l'arrêt de développement ne porte que sur une portion limitée du même appareil, qu'il ne soit que temporaire, etc., déjà les différences seront plus accusées et les rapprochements discutables : à plus forte raison, s'il s'agit de difformités ayant leurs équivalents comme formes et comme caractères extérieurs, dans ces productions pathologiques qui se montrent après la naissance ; ici, n'était le fait de l'origine congénitale, il serait à peu près impossible de se prononcer.

Maintenant, qu'on suppose un de ces cas, où l'origine congénitale est discutable, en ce sens que la difformité (tumeur ou fistule) n'est devenue apparente, n'a commencé à évoluer qu'un certain temps après la naissance, il faut bien avouer que l'histoire du développement pourra seule nous mettre sur la voie du diagnostic, et par suite nous éclairer sur la nature, les rapports anatomiques, etc., toutes choses si importantes à connaître pour le chirurgien.

C'est à ces deux derniers points de vue que nous nous sommes placé dans l'étude qui va suivre, et pour atteindre notre but, nous avons dû nécessairement rechercher si la localisation, seule ou aidée de certains caractères (connexions, adhérences, etc.), ne permet pas, à défaut de l'origine congénitale, ou lorsque cette dernière est douteuse, de mettre sur la voie du diagnostic.

Telles sont, en abrégé, les raisons qui nous ont engagé à entreprendre ce travail, dont l'idée première nous a été suggérée par M. Léon Tripier.

Il comprendra deux parties :

Dans la première, nous étudierons les différentes phases du développement de la face et du cou.

Dans la seconde, nous nous sommes efforcé d'établir les rapports qui peuvent exister, au point de vue pathogénique, entre ces données et certaines lésions mal déterminées (fistules et kystes), qui se montrent, tantôt à la naissance, tantôt un peu plus tard, dans ces mêmes régions, chez l'homme.

Un certain nombre de figures se trouvent placées à la fin pour rendre notre description plus intelligible, et surtout pour graver dans l'esprit du lecteur ce qu'on pourrait appeler les lieux d'élection des lésions d'origine branchiale.

Avant d'entrer en matière, qu'il nous soit permis de témoigner toute notre gratitude aux personnes qui ont guidé nos premiers pas dans la carrière médicale, ainsi qu'à celles qui, pour la rédaction de cette monographie, ont bien voulu nous aider de leurs conseils : M. Ollier, ex-chirurgien en chef de l'Hôtel-Dieu de Lyon, notre premier maître — M. le docteur Léon Tripier, à qui nous devons l'inspiration de ce travail et deux observations de kystes du grand angle de l'œil — M. le professeur Verneuil, qui nous a également donné des renseignements très-utiles et a bien voulu mettre à notre disposition une observation rare de kyste dermoïde ; nous le prions d'accepter ici l'expresssion de notre vive reconnaissance.

Elle est également acquise à M. Simon Duplay, chirurgien des hôpitaux de Paris, qui nous a permis la publication d'une observation de fistule branchiale très-remarquable; à M. Daniel Mollière, chirurgien en chef désigné de l'Hôtel-Dieu de Lyon, qui nous a communiqué deux observations de kyste dermoïde de l'orbite, — et enfin à notre excellent ami, M. le docteur Ricklin, qui, par sa connaissance très-approfondie de la langue allemande, nous a considérablement facilité notre travail.

PREMIÈRE PARTIE

Embryogénie de la face et du cou dans la série des vertébrés.

CHAPITRE I

HOMME ET MAMMIFÈRES

La face et toute la partie du cou comprise en avant de la colonne vertébrale, se développent aux dépens d'un appareil transitoire, désigné sous le nom *d'appareil bran-chial*.

Cet appareil est composé d'une série de languettes minces et parallèles, tendant à se réunir sur la ligne médiane et interceptant entre elles des espèces de fentes, qui font communiquer la cavité bucco-pharyngienne avec l'extérieur. C'est là un des faits les plus curieux et les plus constants, qu'on rencontre, comme nous le verrons, dans toute la série des vertébrés.

Nous ne pouvons pas entrer dans la description particulière de cet appareil, sans donner un aperçu des phénomènes, qui se passent dans la région céphalique, avant son apparition. Nous serons du reste très-bref sur ce point.

Nous prenons l'œuf fécondé des mammifères, au moment où le développement l'a fait aboutir à la formation des trois feuillets blastodermiques, et où déjà, on a vu apparaître cette disposition, qui constitue la caractéristique universelle de tous les Vertébrés, c'est-à-dire *la division de leur corps en deux cavités complétement séparées*, l'une postérieure ou supérieure (*cavité dorsale ou neurale*), l'autre antérieure ou inférieure (*cavité ventrale ou viscérale*).

Ces deux cavités se sont formées au moyen de lames, qui s'étendent de chaque côté du sillon primitif, entrainant l'épiderme sus-jacent, et dont les bords libres, s'avançant les uns vers les autres, s'unissent sur la ligne médiane, de manière à convertir le sillon primitif en un canal.

La cavité antérieure (cavité ventrale ou viscérale), qui est la seule dont nous nous occuperons ici, est limitée par les lames ventrales, formées elles-même dans la partie externe du blastoderme, qui dépasse les lames dorsales; « elles se replient en bas et en dedans, à une petite distance, de chaque côté du canal rachidien, pour devenir les parois de la cavité ventrale ou viscérale. Les lames ventrales entraînent *le feuillet externe d leur superficie, le feuillet interne à leur face profonde* et tendent ainsi à éloigner le centre de la périphérie du blastoderme » (Huxley) (1). Ces lames convergent vers un point idéal, l'ombilic, sur la formation duquel nous n'avons pas à nous arrêter.

Pendant que ces changements s'opèrent, l'embryon se recourbe du côté de sa face antérieure, dans le sens de la longueur, ce qui lui donne une forme qu'on a comparée à celle d'un bouclier ou d'une nacelle. Le canal cérébro-spinal (cavité neurale ou postérieure) se renfle en avant de façon à constituer une sorte de capuchon (capuchon céphalique), qui, placé d'abord dans l'axe du canal qui lui a donné naissance, ne tarde pas à s'infléchir en avant

---

(1) Huxley. Eléments d'anat. comparée des animaux vertébrés, p. 8.

jusqu'à former avec lui un angle presque droit. A la partie inférieure de ce capuchon, aux dépens des lames dorsales, s'avancent deux prolongements (prolongements de Rathke), qui se croisent en avant et constituent les premiers vestiges de la base du crâne.

A ce moment du développement, qui correspond à peu près à la première moitié du premier mois de la vie intra-utérine, la face n'est représentée que par une simple fente transversale, qui communique directement avec la cavité ventrale. Elle a reçu le nom de *fosse faciale*. En son milieu s'enfonce le feuillet externe du blastoderme, qui la fermait en avant, au début. Par une sorte d'invagination, ce feuillet y émet un prolongement en doigt de gant, qui deviendra plus tard la bouche et le pharynx. Notons en passant que, par suite de ce phénomène embryogénique, la bouche et le pharynx ne communiquent pas immédiatement avec la cavité stomacale, et que, de plus, l'épithélium de ces deux cavités ne dérive pas du feuillet interne, comme l'avaient avancé certains anatomistes, mais bien du feuillet externe. Cette origine embryonnaire, du reste, est parfaitement en rapport avec ce que nous savons de la nature du chorion et de l'épithélium de la muqueuse buccale et pharyngienne, chez l'adulte. C'est là un fait de la plus grande importance, qu'on doit toujours avoir présent à l'esprit, quand on est appelé à faire l'examen anatomo-pathologique d'une tumeur congénitale ou autre de ces deux régions.

Ce prolongement bucco-pharyngien s'étend jusqu'au vestige de la colonne vertébrale, formant là une sorte de cul-de-sac, au bout duquel se montre, sous forme d'un deuxième cul-de-sac, appendu au premier, les premières traces des voies respiratoires. Nous n'insisterons pas davantage pour le moment, car nous aurons à y revenir lorsque nous nous occuperons des transformations du quatrième arc branchial et de la formation du larynx.

Nous venons de voir que la communication du pharynx avec les voies digestives n'existe pas encore, et, en effet, le cul-de-sac pharyngien touche à l'extrémité antérieure du tube intestinal, lequel est également représenté en ce point par un cul-de-sac (dilatation stomacale). Il en résulte donc une sorte de cloison, formée par les deux feuillets épithéliaux adossés l'un à l'autre. Mais bientôt cette cloison subit une atrophie assez rapide, qui aboutit à la formation d'une fissure antéro-postérieure, laquelle, en s'élargissant, établit la communication entre la cavité pharyngienne et l'estomac. Par suite du développement graduel et lent des vertèbres en hauteur, cette communication s'allonge peu à peu et l'œsophage se forme, moitié, par conséquent, aux dépens du tube digestif, moitié aux dépens du prolongement pharyngien, atteignant ainsi une longueur en rapport avec l'allongement du cou. Chez l'adulte, les traces de ce mode de développement se retrouvent dans la nature même de l'épithélium de l'œsophage, qui, pavimenteux en haut, c'est-à-dire dérivant du feuillet externe, devient, par une fusion insensible, cylindrique en bas, c'est-à dire de même nature que celui du tube digestif, dérivant du feuillet interne. Chez les animaux dont le cou et le thorax sont très-courts, comme chez certains poissons, l'œsophage reste presque à l'état rudimentaire et n'atteint par exemple que 4 centimètres pour un corps de 1 mètre de longueur.

Avant que tous ces phénomènes soient terminés, on voit apparaître dans la partie des lames viscérales, qui s'étend immédiatement en arrière et de chaque côté du prolongement bucco-pharyngien, que nous venons de décrire, dans le pli qui correspond à l'angle d'inflexion du capuchon céphalique sur les vestiges de la colonne

vertébrale, une série de points épais, tranversaux, parallèles entre eux, au nombre de quatre chez l'homme
et les mammifères. C'est la première trace de l'appareil
branchial, à la description duquel nous allons passer.

§ I. — *Appâreil branchial de l'homme et des mammifères*
(Pl. I, fig. 1 et 2.

Actuellement, c'est un fait connu de tous les embryologistes, que chez l'homme et les mammifères, de même
que chez les vertébrés inférieurs, on trouve des vestiges
de branchies dès les premiers temps de l'existence. Cette
particularité fut observée et signalée pour la première
fois, en 1825, par Rathke (1), sur un embryon de cochon,
d'une longueur de 6 lignes et, par conséquent, fort rapproché de l'époque de la conception. Il ne tarda pas, une
fois son attention attirée sur ce fait, à observer la même
disposition sur un embryon de cheval, long de 8 lignes,
puis enfin sur un embryon humain, dont il ne put préciser
exactement l'âge. « Enfin, dit-il dans une lettre à Baër,
j'ai aussi trouvé des traces de branchies chez des embryons humains, savoir : dans un embryon de 6 à 7 semaines, expulsé de l'utérus tout récemment; il y en a
deux de chaque côté, une antérieure plus considérable
et une postérieure beaucoup plus petite. Comme les fentes
qui les séparent pénètrent jusque dans le pharynx; elles
sont tellement distinctes qu'il ne peut rester aucun doute
sur leur existence (2). » Pour être juste cependant, nous
devons dire que plusieurs anatomistes avant lui, s'ils
n'avaient décrit spécialement, avaient tout au moins

(1) Rathke. Isis 1825 p. 747 et 1100; 1827, etc. (voir la not. bibl.).
(2) Baer. Des branchies et des vaisseaux branch., etc., trad. Breschet,
p. 1 du tirage à part.

remarqué et figuré des fentes transversales, situées au cou de jeunes embryons de poulet, de mammifères et de l'homme. Ce sont particulièrement C. F. Wolf (1), Bojanus (2), Sœmmering (3), J. F. Meckel (4), etc. Ce dernier surtout, partant de l'idée théorique que l'embryon des animaux supérieurs parcourt dans son développement graduel les formes permanentes des animaux inférieurs, avait admis hypothétiquement l'existence de fentes branchiales chez l'embryon humain. La belle découverte de Rathke vint lui donner raison et confirmer son hypothèse.

Malgré l'opposition acharnée que firent aux assertions de Rathke des anatomistes éminents, tels que Rudolphi (5), E. H. Weber (6), Velpeau (7), etc, elles n'en furent pas moins controlées et admises par un grand nombre d'observateurs, parmi lesquels nous nous bornerons à citer Huschke, Baër, Burdach, J. Muller, Thomson, Ascherson, Valentin, Reichert, Bischoff, Coste, Erdl, etc (8).

Baër, dont l'attention sur ce point venait d'être éveillée par la lettre de Rathke, entreprit aussi des recherches dans le même sens, en les dirigeant surtout sur les embryons de vertébrés plus inférieurs (oiseaux, serpents, grenouilles etc). « L'embryon dont je parle, dit-il, présentait trois fentes branchiales peu reconnaissables à l'extérieur, si on ne pressait pas en arrière les parties latérales du cou, car la partie du cou située devant la

(1) Ueber die Bildung des Darmcanals, t. II, fig. 5 et suiv.
(2) Nova act. nat., etc , vol. x, fig. 5, 7, t. .
(3) Icones embryon. human., tab. I, fig. 2.
(4) Beitræge zur vergleichenden anat., t. II, cah. 2, p. 25.
(5) Physiologie, t. II, p. 358.
(6) Hildebrandt, anat., t. IV, p. 127·
(7) Traité d'embryogénie, etc.
(8) Voir, pour tous ces auteurs, la not. bibliogr.

première fente recouvrait les arcs branchiaux, sous forme d'un opercule court. Mais cette espèce d'opercule n'était pas arrondi, il était aussi appliqué sur les ouvertures, au lieu de s'en écarter, comme chez les oiseaux. La fente la plus postérieure était beaucoup plus courte que les deux autres antérieures ; elles devinrent extrêmement distinctes après l'incision du pharynx. Cependant je ne doute pas qu'il n'y ait chez l'homme et peut-être dans tous les vertébrés terrestres, primitivement *quatre fentes branchiales* ; mais je pense aussi *qu'elles ne se forment, ni ne disparaissent en même temps* (1). » Baër relevait donc, dans ce passage, l'erreur de nombre que Rathke avait commise dans ses premières observations. Nous avons vu, en effet. qu'il n'admettait que deux fentes branchiales, ce qui tient certainement à ce qu'il examina des embryons dont l'époque de la conception était déjà trop éloignée, et chez lesquels une des fentes, la fente supérieure probablement, était déjà oblitérée, tandis que la plus inférieure n'était pas encore formée.

Deux ans plus tard, Burdach sur un embryon humain de quatre semaines (2) et Baër, de nouveau (3), continuèrent ces recherches en montrant dans tout son jour l'analogie de l'appareil branchial des mammifères avec l'appareil branchial des poissons. Le dernier surtout donnait de très-belles planches, où, à la représentation très-fidèle des arcs branchiaux, il joignait aussi celle des arcs vasculaires (arcs aortiques), qui sont en rapport avec eux. Rathke également, de son côté, poursuivait patiemment ses recherches et faisait paraître en 1828,

(1) Baër. Loc. cit., p. 2.
(2) Burdach. De fœtu humano. Lipsiæ, 1828
(3) Baer. De ovi mammalium et hominis genesi, cum tabula œnea Lipsiæ 1827.

un deuxième (1), puis en 1832, un troisième mémoire, beaucoup plus important, où l'on trouve le résultat de ses recherches antérieures chez les mammifères, les reptiles et les poissons.

Quelques années plus tard, Reichert, s'appuyant sur les travaux remarquables, mais encore incomplets de ses devanciers, publiait un travail resté célèbre (2) et qui devait servir pour ainsi dire d'introduction à un ouvrage beaucoup plus étendu, qu'il fit paraître en 1838, sur le *Développement de la tête des animaux vertébrés* (3). Son premier travail avait surtout pour but de discuter les opinions de Rathke, Baër, Muller, etc., sur le véritable nom à donner à l'appareil qu'ils avaient décrit. Se basant sur ce qu'on ne peut admettre une analogie fonctionnelle entre l'appareil branchial des vertébrés supérieurs et celui des vertébrés inférieurs, il substitua à la dénomination imposée par Rathke aux arcs branchiaux, celle d'*arcs viscéráux*, du nom des lames dans lesquelles ils prennent naissance. Cette dénomina tion est actuellement celle dont les auteurs se servent, quoique cependant elle soit beaucoup trop vague et surtout propre à engendrer la confusion de lieu et de siége ; mieux vaudrait alors, il nous semble, appeler ces arcs du nom des parties primitives qu'ils limitent, *arcs pharyngiens*, nom qui semble être le dernier que Rathke lui-même ait adopté (4).

Les travaux de Reichert sont empreints d'un cachet d'exactitude remarquable et sont incontestablement ceux

(1) Rarthke. Nov. act. phys. med. nat. curios 1828.

(2) Reichert. De embryonum arcubus sic dictes branchialibus. Diss. inaug. Berolini 1836.

(3) Reichert. Vergleichende Entwickelungsgeschichte des kopfes.... Conigsberg 1838.

(4) Archiv. de J. Muller 1843, p. 276, Pl. XIII.

qui mettent le mieux en harmonie le développement des
os de la face et de l'appareil hyoïdien, avec celui des
autres parties du squelette. Ceux des auteurs, qui sont
venus après lui, n'ajoutent presque rien aux siens. Citons
seulement parmi les plus remarquables, ceux de Mueller (1) qui fit dessiner très-exactement, d'après un embryon humain de quatre semaines, les quatre saillies
des arcs branchiaux, les montrant proéminant de la base
du crâne et assez semblables à des côtes ; ceux de
Bischoff sur le développement de l'œuf de la lapine (voir
la not. bibl.); et enfin en France ceux de Coste (2), qui
malheureusement sont restés inachevés.

Grâce aux recherches de ces nombreux auteurs, l'histoire des métamorphoses des arcs branchiaux est aujourd'hui parfaitement connue.

Une première question qui se présente, est celle de
savoir si l'on doit conserver à cet appareil un nom qui,
à la vérité, rappelle une erreur d'interprétation fonctionnelle, celui d'*appareil branchial*. On doit reconnaître
en effet que, lorsque Mueller, ne se contentant pas de
voir dans l'appareil branchial des vertébrés supérieurs
un analogue morphologique de celui des vertébrés inférieurs, alla jusqu'à le considérer comme un organe servant, chez l'embryon des mammifères, à une véritable
respiration aquatique dans les eaux de l'amnios, il com-
mit là une grossière erreur. Le simple fait qu'il ne se
développe jamais, chez l'homme, des franges branchiales
sur ces arcs, devait la lui faire éviter, sans qu'il soit
besoin, pour lui faire retirer son hypothèse, que l'analyse
chimique vint lui démontrer qu'il n'existe dans le liquide

---

(1) Mueller. Archiv. 1830, p. 418.

(2) Hist. gén. et part. du dével. des corps organisés, 4 fascicules
1847, 1859. Atlas.

Cusset.   2 amniotique aucun gaz susceptible de contribuer aux fonctions respiratoires. Personne aujourd'hui, que nous sachions, n'est tenté de soutenir une semblable théorie ; mais de ce que ces arcs n'aboutissent jamais, chez ces animaux, jusqu'à la fonction respiratoire, s'en suit-il qu'ils ne soient pas des analogues morphologiques temporaires de ceux des vertébrés inférieurs ? Evidemment non. On ne doit voir dans ces formations qu'un nouvel exemple de la loi voulant que les embryons de tous les animaux vertébrés contiennent dans leur germe une même somme d'organes analogues, qui d'ailleurs n'arrivent qu'à des degrés très-divers de développement (Bischoff). Leur apparition et leur évanouissement, témoignage d'un progrès organique, ne saurait éveiller l'idée d'une fonction accomplie (Coste). Nous verrons du reste, par la suite, que chez les poissons et les batraciens, ces organes ne présentent pas plus de franges branchiales vasculaires, à un moment donné, que ceux des mammifères, et que ce n'est que lorsque ces embryons, après leur éclosion, sont appelés à vivre par eux-mêmes et deviennent un organisme à fonctions vitales indépendantes, lorsqu'en un mot ils cessent de recevoir leurs matériaux respiratoires de l'œuf, pour emprunter au grand milieu liquide dans lequel ils se trouvent plongés, que les franges branchiales se développent. Tous les embryologistes, qui se sont occupés du développement des poissons, et en particulier Lereboullet (1), C. Vogt (2), sont unanimes sur ce fait. — De plus les arcs de l'aorte se comportent à leur égard de la même

(1) Lereboullet. Recherches sur le développement du brochet, de la perche. etc., In mém. de l'Académie des sciences, savants étrangers 1862, t. XVII, p 606.

(2) C. Vogt. Embryologie des salmones, in hist. nat. des poissons d'eau douce par Agassiz, Neufchâtel 1842, p 228.

manière que, chez les poissons, les artères branchiales
envers les arcs branchiaux. Enfin, il n'est pas jusqu'aux
nerfs crâniens qui n'affectent les mêmes rapports avec
les fentes branchiales, dans toute la série des vertébrés,
pendant la période embryonnaire qui nous occupe. Donc,
en raison de ces considérations et aussi pour maintenir
aux arrêts de développement, que nous décrirons plus
loin, un nom que l'usage a consacré, nous conserverons
à l'ensemble de ces organes premiers le nom que leur
avait donné Rathke, celui d'*appareil branchial* (1).

L'appareil branchial apparaît, chez les mammifères,
à une époque variable, en rapport avec la durée de la
gestation. D'une façon générale on peut dire qu'il évolue
dans le courant du premier tiers de la grossesse. Chez
l'homme, ses premiers vestiges se montrent vers le
quinzième jour de la vie intra-utérine, immédiatement
après la formation du capuchon céphalique.

A cette époque, dans le point déjà indiqué, commencent à apparaître de chaque côté, successivement, d'avant
en arrière et dans l'ordre de leur indication numérique,
des espèces de bourgeons arrondis. Ils se forment chez
l'homme et les mammifères, au nombre de *quatre*. Leur
apparition successive est à peu près également espacée ;
elle dure environ un mois, le premier apparaissant le
quinzième jour, le quatrième, à la fin de la première
quinzaine du deuxième mois. Cette évolution se fait de
la capsule céphalique vers la cavité thoracique, de sorte
que les premiers peuvent avoir déjà opéré leur évolution
normale, alors que les derniers commencent à se montrer. Ce fait explique le désaccord des premiers auteurs,

---

(1) Les arcs branchiaux ont encore été désignés sous les noms divers :
de Arcs céphaliques, Arcs cervicaux, Arcs faciaux, Arcs œsopha-
giens.

quand il a fallu déterminer le nombre des arcs branchiaux.

Tous ces bourgeons, le quatrième excepté, naissent dans l'épaisseur des lames viscérales, au niveau des vertèbres céphaliques dans les régions sphénoïdales et occipitale de la base du crâne. Par un développement rapide, ils s'avancent de chaque côté de la face antérieure et inférieure de l'extrémité céphalique vers la ligne médiane antérieure, en repoussant dans leur progression les feuillets épithéliaux qui les recouvrent. Ils forment ainsi de minces languettes arquées et aplaties dans le sens transversal : ce sont les arcs branchiaux. Leur croissance est d'autant plus rapide qu'ils sont situés plus en avant; le premier, par exemple, se soude très-rapidement avec celui du côté opposé, et forme ainsi une sorte de bande transversale, séparant la partie qui sera plus tard la face, de celle qui va devenir le cou. Par suite de son développement plus rapide et le plus considérable de tous, il repousse en bas les arcs situés au-dessous de lui, de sorte que ces derniers se trouvent alors correspondre à la région cervicale proprement dite, quoiqu'ils soient nés vers la base du crâne.

Tous les arcs branchiaux sont destinés à se souder sur la ligne médiane antérieure, chacun avec son homologue du côté opposé (loi de l'homœozygie des organismes de Serres et Et. Geoffroy Saint-Hilaire). Pour atteindre ce but, on voit leurs extrémités présenter un renflement assez volumineux, comme si la nature avait voulu accumuler en ce point les moyens d'assurer la soudure.

La composition des arcs branchiaux nous intéresse au plus haut point. Elle est parfaitement établie dans les auteurs et surtout dans le traité de Kolliker (1). Nés dans

-----

(1) Kolliker. Entwickelung des menschen, etc. Leipzig 1876.

le feuillet moyen, ils sont composés d'une partie centrale blastématique et entourés d'un revêtement épithélial, lequel est *pavimenteux* sur leur face externe, *cylindrique ou prismatique cilié* sur leur face interne. Par suite de cette disposition de l'épithélium, lorsque des troubles de développement surviennent, les productions pathologiques sont différentes, suivant que le feuillet externe ou le feuillet interne restent inclus.

Les arcs branchiaux sont désignés, soit par leur ordre numérique, soit par un nom qui rappelle les parties squelettiques, qu'ils sont destinés à produire. C'est ainsi que le premier a été appelé *tympano-mandibulaire*, le second *stylo-hyoïdien*, le troisième *hyoïdien*; le quatrième ne servant qu'à produire des parties molles du cou n'a pas reçu de nom particulier.

Ils interceptent entre eux des intervalles transversaux. recouverts tout d'abord par les feuillets épithéliaux des lames viscérales, mais qui plus tard, par suite de la résorption de ces feuillets, deviennent de véritables fentes, mettant la cavité pharyngienne qu'ils limitent en communication avec l'extérieur.

Comme les arcs qui les interceptent, les *fentes branchiales* sont au nombre de quatre. Elles ont une direction oblique de haut en bas et d'arrière en avant, direction d'autant plus oblique qu'elles sont plus inférieures : la quatrième en effet approche de la verticale ; sa direction est à peu près représentée chez l'adulte par celle du muscle sterno-cleido-mastoïdien. La direction de la première est représentée par le bord inférieur du maxillaire inférieur. Les bords qui les limitent sont généralement arrondis au début, puis ils se taillent en biseau aux dépens de la face interne des arcs. Cette disposition, amenée par le progrès du développement, qui tend à les oblitérer, est due à ce que l'accroissement se fait plus rapidement sur la marge externe que sur la marge interne; de cette façon, la soudure venant à s'opérer en dehors plus vite qu'en dedans, il en résulte à un certain moment, une sorte de sillon, correspondant à chaque fente branchiale, sillon taillé sur la face interne des parois du cou (1).

Les bords, qui limitent ces fentes, sont tapissés d'épithélium, dont la résorption sera nécessaire pour que la soudure puisse s'opérer.

Toutes les fentes branchiales, excepté une partie de la première, sont destinées à s'oblitérer, et cela avant la fin du deuxième mois. mais cette oblitération n'a pas lieu en même temps sur toute leur étendue; c'est par la ligne médiane antérieure qu'elle commence. Nous avons vu, en effet, que les arcs, qui limitent ces fentes, présentent tous un renflement à leur extrémité et que c'est par son intermédiaire que chacun se soude à son homologue du côté opposé; mais en même temps que cette soudure a lieu sur la ligne médiane, le volume même de ces renflements fait que le bord inférieur de l'un touche sur une petite étendue au bord supérieur du renflement de l'arc, situé immédiatement au-dessous, et qu'il s'y soude également. Il en résulte que la fente du côté gauche, par exemple, ne vient plus s'aboucher dans son homologue du côté droit, puisque la partie médiane, qui les faisait communiquer, se trouve oblitérée. Pour mieux comprendre ce mode particulier de soudure difficile à décrire, on peut se reporter à ce qui existe chez le poisson adulte; chez lui on voit une sorte de bande médiane antérieure, qui sépare les branchies d'un côté de celles du côté opposé, bande nécessairement proportionnée, comme largeur,

(1) Voyez Baer. Observ. sur l'embryon d'un poulet, in Ann. des sc. nat. 1ᵉ série, t. XV, p. 282.

à l'écartement des deux cavités branchiales. Selon Meckel, il existe même des poissons dont les deux ouvertures branchiales se confondent en une seule, sur la ligne médiane antérieure : le *synbranchus*, par exemple, présente les ouvertures branchiales des deux côtés confondues en une seule, d'où son nom ; c'est qu'alors il n'y a pas eu sur la ligne médiane cette oblitération des fentes, dont nous parlons et que, par ce fait, la fente branchiale d'un côté se poursuit sans ligne de démarcation avec celle du côté opposé (1).

Les fentes branchiales, ainsi oblitérées sur la ligne médiane, persistent quelques jours complètement isolées d'un côté à l'autre ; puis le travail d'oblitération se continue, mais cette fois, en commençant par l'extrémité opposée de la fente, dans sa portion qui correspond à la base du crâne. Le dépôt de matière plastique se fait alors d'arrière en avant, de telle sorte que le point des fentes branchiales, sur lequel la soudure s'opère le plus tardivement, se trouve situé sur les côtés du cou, suivant une ligne partant de la petite corne de l'os hyoïde pour aller aboutir à l'articulation sterno-claviculaire.

Ce mode particulier de soudure, que nous n'avons trouvé signalé nulle part, mais sur lequel l'anatomie comparée ne laisse aucun doute, donne l'explication de la fréquence infiniment plus grande des fistules branchiales sur les parties latérales du cou, plutôt que sur la ligne médiane.

Nous avons insisté longuement sur la façon dont disparaît cet état transitoire de l'embryon des vertébrés supérieurs, parce que sur elle va reposer tout notre chapitre de pathologie. Qu'on suppose en effet que la soudure ne se fasse pas complétement, soit entre deux

_____

(1) Meckel. Traité d'anatomie comparée, t. X, p. 118.

arcs latéraux et homologues, soit entre deux arcs voisins dans le sens de la hauteur, il est évident que, dans
ce cas, l'enfant viendra au monde portant encore les
traces de cet état transitoire embryonnaire, c'est-à-dire
avec une fistule. Supposons encore, d'un autre côté, que
la résorption épithéliale, qui précède et prépare la soudure, ne se soit opérée que d'une façon incomplète : dans
ce cas, l'oblitération, tout en paraissant définitive, n'en
sera pas moins vicieuse, puisqu'il y aura encore du tissu
épithélial ou épidermoïdal enclavé, lequel tissu pourra
devenir le point de départ de kystes cutanés ou muqueux,
superficiels ou profonds, suivant la nature du feuillet
interposé. On peut même prévoir que ces kystes venant
à s'enflammer, par une cause quelconque, pourront venir s'ouvrir au dehors et déterminer ainsi la formation
de fistules secondaires, dont nous donnerons plus loin
plusieurs exemples. Il est facile de prévoir aussi que ces
affections occuperont un siége précis, qu'il est possible
de déterminer à l'avance en se basant sur ces faits embryogéniques, et que de plus leur forme et leur direction
seront en rapport avec celles des cavités branchiales,
qui leur auront donné naissance. C'est pourquoi nous
avons joint à notre travail des planches schématiques,
représentant le siége qu'auraient occupé les fentes branchiales, si, au lieu de n'avoir qu'une existence temporaire chez l'embryon humain, elles avaient persisté.

Maintenant que nous savons à quoi nous en tenir sur
la disposition générale de l'appareil branchial et sur son
mode de disparition, passons à la description des parties
squelettiques, qui en dérivent, en prenant chacun des
arcs branchiaux l'un après l'autre.

A. — *Premier arc branchial et parties qui en dérivent*
(pl. I, fig. 1 et 2, 2). — Le *premier arc branchial* est des-

tiné à la production de la face concomitamment avec un autre bourgeon médian (bourgeon frontal), sur lequel nous aurons à dire quelques mots.

De tous les arcs branchiaux, celui que nous allons décrire est certainement le plus important, et on n'en peut bien comprendre les métamorphoses qu'autant qu'on met sa conformation primitive en relation exacte avec celle de la portion antéro-latérale de la vésicule céphalique, de laquelle il procède. On peut déjà inférer de ce fait que la formation de la face ne commence qu'après celle du crâne.

Il naît, comme on l'a vu, du quatorzième au quinzième jour de la vie intra-utérine, aux dépens d'une petite masse blastématique, en forme de bourgeon, située dans la région de la base du crâne correspondant au futur corps du sphénoïde antérieur. Par une croissance beaucoup plus rapide que celle de tous les autres, il s'avance vers la ligne médiane, où il se soude avec celui du côté opposé, formant ainsi un arc fermé dans lequel naîtra le *maxillaire inférieur*.

Tout à fait à son début, cet arc branchial se trouve être perpendiculaire à l'axe général du corps de l'embryon, mais la partie antérieure du capuchon céphalique venant à s'infléchir fortement en avant, presqu'à angle droit sur les vestiges de la colonne vertébrale, dans un point qui correspond à l'origine de cet arc, il en résulte que ses rapports sont changés et que, au lieu d'être perpendiculaire à ce capuchon, il se trouve marcher plus tard presque parallèlement à sa face inférieure. Aussitôt que la soudure de cet arc avec son homologue du côté opposé a eu lieu, la région cervicale se trouve séparée de la région faciale. Cette dernière est alors représentée par une sorte d'enfoncement, appelé improprement bouche, vu que toute la face va se développer dans son aire ; le nom de *fosse faciale* que propose de lui donner Baudement (1) vaut certainement mieux.

L'arc maxillaire inférieur donne naissance à trois arcs secondaires : 1° Le premier (fig. I et II, 3), naît en dehors et en haut, dans un point qui correspond assez exactement au point d'origine du bourgeon primitif. Il croît d'abord en divergeant, constituant ainsi une sorte d'ailette, qui ne tarde pas à s'infléchir en dedans et à marcher parallèlement au bord supérieur de l'arc, qui lui a donné naissance et dont il constitue en quelque sorte un véritable dédoublement. Il arrive en effet bien vite à avoir le même volume que son générateur, à tel point que plusieurs auteurs, parmi lesquels Bertrand (2), pour le besoin de sa théorie des quatre vertèbres céphaliques, le décrivent comme un véritable arc primitif, sous le nom de *premier arc branchial maxillaire supérieur*. Une des principales raisons, qui doit faire rejeter cette hypothèse c'est que, contrairement à ce qui arrive pour tous les arcs branchiaux véritables et primitifs, il ne va pas se souder à son homologue du côté opposé, mais bien au bourgeon médian, qui descendant du frontal, vient s'interposer entre eux. Dans le blastème de cet arc vont se développer, par des points d'ossification différents, le *maxillaire supérieur* et le *jugal*.

Voilà donc déjà la fosse faciale divisée extérieurement en plusieurs parties et transformée, de chaque côté du bourgeon médian, en deux fentes : l'une supérieure, comprise entre la portion du capuchon céphalique qui deviendra le frontal et l'arc secondaire maxillaire supérieur que nous venons de décrire ; l'autre

(1) Baudement. Analogies et différences des arcs viscéraux de l'embryon des vertébrès. In Ann. des sciences naturelles, 3e série 1847, t. VII, p. 73.

(2) Bertrand. Thèse de Montpellier 1862.

inférieure, comprise entre les deux arcs maxillaires. La première peut recevoir le nom de *jente branchiale fronto-maxillaire*, et la seconde, celui de *fente branchiale inter-maxillaire*.

La fente fronto-maxillaire ne s'oblitère que dans sa moitié postérieure, tandis que sa moitié antérieure livre passage à un prolongement des lobes antérieurs du cerveau (vésicule ophthalmique) et constitue la *cavité orbitaire*. Cette vésicule, qui n'est autre que les premiers vestiges du globe oculaire, acquiert donc ainsi, par l'entremise de cette fente et des parties blastématiques qui la limitent, un squelette particulier. On voit chez l'adulte les traces persistantes de cette fente, sous forme d'une ligne sinueuse, située sur le plancher inférieur de l'orbite, et reliant la soudure de la branche montante du maxillaire supérieur avec le frontal, à celle de l'os malaire avec l'apophyse externe du frontal. C'est aussi sur le trajet de cette fente, mais surtout à ses deux extrémités qu'on voit se développer les kystes dermoïdes intra ou péri-orbitaires. (Pl. I, fig. 3.)

La fente intermaxillaire, persistante sur toute son étendue, dans ses parties squelettiques, n'est autre que l'espace qui sépare les deux mâchoires. Les parties molles viennent se souder par dessus elle, dans ses trois quarts postérieurs, tandis que son quart interne, réuni à celui du côté opposé, constitue l'ouverture buccale.

A la face interne de l'arc maxillaire supérieur, naissent encore deux petites ailettes (fig. 2, 3'), qui s'étendant horizontalement, vont se souder sur la ligne médiane palatine et séparent ainsi la bouche des fosses nasales. Ce sont les *prolongements palatins* du maxillaire supérieur.

2° Sur le premier arc branchial, en dedans et plus en arrière, à une époque très-rapprochée de celle de la naissance de l'arc secondaire maxillaire supérieur, naît un deuxième bourgeon, qui va devenir l'*arc secondaire ptérygo-palatin*. Celui-ci se développe rapidement, marche parallèlement à la voûte du crâne, s'incurve en dedans et va se souder, en se contournant sur lui-même, partie sur la ligne médiane palatine avec son homologue du côté opposé, parachevant ainsi la voûte osseuse commencée en avant par les prolongements palatins du maxillaire supérieur, partie à la voûte du crâne en arrière, dans la région du sphénoïde, établissant de cette façon le premier point d'attache entre les os de la face et ceux du crâne. Cet arc secondaire donne naissance, comme son nom l'indique, à l'*os palatin* et à l'*aile externe de l'apophyse ptérygoïde*. Toutes les fentes que cet arc limite avec les parties voisines, subissent une oblitération complète. La première, celle qu'il forme avec l'aile interne de l'apophyse ptérygoïde du sphénoïde, *fente inter-ptérygoide*, est même une de celles des fentes branchiales de la face qui se soude la première. La deuxième, située snr la ligne médiane antéro-postérieure de la voûte palatine, en arrière, se soude à peu près en même temps que celle des prolongements palatins du maxillaire supérieur. Les deux réunies forment une ligne de soudure antéro-postérieure, qui commence au trou palatin antérieur pour se terminer sur le bord postérieur de le voûte palatine osseuse. La persistance de cette fente, dont l'oblitération est tardive, constitue la *gueule de loup*. (Pl. I, fig. 4.)

3° A la face interne de l'arc maxillaire inférieur (premier arc branchial) et à sa base, naît une petite languette qui ne constitue pas, à proprement parler, un troisième arc secondaire ; mais ses transformations successives offrent le plus grand intérêt et ont été le sujet d'un tra-

vail resté célèbre de Meckel (1). C'est le premier vestige
de l'organe transitoire, qui a reçu le nom de *cartilage de
Meckel*, du nom de l'anatomiste qui, le premier, l'a décrit. Il naît, chez l'homme, au commencement du premier mois pour persister jnsqu'au sixième ; son existence temporaire est plus longue chez d'autres mammifères (agneau. porc, veau) et même chez les rongeurs,
il persiste encore au moment de la naissance. De la base
de l'arc maxillaire il s'étend, en dedans, jusque vers la
symphyse du menton, où il se soude. soit avec cette
symphyse,·soit avec celui du côté opposé. Il a. la forme
de la mâchoire inférieure et se trouve logé dans un sillon creusé sur sa face interne. Il est appliqué directement contre la substance osseuse, sans interposition de
périoste (Robin et Magitot) (2), de sorte qu'il n'intercepte pas avec elle de fente branchiale proprement dite;
il est au contraire maintenu contre ce sillon par le périoste de la mâchoire qui le recouvre.

Au point de vue de ses transformations, comme au
point de vue anatomique, on peut considérer au cartilage
de Meckel deux portions parfaitement distinctes : l'une
transitoire, *maxillairé. ou extra-tympanique*, l'autre persistante, *auriculaire ou intra-tympanique* ; celle-ci n'apparaît qu'après celle-là. Les premières traces de chon-
drification des os de la face se montrent dans sa partie
maxillaire, qui sert pour ainsi dire de squelette et de
support à la mâchoire inférieure, alors que ses parties
résistantes ne se sont pas encore produites. Cette longue
portion extra-tympanique a encore pour but de rattacher embryogéniquement les osselets de la caisse du
tympan à l'arc branchial supérieur et, par conséquent,

(1) Manuel d'anat. 1825. Paris, trad. franç., t. III, p. 199.
(2) Ann. des sc. nat 1862, p 22°.

à la formation des mâchoires. La portion persistante, intra-tympanique, naît en deuxième lieu en faisant un angle avec la portion extra-tympanique. A ses dépens se développent, par un mécanisme qu'il serait trop long de préciser, deux osselets de la caisse du tympan, le *marteau* et l'*enclume*; Meckel, qui le premier a signalé cette métamorphose, eut même le tort de considérer la portion maxillaire comme un prolongement du marteau, lequel en représente, au contraire, la portion permanente ossifiée. Vers le quatrième mois, la mâchoire inférieure, devenue cartilagineuse, pouvant se soutenir d'elle-même, et les osselets de l'ouïe étant produits, le rôle du cartilage de Meckel est achevé, de sorte que « sa durée est constamment en rapport, d'une espèce animale à l'autre, avec la rapidité d'évolution des mâchoires et de l'ossification des osselets tympaniques ». (Robin et Magitot, *loc. cit.*, p. 228.) Baudement, qui décrit, à tort suivant nous, ce cartilage comme un arc branchial secondaire, propose de l'appeler, en raison des pièces qu'il fournit, *arc malléen.*

Telles sont les transformations successives du premier arc branchial chez l'homme et les mammifères, et nous pourrions presque dire dans toute la série des vertébrés. Ajoutons encore, pour être complet, que dans le point correspondant à la soudure du maxillaire inférieur on voit naître deux petits tubercules, un de chaque côté, qui en se soudant l'un à l'autre forment un bourgeon triangulaire : c'est le premier rudiment de la *langue*. Ce bourgeon devient ensuite plus arrondi et s'allonge en un cône charnu, qui conserve toujours les traces d'une soudure médiane ; il se fléchit en avant et sa base, devenant de plus en plus large, écarte ainsi de plus en plus les deux premiers arcs branchiaux l'un de l'autre. De plus, en même temps que le travail d'oblitération fait disparaître les fentes interceptées par les diverses parties de cet arc, on voit les parties molles s'accroître par dessus et modifier un aspect qui, sans elles, aurait été monstrueux. Le développement des joues modifie la position de l'ouverture buccale, la rend plus petite, en même temps que, par un prolongement supérieur il fournit à l'œil, qui se trouve alors en voie de rapide développement, les matériaux nécessaires à la formation de ses voiles protecteurs, *les paupières.* Ce développement des parties molles est dans une certaine mesure, très-limitée peut-être, indépendant de celui des parties dures, ce qui permet de comprendre ces faits de difformités congénitales de la face, dans lesquels l'arrêt de développement des téguments ne s'accompagne pas d'une lésion semblable du côté du squelette, ou réciproquement. La règle est cependant que les fissures étendues des os s'observent en même temps que celle des parties molles, tandis que ces dernières peuvent exister seules.

En résumé, par suite du développement direct de sa masse blastématique, le premier arc branchial donne naissance à la *mâchoire inférieure*; puis, par suite du développement des amas de substance qui sont en rapport avec lui, il émet des arcs secondaires qui vont se différenciant, s'isolant, se spécialisant de plus en plus, et qui donnent naissance aux *os palatins*, aux *apophyses ptérygoïdes externes*, aux *maxillaires supérieurs*, aux *malaires*, aux *marteaux* et aux *enclumes*.

Pendant que tous ces phénomènes s'accomplissent, on voit apparaître à la partie antérieure du capuchon céphalique et sur la ligne médiane, un bourgeon, sur les transformations duquel nous n'insisterons pas beaucoup, attendu qu'il ne fait partie de l'appareil que nous nous sommes proposé de décrire. Mais comme il entre pour une grande part dans le développement de la face dont il constitue en quelque sorte la clef de voûte, nous ne pouvons pas le passer sous silence. En s'interposant entre les extrémités internes des arcs secondaires, émanés du premier arc branchial, il leur fournit d'abord un point d'appui et, de plus, intercepte avec eux une fente importante à connaître au point de vue spécial qui nous occupe.

Son apparition a lieu à peu près à la même époque que celle du premier arc branchial. On lui a donné les noms divers de bourgeon *frontal, fronto-maxillaire, incisif ou intermaxillaire*; c'est à Gœthe, l'immortel poëte-naturaliste de Francfort, que nous en devons la connaissance chez les mammifères (1). Paraissant unique au début, il se bifurque de façon à donner deux bourgeons frontaux latéraux, sur chacun desquels se fait ensuite une dépression en cul-de-sac du feuillet blastodermique externe. Cette dépression, qui n'est pas sans analogie avec celle en doigt de gant, qu'on a vue former la cavité bucco-pharyngienne, gagne en profondeur, s'ouvre dans le pharynx et devient ainsi la portion olfactive des fosses nasales (fossette olfactive) (Pl. I, 1). Elle est limitée de chaque côté par un bourgeon, bourgeon nasal interne (11) et bourgeon nasal externe (12). Le bourgeon nasal interne, refoulé en dedans par l'accroissement des parties latérales de la face, se soude à son homologue du côté opposé, pour constituer le tubercule incisif, dans lequel se développent le *vomer* et l'os *incisif* ou *intermaxillaire*. Le bourgeon nasal externe, après la descente du tubercule incisif, se soude également à celui du côté opposé et donne naissance aux os *unguis ou lacrymaux*,

---

(1) Gœthe. Œuvres d'hist. naturelle, traduction Martins, Paris 1837, avec Atlas, Pl. II.

aux *os propres* et aux *ailes* du nez, aux *cornets inférieurs*. C'est chez l'homme que ce dernier acquiert son sommum de volume, en rapport avec la saillie plus grande du nez, signe évident de supériorité dans la race. Dans les races humaines inférieures au contraire, de même que chez le singe, la force plastique se porte sur le bourgeon incisif, au détriment du bourgeon nasal, et la racine du nez s'aplatit de plus en plus. Nous renvoyons, à ce sujet, le lecteur aux magnifiques planches qui accompagnent le mémoire de Gœthe sur l'os intermaxillaire (*loc. cit*).

Par son bord externe, le bourgeon nasal se met en rapport avec ce qui sera la branche montante du maxillaire supérieur et, de leur soudure incomplète dans les parties profondes, résulte le *canal nasal ou lacrymal*, qui à ce moment communique directement avec la bouche. On a vu comment s'opère la séparation. La fente interceptée s'étend de l'angle interne de l'orbite à la lèvre supérieure, en un point qui correspond à l'interstice de la dent canine et de l'incisive externe. Chez le fœtus, elle est oblique de haut en bas et de dehors en dedans, mais à mesure que la saillie du nez se prononce, elle approche de plus en plus de la verticale, qu'elle finit même par dépasser pour devenir légèrement oblique de haut en bas et en dehors. Cette fente est en quelque sorte la continuation de celle déjà décrite sous le nom de fronto-maxillaire et qui traverse d'un angle à l'autre de l'orbite. On pourrait l'appeler *fente naso-maxillaire*.

Suivant Bischoff, tous ces phénomènes relatifs au développement de la face, qui commencent chez l'homme au quinzième jour, seraient terminés au milieu du troisième mois, de sorte que les arrêts de développement portant sur cette région remonteraient à une époque assez reculée de la vie intra-utérine.

Avant d'aborder la description du deuxième arc branchial, il nous semble utile de récapituler ici les fentes interceptées par les arcs secondaires du premier arc, en les classant d'après la rapidité de leur soudure, ce qui n'est pas sans importance au point de vue tératologique (1).

1° Fente interptérygoïdienne.

2° Fente intermaxillaire (Pl. II, fig. 1, 5).

3° Fente fronto-maxillaire (Pl. II, fig. 1, 6).

4° Fente naso-maxillaire (Pl. II, fig. 1, 7).

5° Fente cruciale médio-palatine (Pl. I, fig. 4).

Ajoutons à cette liste celle, très-rapidement oblitérée, qui correspond à la soudure médiane du maxillaire inférieur.

Quant à la première fente branchiale proprement dite, située entre le premier arc et le second, nous ne la décrirons qu'après avoir donné le développement du deuxième arc.

b. *Deuxième arc branchial et parties qui en dérivent,* (Pl. I, fig. 1 et 2, 8). — L'apparition du *deuxième arc branchial* suit de très-près celle du premier ; elle a lieu, vers le vingtième jour environ, dans la région du sphénoïde postérieur, aussitôt que la cellule auditive commence à se développer. Par la fente qu'il intercepte avec le premier arc il va jouer, vis-à-vis de cette vésicule auditif, le même rôle que l'arc secondaire maxillaire supérieur vis-à-vis de la vésicule ophthalmique.

Le deuxième arc branchial existe dans toute la série des vertébrés, prenant d'autant plus d'importance que l'on descend plus bas dans l'échelle de ces êtres, pour atteindre son plus grand développement chez les ani-

(1) Les anomalies sont plus fréquentes sur les organes qui se forment et se développent les derniers. (Is. Geoffroy Saint-Hilaire, Hist. des anom , t. III. p. 390.

maux à branchies persistantes. Ce fait n'a rien qui doive étonner lorsqu'on considère le rôle qu'il est appelé à remplir vis-à-vis de l'os hyoïde ; c'est en effet à ses dépens que se développe *l'appareil suspenseur* de cet os. Chez l'homme, cet appareil suspenseur est réduit à son plus grand état de simplicité ; il est composé, comme chacun sait, de trois pièces réunies les unes aux autres (apophyse styloïde, ligament stylo-hyoïdien, petites cornes de l'hyoïde), qui forment comme une espèce de chaîne, rattachant l'os hyoïde à la base du crâne. De plus, chez tous les vertébrés supérieurs pourvus d'une *fenêtre ovale*, cet arc sert de centre de génération à un des osselets de l'ouïe, *l'étrier*. C'est donc avec raison qu'on lui a donné le nom de *stylo-stapédien*.

Le deuxième arc ne devient point, comme le premier, le point de départ de blastèmes secondaires ; toutes les parties squelettiques importantes auxquelles il donne lieu, naissent directement dans la masse plastique qui le constitue. Pour cela, une petite strie cartilagineuse très-fine apparaît à son centre et sur toute son étendue ; elle ne tarde pas à se segmenter en plusieurs parties : une supérieure, une moyenne, une inférieure.

Le segment supérieur ou portion d'origine, refoulé en bas par le labyrinthe qui, à ce moment, est en voie de développement rapide, disparaît par résorption du cartilage, qui commençait à se former, et se convertit en parties molles. faisant cesser ainsi la connexion établie entre le deuxième arc et la vertèbre crânienne, *sphénoïdale postérieure*, qui lui a donné naissance. Les deux autres segments se trouvent alors comme flottants au-dessous de la cellule auditive.

Le segment moyen, en rapport avec la caisse du tympan, qui se forme dans la première fente branchiale par un mécanisme que nous décrirons ci-après, pénètre dans cette cavité par une sorte de renflement de sa partie supérieure, et s'y laisse emprisonner. C'est cette extrémité emprisonnée qui, par ossification ultérieure, va devenir l'*étrier*, comme l'a le premier démontré Reichert, contrairement à l'opinion de Rathke et Valentin, qui lui avaient donné la même origine qu'au marteau et à l'enclume. Ce qui vient encore à l'appui de cette origine différente de l'étrier, c'est que son ossification se fait beaucoup plus tard que celle des autres osselets. D'après Reichert, il aurait d'abord la forme d'un cartilage triangulaire, plein et sans ouverture, dont la partie moyenne se perforerait pendant l'ossification ; celle-ci est complète ou à peu près vers le cinquième mois, tandis que celle du marteau et de l'enclume est achevée depuis le quatrième mois. Cette ossification se fait par envahissement du périoste vers les parties profondes. — La portion non renflée de ce segment, qui ne prend pas part à la formation de l'étrier, se convertit en muscle de cet osselet.

Le troisième segment, inférieur ou antérieur, est le plus long de tous. Il se dirige vers la face antérieure du cou, en s'obliquant de plus en plus en bas, de telle sorte que rencontrant le troisième arc branchial situé au-dessous, près de la ligne médiane, il n'arrive pas à se souder avec celui du côté opposé. Ce contact avec son homologue est encore empêché par le refoulement en bas qu'exerce, sur son extrémité, le développement progressif de la base de la langue située au dessus. Dès lors, la soudure se fait avec le corps de l'os hyoïde, développé dans la sphère du troisième arc, dans un point qui correspond à la réunion du corps avec les grandes cornes de cet os. En s'ossifiant plus tard, cette extrémité antérieure constitue les *petites cornes* de l'hyoïde (cérato-

hyal) (1), tandis que l'extrémité supérieure donne naissance à l'*apophyse styloïde* (stylo-hyal), qui se soude en
s'enkylosant à l'apophyse mastoïde, quelque temps après
la naissance, dans un point correspondant à l'ouverture
du canal de Fallope. Elle formerait même, d'après Bischoff, l'extrémité inférieure de ce canal, ainsi que l'émi-
nence papillaire qu'on trouve sur la paroi postérieure de
la caisse du tympan (2). L'apophyse styloïde, par suite
de ce fait embryogénique, n'est donc pas une dépendance directe du temporal, mais une production branchiale, articulée avec l'apophyse mastoïde chez tous les
vertébrés, excepté chez l'homme. Remarquons même
qu'il n'est pas rare de trouver, chez ce dernier, cette
apophyse indépendante et articulée, surtout pendant son
premier âge. — Toute la partie du segment moyen,
située entre l'apophyse styloïde et les petites cornes, ne
subit pas l'ossification chez l'homme; son cartilage
embryonnaire s'atrophie et se convertit en *ligament
stylo-hyoïdien.*

Chez l'homme et les mammifères, le pavillon de l'o-
reille dérive du tégument des deux premiers arcs, mais
principalement de celui de ce dernier qui donnerait
naissance à toute la *conque.*

Maintenant que le lecteur est au courant des métamorphoses compliquées, mais si intéressantes des deux
premiers arcs branchiaux, nous allons passer à la description de la fente qu'ils limitent, ou *première fente
branchiale* (3).

---

(1) Cette petite corne conserve, du reste, à la naissance du fœtus,
des traces évidentes de cette origine indépendante, car elle reste mobile quelquefois fort longtemps sur le reste de l'os ; elle se dirige légèrement en arrière et un peu en dehors

(2) Bischoff. Loc. cit., p. 404.

(3) Quelques auteurs placent cette fente au 2ᵉ rang et appellent pre-

Cette fente subit des métamorphoses non moins importantes que celles des deux arcs qui lui ont donné naissance. Elle s'étend de la limite du corps des deux sphénoïdes, c'est-à-dire de la base du crâne à la partie antérieure du cou, en suivant le bord inférieur de la masse plastique, qui sera le maxillaire inférieur. Ses caractères, comme pour les autres, sont ceux que nous avons déjà décrits aux généralités sur l'appareil branchial. Dans ses deux tiers antérieurs, une masse plastique se dépose, et l'oblitération a lieu par un mécanisme analogue à celui d'une réunion par deuxième intention. A la naissance, rien ne doit persister de cette partie antérieure, mais il n'en est pas de même du tiers postérieur qui reste permanent, et constitue une sorte de canal aplati de haut en bas (*canal tympano-Eustachien*, Huxley), qui communique avec le pharynx, et dans lequel des modifications rapides vont donner naissance au *conduit auditif externe, à la membrane et à la caisse du tympan, ainsi qu'à la trompe d'Eustache.* Nous ne pouvons mieux faire que de donner ici la description succincte, mais très-claire, que fait Bischoff de ces modifications :

La partie inférieure ou antérieure (de cette fente) se remplit d'une masse plastique et s'oblitère. Le reste est clos aussi par de la substance plastique, qui se dépose dans le milieu de l'épaisseur des deux arcs viscéraux, de telle sorte cependant que les bords externe et interne restent libres, et que, de cette manière, la fente se trouve divisée en deux portions, l'une externe, l'autre interne. On voit alors les bords de la portion externe se développer davantage et se métamorphoser en *conduit auditif* et en *oreille*, cette dernière étant produite surtout par la partie postérieure du bord supérieur du deuxième arc branchial. Cette métamorphose, découverte par Huschke, a été démontrée par Rathke et Valentin : cependant Valentin conservait des doutes à son égard, à cause du changement de direction de l'orifice externe

mière fente branchiale, celle qui est située entre le capuchon céphalique et le premier arc.

Nous ralliant à la majorité, nous n'avons pas cru devoir adopter cette manière de faire.

de l'oreille par rapport à la fente branchiale primitive, qui le coupe sous un angle oblique. Mais Reichert a dissipé toutes les incertitudes, en suivant avec soin la succession des métamorphoses, au moyen desquelles ce changement de direction s'effectue. L'apparent reculement de la fente, pour arriver, de ce qu'on appelle le cou, à la région de l'oreille, s'explique par le développement relatif plus considérable que les parties antérieure et moyenne réunies des arcs branchiaux acquièrent lors de la formation des mâchoires. Nous ne devons donc point hésiter à rejeter l'opinion des embryologistes, qui disent que l'oreille externe est le résultat d'un enfoncement de la peau dans la vésicule du labyrinthe, et qui en conséquence la représentent d'abord sous la forme d'une petite fosse des téguments communs. »

« Tandis que ces changements ont lieu au côté externe de la première fente branchiale, la portion interne de cette dernière se convertit en *caisse du tympan* et *trompe d'Eustache*, comme l'ont également fait voir Huschke, Rathke, Valentin et Reichert. En effet, elle s'allonge, par développement de la masse plastique environnante, en un canal, qui s'applique vers le haut au labyrinthe de l'oreille poussant du crâne. L'extrémité supérieure de ce canal se dilate ensuite en caisse du tympan ; l'inférieure se rétrécit et devient la trompe d'Eustache. La masse plastique, déposée dans la premiere fente branchiale, qui l'a divisée en deux portions, l'une interne, l'autre externe, et qui par conséquent se trouve comprise entre l'oreille externe et le conduit auditif d'une part, la caisse du tympan et la trompe d'Eustache d'autre part, se convertit simultanément en *membrane du tympan* et en *cadre tympanique*, destiné à tenir cette membrane tendue. » (1).

Toutes ces métamorphoses s'accomplissent de trèsbonne heure, surtout chez l'homme. D'après Meckel (2), le conduit auditif et le pavillon de l'oreille ne commencent à se montrer, en deux parties séparées par la fente, que vers le milieu et la fin du deuxième mois. Le *tragus* et l'*hélix* se forment d'abord, puis l'*anthélix* et l'*antitragus* au troisième mois, et enfin, le lobule qui paraît en dernier lieu. « En général, dit Bischoff (*loc. cit.*), l'oreille externe est d'autant plus petite proportionnellement à la tête, que le fœtus est plus jeune...... Dans les premiers temps, et même à l'époque de la naissance, le cadre du tympan et la membrane qu'il sert à tendre, ont une di-

---

(1) Bischoff. Traité du dével., etc., p. 403.
(2) Manuel d'anatomie, t. III, p. 194.

rection plus horizontale que celle qu'ils présentent plus tard, et ils sont beaucoup plus rapprochés aussi de la surface, parce que le conduit auditif osseux n'existe point encore..... D'après Meckel, l'ossification de la caisse commence au troisième mois..... Un liquide épais et gélatineux la remplit chez le fœtus. La trompe d'Eustache est d'autant plus courte et plus large, que l'embryon est plus jeune ; elle ne se cartilaginifie non plus que durant la seconde moitié de la grossesse » (1).

Nous avons insisté si longuement sur le développement de l'oreille externe et moyenne, parce que nous verrons plus loin que, lorsqu'une fistule branchiale prend naissance dans cette première fente, elle s'accompagne d'ordinaire d'arrêt de développement de l'oreille et de surdité (*observation de Virchow*).

C. — *Troisième arc branchial et parties qui en dérivent.* (Pl. I, fig. I et II, 9.)—Le *troisième arc branchial* est préposé à la formation de l'appareil hyoïdien (arc hyoïdien) : c'est dire que son importance est beaucoup plus grande chez les vertébrés inférieurs que chez les mammifères, où ses métamorphoses sont simples et faciles à étudier.

Il naît dans la région occipitale ou basilaire de la base du crâne, immédiatement après le deuxième arc (trentième jour environ), par un petit bourgeon de matière embryoplastique. Par son allongement rapide, il se dirige obliquement en bas, parallèlement à celui dont nous venons de parler, en lui décrivant une courbe concentrique, et en interceptant avec lui la *deuxième fente branchiale*. L'extrémité de cet arc est beaucoup plus renflée que celle de l'arc précédent ; elle se soude, sur

____

(1) Bischoff. Loc. cit.

la ligne médiane antérieure, à celle de l'arc du côté opposé. La strie cartilagineuse, qui apparaît dans son intérieur et sur toute sa longueur, se segmente en quatre parties : deux supérieures ou postérieures, destinées à subir un dépérissement complet et à se transformer en *parties molles du pharynx et du cou*, et deux inférieures ou antérieures destinées à devenir squeleltiques.

De ces deux dernières parties, l'une, la plus interne, forme en se soudant très-intimement avec son homologue du côté opposé, *le corps cartilagineux de l'os hyoïde*. Celui-ci reste à cet état cartilagineux jusqu'au huitième mois, époque à laquelle apparaît, d'après Nesbitt, le premier point médian d'ossification ; l'autre partie donne naissance aux *grandes cornes* ou cornes postérieures, dans lesquelles, suivant le même auteur, le point d'ossification apparaît encore plus tard (neuvième mois.

A la naissance, l'os hyoïde ne compte donc que trois points d'ossifications, un médian pour le corps, deux latéraux pour les grandes cornes ; les deux autres, ceux des petites cornes nées, comme on a vu, dans le deuxième arc branchial, n'apparaissent qu'après la naissance, dans le courant de la première année.

Les cinq pièces osseuses, qui constituent l'os hyoïde, restent encore parfaitement distinctes chez l'adulte et sont réunies les unes aux autres par du cartilage ; ce ne serait que vers l'âge de 40 à 50 ans que la soudure aurait lieu entre les grandes cornes et le corps, celle des petites cornes se faisant à un âge encore plus avancé, si toutefois elle a lieu (1).

Les anomalies, qui font que l'appareil hyoïdien de

____

(1) Consulter à ce sujet Et. G. Saint-Hilaire : Considérations sur l'hyoïde, in Philosophie anatomique, 1818, t. I, p. 139.

l'homme ressemble à celui plus complet des grands mammifères, ne sont pas très-fréquentes : c'est pourquoi nous citons l'observation suivante, présentée par M. Humbert, à la Société anatomique :

« C'est un appareil hyoïdien complet, y compris ses connexions avec la caisse du tympan. Il est constitué par trois pièces de chaque côté : l'*os hyoïde* médian et symétrique, le *cérato-hyal* et le *stylo-hyal*. Ces trois pièces sont séparées et contenues dans l'épaisseur du ligament stylo-hyoïdien : un exemplaire du même genre, déposé au musée Dupuytren, les montre au contraire soudées. On peut voir ici entre le cérato-hyal et le stylo-hyal, un petit noyau osseux, qui représente un point d'ossification de soudure. C'est la pièce moyenne, le cérato-hyal, qui est la plus développée. Ce fait est d'autant plus remarquable, que la femme sur laquelle a été recueillie la pièce, n'avait pas plus de 25 ans. » (1).

Au point qui correspond à la soudure médiane du troisième arc branchial, en arrière du corps de l'hyoïde et un peu au-dessus, on voit naître, suivant Bischoff, dans le tissu embryonnaire qui occupe cet espace, une petite élévation arrondie, unie au rudiment de la langue par une languette étroite : c'est l'*épiglotte*, qui va croissant de plus en plus en haut, en recourbant son sommet en arrière, et se soude par sa base à la partie antérieure du larynx, en voie de formation.

Le troisième arc branchial intercepte avec le second une fente, *deuxième fente branchiale*, qui s'étend de la base du crâne à la soudure de la petite corne avec le corps de l'hyoïde. L'épithélium qui garnit ses bords se résorbe et la fente s'oblitère, sans laisser aucune trace à la naissance de l'enfant.

D. — *Quatrième arc branchial et parties qui en dérivent.* (Pl. I, fig. I et II, 10). — Le *quatrième arc branchial*, le

(1) Bull. de la Soc. anat., mars 1873, p. 260.

dernier par ordre numérique et par ordre d'apparition, chez l'homme et les mammifères, est aussi celui qui présente le moins d'importance, par rapport aux parties qu'il est appelé à former.

Il naît de la région inférieure et la plus postérieure du capuchon céphalique, dans un point qui correspond à peu près à la première vertèbre cervicale, par un tubercule moins volumineux que celui de tous les autres, à tel point que, si l'on n'y prêtait pas une grande attention, il pourrait échapper à l'œil de l'observateur. Ce petit bourgeon par son allongement s'avance, parallèlement au troisième arc, jusque sur la ligne médiane antérieure du cou, où il se soude avec son homologue. La strie cartilagineuse qui apparaît à son intérieur subit, presque aussitôt formée, le dépérissement graduel, pour n'aboutir qu'à la production de parties molles. « De la masse qui le constitue, dit Bischoff, comme aussi de celle qui se dépose à la région des arcs branchiaux supérieurs, proviennent plus tard les parties molles du cou, muscles, vaisseaux, glandes, nerfs, etc., par individualisation histologique des cellules primaires de la masse plastique primordiale (1) ».

Cependant, suivant Reichert, la même masse plastique qui produit la réunion des extrémités renflées des troisièmes arcs branchiaux et dans laquelle, comme on l'a vu, se développe l'épiglotte, s'étendrait un peu au-dessous et viendrait occuper l'angle de réunion du quatrième arc avec son homologue du côté opposé. Là, elle donnerait naissance au larynx, en produisant d'abord les *cartilages aryténoides* et cela, vers la huitième semaine. Le *thyroïde* et le *cricoïde* se forment beaucoup plus tard, on ne commence à les apercevoir que vers le cinquième

---

(1) Bischoff. Traité du dévelop., etc., p. 408.

mois environ, sous la forme de deux petites masses latérales, dont la réunion a lieu dans le cours du sixième mois (Fleischmann). Ces productions cartilagineuses, sur l'origine branchiale desquelles les auteurs ne sont pas complètement d'accord, enveloppent un *petit cul-de-sac épidermique*, qui deviendra l'*epithélium de la cavité laryngienne*. Nous allons suivre le développement de ce premier vestige des voies respiratoires, mais remarquons auparavant (et cela a de l'importance au point de vue des prétendues fistules trachéales congénitales) *que jamais on n'a pu observer la moindre communication entre les fentes branchiales et la cavité du larynx.* Suivant Longet, le larynx une fois formé remonte vers l'os hyoïde pour contracter avec lui les rapports qu'il doit conserver pendant toute la vie (Trait. de phys., t. III, p. 851).

Pour bien comprendre la formation du premier vestige du larynx, il est nécessaire de se reporter à ce que nous avons dit de la formation de la bouche et du pharynx. Au bout du cul-de-sac, *invagination du feuillet externe*, qui forme ces deux cavités, apparait, en avant, un second cul-de-sac appendu au premier (1), qui n'est autre que le larynx; celui-ci dériverait donc du feuillet externe et non du feuillet interne, comme le voudraient certains anatomistes et en particulier Kolliker, qui le fait naître de la portion supérieure du tube digestif. Voici du reste ce que professe, au sujet de cette origine de l'appareil respiratoire, M. Robin, dont chacun connaît la grande autorité : « La cavité bucco-pharyngienne devient continue par son extrémité inférieure à la cavité stomacale du tube digestif. Or, avant même que cette connexion ait lieu, on peut remarquer à l'extrémité, ou

____

(1) Cette apparition a lieu, suivant Meckel, de la cinquième à la sixième semaine; celle du poumon à la septième semaine.

à peu près, du doigt de gant formé par le prolongement pharyngien, un petit cul-de-sac, qui deviendra la cavité laryngienne. *Le cul-de-sac dérive donc, au moins quant à son épithélium, du feuillet externe*, je dis quant à son épithélium, car les arcs sont des dépendances du feuillet moyen. »

« Ce nouveau cul-de-sac s'allonge graduellement, toujours par involution, sous forme de cylindre d'abord *plein*, et représente la trachée, qui, se bifurquant, est l'origine des deux poumons par le même mode de développement, c'est-à-dire qu'il se forme ainsi une série de culs-de-sac d'*abord pleins*, qui seront plus tard les culs-de-sac pulmonaires... Nous connaissons, et nous insistons sur ce point, que le poumon, comme les branchies, dérive, quant à son épithélium, du feuillet blastodermique externe (1). »

Notons aussi, en passant, que par ordre d'apparition la formation du larynx est antérieure à celle de l'œsophage; comment alors ce dernier pourrait-il donner naissance au premier, si l'opinion de Kolliker était vraie? De plus l'anatomie comparée, dans ce cas comme dans beaucoup d'autres, ne vient-elle pas plaider en faveur de cette origine des voies respiratoires, que M. Coste avait déjà parfaitement mise en lumière? Puisque les branchies, organes respiratoires des poissons, dérivent sans conteste du feuillet externe, pourquoi le poumon, organe respiratoire des mammifères, aurait-il une origine diamétralement opposée? Ce serait là une contradiction qu'on n'est pas habitué à trouver dans les œuvres de la nature.

(1) Robin. Leçons sur l'origine embryog. des éléments et des systèmes organiques, faites à la Faculté de médecine de Paris, recueillies par Gonthier, journal l'Ecole de médecine 1875, p. 11.

Voilà donc encore là un fait en faveur de l'analogie qui existe entre l'appareil branchial des vertébres supérieurs et celui des vertébrés inférieurs, analogie frappante, puisque si l'on voit le quatrième arc branchial commencer la charpente des voies respiratoires en fournissant les cartilages du larynx chez les mammifères, on voit également ce même arc fournir la grande majorité des rayons branchiostéges chez les poissons.

Mais laissons ces considérations pour revenir à notre sujet. Deux fentes branchiales de peu d'importance chez les mammifères, nous restent encore à décrire : la *troisième*, interceptée par le troisième et le quatrième arc, et la *quatrième*, située entre le quatrième arc et le reste du tronc. Toutes deux disparaissent sans laisser de traces; l'oblitération de la quatrième, qui se fait en dernier lieu, est complète chez l'homme à la fin du deuxième mois.

Telles sont les transformations successives de chacun des arcs branchiaux. Avant d'aborder l'histoire très-abrégée de l'établissement de la *circulation* et de l'*innervation* dans cet appareil, qu'on nous permette une dernière digression, en réponse à une question d'homologie des arcs branchiaux avec le reste du squelette. Peut-on les comparer, comme le font surtout les auteurs allemands, à des *côtes de la tête et du cou* (*Kopfbogen*, *Halsbogen*)?

On a dit que ces côtes naissent des vertèbres céphaliques, comme les côtes véritables naissent des vertèbres dorsales. Cette comparaison paraît de prime abord très-acceptable. Les vertèbres rachidiennes, en effet, supportent en avant, comme chacun sait, des arcs osseux plus ou moins nombreux, persistants ou non suivant l'animal, arcs qui sont destinés à la protection des viscères organiques. On leur a donné le nom générique d'*arcs hæmataux* (1), pour l'opposer à celui d'*arcs neu-raux*, qui est le nom sous lequel on désigne les arcs postérieurs entourant les centres nerveux. Cela est surtout saillant chez les ophidiens, qui présentent ces arcs sur toute l'étendue de leur corps. Or, depuis Oken (1807), tous les anatomistes, s'ils ne sont pas d'accord sur le nombre des vertèbres crâniennes, s'entendent à dire que la tête, comme le tronc, est construite d'après un seul et même type, *le type vertébral*. On peut donc, sans sortir des règles de la logique, considérer les arcs branchiaux comme les arcs hæmataux des vertèbres crâniennes, de même que les côtes véritables représentent les arc hæmataux des vertèbres dorsales. Au point de vue de leur configuration initiale, cette nature costale des arcs branchiaux saute aux yeux, mais il n'en est plus de même quand on considère les parties squelettiques auxquelles ils donnent naissance ; très-peu peuvent être regardées comme de véritables portions de côtes. Cela peut être à la rigueur pour l'apophyse styloïde, le marteau, l'enclume, l'hyoïde, l'étrier même ; mais pour les autres os de la face, la caisse du tympan, la trompe d'Eustache, comment concilier leur configuration si compliquée avec celle si simple d'une côte? Mieux vaut « reconnaître clairement que la nature ne s'est pas imposé des limites aussi étroites que celles qui lui ont été assignées, quand on a prétendu faire dériver le squelette tout entier de la vertèbre, quoique d'ailleurs il y ait beaucoup de vrai dans cette idée. » (2)

(1, Dénomination inexacte, car le caractère principal de l'arc hæmatal n'est pas d'envelopper le système circulatoire central seulement, mais bien le tube alimentaire principalement. (Bertrand, Thèse de Montpellier 1862, p. 177).

(2) Bischoff. Loc. cit., p. 408.

§ **2.** *Etablissement de la circulation dans l'appareil branchial de l'homme et des mammifères.*

En thèse générale, le mode d'origine de la circulation de l'appareil branchial est le même dans toute la série des vertébrés, mais chez le poisson seul on voit se continuer, pendant toute la vie, la disposition primitive de l'état embryonnaire, de sorte que son système branchial aortique, si simple, peut servir de type et de point de départ pour étudier les transformations successives, que présentent les autres classes de vertébrés. L'homme parcourt pendant sa vie intra-utérine et même pendant les premiers moments qui suivent sa naissance, toute la série de ces transformations, de sorte que lorsqu'une anomalie circulatoire, pulmonaire surtout, se remarque chez lui, il est toujours possible de la rapporter à la circulation normale d'un animal inférieur (1).

Du quinzième au vingt-cinquième jour, l'embryon de l'homme ne présente pas trace de ramifications vasculaires *intra-embryonnaires*. A son cœur, représenté alors par une tube simple, aboutissent seulement les deux vaisseaux vitellaires *extra-embryonnaires*. A partir de cette époque jusqu'à la cinquième semaine, s'établit peu à peu la deuxième circulation (circ. allantoïdo-placentaire). Le cœur, plus développé et recourbé en S, émet, par sa partie supérieure, deux petits vaisseaux, qui se dirigent d'abord en haut, puis se recourbent en arrière et en bas, de façon à constituer, de chaque côté, une sorte d'arc à

---

(1) Voir à ce sujet l'observation de Cruveilhier (Anat. path., t. I, Pl. VI, 1ʳᵉ livraison), se rapportant à un enfant, qui vécut neuf jours, froid comme un reptile et qui en présenta, à l'autopsie, les appareils circulatoire et respiratoire Observation analogue de Charnal, dans le Bull. de la Soc. anat., nov. 1856, p. 435.

convexité supéro-antérieure, qui se met en rapport avec la face interne du premier arc branchial : c'est la première paire d'*arcs aortiques*. Cinq paires naissent ainsi successivement, d'avant en arrière, de chaque côté et sur chacun des deux vaisseaux primitifs, de façon à former deux séries symétriques, indépendantes en apparence, mais solidaires en fait, par suite de l'origine commune des deux vaisseaux primitifs au ventricule unique du cœur. Les arcs aortiques de chaque série, de la série droite par exemple, communiquent entre eux par une double anastomose, mais ne communiquent pas avec ceux du côté opposé. Chaque paire se met en rapport avec la face interne de l'arc branchial correspondant et lui apporte les matériaux nécessaires à sa nutrition et à son développement, *mais jamais, chez l'homme et les vertébrés supérieurs, on ne la voit se garnir de franges branchiales, pouvant servir à une respiration aquatique dans les eaux de l'amnios*; toujours on voit le sang, qui la traverse, se rendre *directement* dans la circulation générale.

Les transformations successives, que subissent ces arcs, aboutissent à l'établissement de la circulation de la tête, de la face, du cou et des extrémités supérieures, *ainsi qu'à celui de la circulation pulmonaire*, et cela de la façon suivante : Les premier et deuxième arcs supérieurs disparaissent complètement; le troisième, de chaque côté, forme *la carotide primitive*; le quatrième, du côté droit, donne naissance au *tronc brachio-céphalique* et à la *sous-clavière* correspondante, tandis que celui du côté gauche forme la *crosse de l'aorte* et la *sous-clavière*, qui en émane. Le cinquième, enfin, disparaissant à droite, mais persistant à gauche, constitue l'*artère pulmonaire*, le *canal artériel* et la *partie supérieure de l'aorte descendante* (cette dernière communique avec la crosse par l'intermédiaire de l'anastomose qui unit le cinquième arc aortique au quatrième). Les choses persistent ainsi jusqu'à la naissance ; le canal artériel disparaissant alors, la circulation pulmonaire devient indépendante, et l'anastomose entre le 4e et le 5e arc persistant, en augmentant de calibre, la continuité se trouve par cela même établie entre la crosse de l'aorte et sa partie supérieure thoracique.

Au moment où la formation des arcs aortiques commence, le cœur et les deux vaisseaux qu'il émet affectent avec l'appareil branchial des rapports de position, qui subissent ensuite des changements d'autant plus remarquables, qu'on les voit se répéter dans les séries des vertébrés adultes. « A son origine, dit Huxley (1), le cœur est placé sous le milieu de la tête, immédiatement derrière les premiers arcs viscéraux (*arcs branchiaux*), dans lesquels remonte la première paire des arcs aortiques. A mesure que se développent les autres paires d'arcs aortiques, le cœur se reporte en arrière, mais la quatrième paire des arcs aortiques, dont une des modifications sert à former l'aorte persistante, se trouve à l'origine non loin de la région occipitale du crâne, auquel..... la quatrième paire des arcs viscéraux appartient. Les deux paires de cornes de l'hyoïde appartenant au second et au troisième arcs viscéraux, le larynx se développe probablement dans la région des quatrième et cinquième arcs viscéraux, car les branches du pneumogastrique qui l'animent doivent à l'origine passer directement à leur destination. Mais à mesure que le développement s'opère, les arcs aortiques et le cœur se détachent des arcs viscéraux et se reportent en arrière jusqu'à ce qu'enfin ils soient profondément logés dans le thorax. C'est ce qui cause l'allongement des artères

____

(1) Anat. comp. des anim. vert., p. 103.

carotides; le larynx restant relativement stationnaire, c'est à cette évolution qu'il faut attribuer le singulier parcours, chez l'adulte, de cette branche du pneumogastrique, le *récurrent laryngien*, lequel, passant primitivement dans la région laryngienne, derrière le quatrième arc aortique, se trouve entraîné et forme une large anse, étant pour ainsi dire repoussé en arrière vers le milieu par le retrait de l'arc aortique dans le thorax. »

Par tout ce qui vient d'être dit, on voit, entre autres choses, que les derniers des arcs aortiques sont ceux qui sont destinés à la circulation pulmonaire proprement dite ou respiratoire; on verra plus loin que ce sont ces mêmes arcs aortiques postérieurs qui, chez les poissons, se couvrent de franges branchiales et constituent également l'appareil circulatoire de la respiration.

§ 3. — *Etablissement de l'innervation dans l'appareil branchial de l'homme et des mammifères.*

Nous ne voulons montrer ici que les relations intéressantes de certains nerfs crâniens, dévolus à la sensibilité générale ou spéciale de la région, avec les arcs viscéraux et leurs fentes. C'est ainsi que chaque arc branchial, qui possède déjà, comme on l'a vu, un arc vasculaire, qui longe sa face interne en son milieu, possède également *deux nerfs*, qui suivent, l'un son bord supérieur, l'autre son bord inférieur, chacun de ces nerfs dérivant de différentes sources et étant en rapport avec la fonction des organes, qui se développent dans cet arc. Le *facial*, par exemple, se distribue, suivant Huxley (1), au bord inférieur du premier arc branchial et au bord supérieur du deuxième, comprenant ainsi la première fente branchiale entre ses deux branches. Cela est parfaitement enrapport avec ce que nous savons des organes formés dans cette fente et des fonctions physiologiques du facial. Celui-ci n'est-il pas, en effet, le nerf moteur des parties accessoires de l'ouïe, et ces dernières ne sont-elles pas formées dans la première fente branchiale ? Mais poursuivons : suivant le même auteur, le *glossopharyngien* se distribue au bord inférieur du deuxième arc et au bord supérieur du troisième, ses branches renfermant la deuxième fente branchiale, qui, comme on le sait, est en rapport avec la portion supérieure du pharynx et la base de la langue, double siége du goût. D'un autre côté, les branches du *pneumogastrique* viennent affecter des relations similaires avec tout le reste des arcs branchiaux et leurs fentes, indice manifeste de la destination respiratoire principale, et de ces fentes et de ces branches nerveuses.

Quant au *trijumeau* (*nerf maxillaire et mandibulaire* de Huxley), il longe le bord supérieur du premier arc branchial, par sa portion motrice, tandis que toute sa longue portion, se divisant en plusieurs branches, vient se mettre en rapport, soit avec les arcs secondaires du premier arc (arc max. sup., arc ptérygo-palatin, etc.), soit avec le bord antérieur du capuchon céphalique et son prolongement. Il distribue ainsi la motricité aux muscles masticateurs, et la sensibilité générale aux organes formés dans la sphère du premier arc branchial joint au bourgeon fronto-nasal.

(1) Loc. cit., p. 812.

CHAPITRE II.

SAUROPSIDÉS, BATRACIENS, POISSONS.

La face et le cou de ces animaux dérivent d'un appareil branchial analogue à celui des mammifères, chaque arc donnant naissance à des pièces squelettiques homologues dans toute la série. Nous ne pouvons ici en donner la description complète, car ce serait oublier le but que nous nous sommes proposé; nous nous bornerons à signaler les analogies et les différences qui peuvent le plus intéresser le lecteur.

L'appareil branchial des *sauropsidés* (oiseaux, reptiles) est composé de cinq arcs (Huschke, de Baër, etc.), dont l'apparition a lieu, chez le poulet par exemple, à partir du troisième jour; au huitième jour, la soudure des parties constituantes s'est opérée et il ne reste plus trace de ces organes transitoires. Les quatre premiers arcs branchiaux ont la même destination que ceux des mammifères; le cinquième, qui disparaît tardivement chez les reptiles inférieurs, ne produit que des parties molles, peut-être aussi le *syrinx* chez les oiseaux. Les arcs vasculaires aortiques bordent les fentes branchiales, comme nous l'avons vu chez les mammifères, mais il y a transposition dans leur mode de persistance : la crosse aortique se forme à droite, l'artère pulmonaire à gauche. Ces arcs vasculaires ne donnent pas lieu à la production de lamelles branchiales, chez les oiseaux et les reptiles supérieurs, qui ne respirent jamais que par des poumons (1). Au contraire, chez les reptiles inférieurs

(1) Chez le poulet, les poumons commencent à apparaître au quatrième jour de l'incubation et sont complètement formés à la naissance.

pourvus de branchies durant la première période de la
vie, des franges branchiales externes se forment et ré-
trogradent proportionnellement à la formation plus
tardive des poumons, de sorte qu'on observe pendant
une certaine période les deux respirations à la fois (1).

Chez les *batraciens*, les arcs branchiaux sont au nombre
de cinq, le premier apparaissant, chez la grenouille par
exemple, d'après Rathke, au troisième jour; les quatre
autres sont tous visibles du cinquième au sixième jour.
Toutes les fentes branchiales, à l'exception de la première, se garnissent de franges vasculaires respiratoires,
superposées les unes au-dessus des autres en forme de
lamelles, dont le développement ne s'achève qu'après
l'éclosion de l'embryon. Au moment de la naissance, on
n'observe encore que de petits tubercules, parsemés en
grand nombre sur le trajet des arcs aortiques qui leur
ont donné naissance, Un repli cutané (opercule) les recouvre et forme en dehors d'eux une cavité assez vaste
(cavité branchiale), qui s'étend du côté droit au côté
gauche en passant au devant du pharynx, et occupe la
moitié inférieure du tiers moyen du corps (Burdach).
Pendant assez longtemps cette cavité, tapissée par une
membrane lisse et unie comme une séreuse, communi-
nique de chaque côté avec la cavité pharyngienne au
moyen des quatre fentes primordiales que le repli cutané
a cachées; ce sont ces fentes qui se garnissent de
franges vasculaires respiratoires, lesquelles se trouvent
en contact avec l'eau qui passe dans la cavité branchiale,
par suite de véritables mouvements de déglutition. Ces
franges revêtues d'une sorte de repli épidermoïdal sont
absorbées à mesure que les poumons se développent; en
même temps les fentes branchiales qui leur livraient

____

(1) Meckel. Anat. comparée, t. X, p. 336,

passage s'oblitèrent et le fond de la cavité pharyngienne paraît alors lisse, sans aucune trace de perforation. La cavité branchiale devenue indépendante et inutile se resserre peu à peu, jusqu'à ce qu'elle disparaisse entièrement, avec les arcs cartilagineux qui soutenaient ses parois et portaient les franges branchiales ; son ouverture linéaire à la peau s'oblitère à gauche d'abord, puis à droite, et la respiration aérienne se trouve définitivement établie. Suivant Huschke, le reste des franges branchiales vasculaires se porterait en se condensant au côté externe de la corne postérieure de l'os hyoïde, pour former en ce point les premiers rudiments de la glande thyroïde, sous forme de petites verrues rougeâtres appliquées sur les côtés du larynx. C'est là, dit Burdach, une opinion très-problématique (1).

Chez les *poissons* le nombre des arcs branchiaux varie de cinq à six ; ils naissent successivement d'avant en arrière depuis le quatrième jour après la fécondation jusqu'au dixième ou douzième jour, époque moyenne de l'éclosion. A ce moment les fentes interceptées par les arcs ne sont aperçues que par transparence, recouvertes qu'elles sont encore par le feuillet épidermique, dont la résorption devra s'effectuer petit à petit pour mettre la cavité pharyngienne en communication avec l'extérieur. Ces fentes, le plus souvent au nombre de cinq, sont à égale distance les unes des autres, la première séparant la cavité branchiale de la cavité buccale et la dernière étant fort rapprochée de la ceinture thoracique. Comme chez les mammifères, les dimensions de ces fentes diminuent d'avant en arrière, et la dernière mesure à peine le tiers de la longueur de la première ; elles sont légèrement courbées en S ; elles traversent la paroi latérale du

_____

(1) Traité de physiol., p. 175.

cou, mais non pas sa paroi inférieure, de sorte que les fentes correspondantes de chaque côté ne se rencontrent pas sur la ligne médiane et qu'il existe entre elles une bande intermédiaire de substance intermédiaire dont la largeur s'accroît d'avant en arrière (Vogt). Nous avons vu qu'une semblable disposition existe à un moment donné chez les mammifères. Pendant ce temps, dans la profondeur de chaque arc branchial, il se développe un filament cartilagineux, qui va s'appuyer sur cette bande médiane, se segmente, s'ossifie plus tard et constitue ainsi le soutien osseux de la branchie (rayon branchio-stège). C'est au moins, en résumé, ce qui se passe pour tous les arcs inférieurs, à partir du troisième ; le premier et le second se comportent différemment.

Le premier arc a la même destination que chez tous les autres vertébrés : il produit le squelette de la face, lequel, — lorsqu'on en a distrait les plaques sous-orbitaires et le battant operculaire, qui au lieu de représenter les osselets de l'ouïe, appartiennent décidément au dermo-squelette, — se divise en deux groupes : l'un supérieur (maxillo-palatin), l'autre inférieur (maxillaire proprement dit). Le groupe supérieur formant le système de la mâchoire supérieure, se développe aux dépens d'arcs secondaires émanés du premier arc branchial et aussi aux dépens du bourgeon fronto-nasal. Le groupe inférieur, moins compliqué, comprend la mâchoire inférieure et son appareil de suspension, formé par un seul os, homologue de l'os carré des oiseaux et qui, chez les poissons, prend le nom de tympanique ; c'est une pièce tantôt fixe, tantôt mobile, qui s'articule avec les ptérygoïdiens. Le développement des arcs secondaires supérieurs prédomine tellement sur celui de l'arc maxillaire proprement dit que la mâchoire inférieure se trouve refoulée considérablement en arrière et en bas, de telle sorte que la convexité de l'arc, au lieu d'être tournée en avant comme chez les autres animaux, se trouve être dirigée en bas. La cavité buccale est par ce fait considérablement rétrécie, cédant ainsi le pas à la cavité branchiale, qui acquiert le développement le plus considérable, en rapport du reste avec l'importance de ses fonctions, M. C. Vogt compare cette disposition à une plume à écrire, dont le bec représenterait la cavité rudimentaire de la bouche, et le tuyau, la cavité branchiale (1).

Le deuxième arc branchial destiné à -la formation de l'appareil suspenseur hyoïdien acquiert ici une importance facile à comprendre. Sa portion supra-stapédiale, qui aurait dû former l'étrier, si les poissons avaient une fenêtre ovale, se convertit en un os large qui relie l'hyoïde à la mandibule (os hyo-mandibulaire).

On ne voit jamais de franges branchiales se développer sur ces deux arcs ; la fente qu'ils interceptent (première fente branchiale) s'oblitère complètement. Cependant chez un grand nombre de chondroptérygiens ou élasmobranches, dit Huxley (2), il existe une ouverture conduisant dans la cavité buccale, sur le côté supérieur de la tête, au devant du suspensorium. Cette ouverture serait, d'après cet auteur, « le reste de la première fente branchiale de l'embryon et l'homologue de la trompe d'Eustache des vertébrés plus élevés, étant en effet inclue dans le canal tympano-Eustachien entre la division palatine (vidienne) de la 7e paire et sa division postérieure hyomandibulaire. »

Le troisième arc forme le corps et les grandes cornes de l'hyoïde ; les autres, des rayons branchiostèges. — Toutes les fentes qu'ils interceptent se recouvrent de franges

(1) Embryologie des salmones, 1842
(2) Loc. cit., p. 138.

branchiales vasculaires, destinées à la respiration (1). Ces franges qui dérivent des arcs aortiques ne sont pas formées au moment de la naissance, car le petit poisson porte encore au-dessus de son corps son organe respiratoire embryonnaire, la vess'e vitellaire. On voit ce petit être nager d'abord avec agilité pendant quelques instants, puis il se laisse tomber au fond du vase, en proie à une sorte de sommeil, qui dure chez certains poissons (perche) jusqu'à 12 jours (Lereboullet). Pendant ce temps la vie se manifeste par des mouvements d'oscillation très-légers,

(1) M. C. Vogt explique leur formation en ces termes : « On sait que, dans le poisson adulte, la respiration s'opère au moyen de réseaux vasculaires, répartis en si grande quantité sur les franges branchiales, et que c'est après avoir passé par ce réseau respiratoire que le sang oxygéné est conduit à l'aorte par le moyen des veines branchiales. L'embryon aussi longtemps qu'il est renfermé dans l'œuf, n'est pas doué d'un réseau respiratoire pareil ; les arcs vasculaires des branchies naissent simplement de l'artère branchiale... et se réunissent de nouveau au-dessus du pharynx, sans se ramifier sur les franges branchiales ; mais dès que l'embryon a brisé son enveloppe et qu'il nage librement dans l'eau, on voit des saillies verruqueuses se former sur les arcs branchiaux et s'étendre de plus en plus, en sorte que ceux-ci finissent par avoir la forme d'une scie fortement dentelée en arrière. Ce sont ces saillies tuberculeuses qui forment les rudiments des franges branchiales... ; peu à peu on voit de petites anses partir de l'arc branchial et pénétrer dans leur masse..., chaque anse n'est qu'une fine branche de l'arc branchial, qui pénètre dans les franges, s'y recourbe et gagne de nouveau le tronc principal... Le sang qui y pénètre pour entrer en contact avec l'eau, ne passe pas de là dans un autre tronc, comme cela a lieu pour le poisson adulte, où il se rend des artères branchiales dans les veines branchiales ; mais il revient, au contraire, au même tronc ; d'où il résulte qu'une partie du sang ne passe pas par les anses, mais se rend directement du cœur dans l'aorte. Dans le poisson adulte, au contraire, la masse totale du sang est obligée de traverser les réseaux intermédiaires capillaires des franges branchiales pour aller du cœur dans l'aorte. Il existe, par conséquent, dans l'embryon du poisson, un arrangement analogue à celui qu'on a signalé dans l'embryon des animaux supérieurs » (Embryol. de Salmones, p. 228). On ne sait pas encore comment les anses simples des franges branchiales se tranforment en réseau capillaire respiratoire.

qui vont en augmentant peu à peu, en même temps que les franges branchiales se développent. La vessie vitellaire se résorbe petit à petit, jusqu'à disparaître complètement en donnant lieu à la circulation hépatique, alors que la respiration par les branchies se trouve définitivement établie. Le petit poisson devient alors plus agile ; il cesse de se laisser tomber au fond du vase et nage, dès ce moment, sans se reposer.

Telles sont, en résumé, les particularités les plus intéressantes que présente, chez les animaux vertébrés, la série des métamorphoses des arcs branchiaux et de leurs fentes. Peut-être nous sommes-nous trop étendu sur certains points tout en restant incomplet sur d'autres, mais il ne faut pas oublier que nous avions en vue d'établir les rapports qui existent entre les formes transitoires de l'embryon et certaines affections congénitales. Pour plus amples renseignements, nous renvoyons le lecteur aux différents ouvrages cités dans ce chapitre.

DEUXIÈME PARTIE

CHAPITRE I.

FISTULES BRANCHIALES.

On désigne sous ce nom, une solution de continuité des parties molles du cou, qui reconnaît pour origine une oblitération imparfaite d'une des fentes branchiales du fœtus.

Elles furent décrites pour la première fois, en 1829, par Dzondi (1) sous le nom de *fistules trachéales*. Cette dénomination impropre tient à ce que cet auteur, se basant sur les phénomènes réflexes du côté de l'appareil respiratoire, qui surviennent, le plus souvent, chaque fois qu'on tente d'explorer le trajet fistuleux, crut qu'elles avaient pour aboutissant interne la cavité laryngo-trachéale. La direction qu'affectent ces fistules explique jusqu'à un certain point cette erreur; du reste, les formes transitoires par lesquelles passe le cou du fœtus pendant son développement embryonnaire, n'étaient pas encore connues à cette époque. Enfin, comme il est facile de s'en convaincre par la lecture des observations qu'il a publiées, Dzondi n'a jamais constaté directement l'abouchement de ces fistules dans la trachée; il n'a donc émis qu'une simple hypothèse, basée sur des phé-

---

(1) De fistulis tracheæ congenitis, Halæ 1829, ou Berolini 1832.

nomènes subjectifs, enrouement de la voix, toux, etc., pendant l'exploration.

Trois ans plus tard, Ascherson (1) démontra que ces fistules s'ouvraient, non pas dans la trachée, mais dans le pharynx. Il les appela *fistules congénitales*, sans insister autrement sur leur mode de développement.

Kersten (2) en 1835, et Heine (3) en 1849, ont publié tous les deux un travail important sur cette question, mais ils n'ont vu, ni l'un ni l'autre, les rapports qui existent entre ces fistules et les formes transitoires du fœtus.

Heusinger est le premier qui ait signalé leur origine embryonnaire. Dans un travail remarquable qu'il publia en 1864, il les rapporte à la persistance d'une des fentes interceptées par les arcs branchiaux (4). C'est pour rappeler leur origine qu'il les appela *fistules branchiales*, nom qui depuis a été généralement adopté.

Actuellement ces affections sont bien connues en Allemagne, où les observations se multiplient tous les jours. Il n'en est pas de même en France et en Angleterre. En effet, sur 60 observations publiées, 48 l'ont été en Allemagne, 2 en Angleterre, 10 en France; et encore, celles parues en France ne sont-elles que de ces dernières années, depuis les travaux de MM. Sarazin (5), S. Duplay (6), Gass (7). Antérieurement, une seule observation avait été publiée en 1832, sous le nom de *fistule salivaire*. Nous la reproduisons plus loin.

(1) De fistulis colli congenitis. Berolini 1832.
(2) Comment. de fist. colli congen., Magdebourg 1835.
(3) Dissert. de fistula colli congen. Hambourg 1849.
(4) Virchow's, Archiv 1864, Bd. XXIX, s. 358.
(5) Nouveau diction. de médecine pratique. art. Cou, 1369, t. IX, p. 659.
(6) Archiv. gén de méd. 1875, t. I. p. 78.
(7) Thèse de Strasbourg 1867, n° 977.

Nous publions également soit sous forme de tableau, soit dans leur entier, toutes les observations dont nous avons eu connaissance.

PATHOGÉNIE ET ÉTIOLOGIE. Comme le bec-de-lièvre et la gueule-de-loup, les fistules branchiales dérivent d'un arrêt de développement qui, dans ce cas, porte sur le deuxième, le troisième ou le quatrième arc branchial. Le soin que nous avons mis à décrire le mode d'oblitération des fentes qu'ils interceptent, permet de comprendre facilement le mécanisme de leur formation.

En effet, que par une cause jusqu'ici inconnue, comme le sont en général les causes des arrêts de développement, l'épithélium qui borde les fentes branchiales ne se résorbe pas, on verra l'occlusion se faire incomplètement et il en résultera un trajet anormal, doublé d'une membrane épidermoïdale ou muqueuse.

Cette occlusion incomplète peut du reste présenter plusieurs degrés. Tantôt la persistance de la fente branchiale est complète et le trajet fistuleux va de la peau à la cavité pharyngienne (*fistule complète*); tantôt l'occlusion a lieu seulement du côté du pharynx et le trajet fistuleux plus ou moins long, qui traverse les parties molles, vient s'ouvrir à la peau, sans communiquer avec le pharynx (*fistule borgne externe*); tantôt, enfin, la fente branchiale s'est oblitérée du côté des téguments et il n'en persiste qu'une partie qui s'ouvre dans la cavité pharyngienne (*fistule borgne interne*).

Tel est le mode de formation des fistules branchiales primitives, c'est-à-dire de celles qui existent au moment de la naissance; mais il en est un autre, beaucoup plus rare, que M. S. Duplay est le premier à avoir signalé. Il s'agit de certaines fistules qui n'apparaissent que plus tard, à une époque plus ou moins éloignée de la naissance et qui succédent à un kyste branchial. On pourrait les appeler *fistules branchiales secondaires ou consécutives*. Leur pathogénie peut-être expliquée de la façon suivante: Que l'oblitération d'une fente branchiale ne se fasse qu'à ses deux extrémités, ou seulement du côté de son ouverture cutanée, il en résultera un canal perméable plus ou moins long, situé au milieu des tissus du cou et revêtu d'une véritable membrane muqueuse. Sa petitesse et sa situation profonde empêcheront le plus souvent qu'on puisse le constater à la naissance de l'enfant, de sorte que les choses pourront persister ainsi plus ou moins longtemps. La petite quantité de liquide sécrété se résorbe au fur et à mesure, surtout chez l'enfant dont la puissance d'absorption est considérable ; mais que sous une influence quelconque l'absorption soit diminuée ou la sécrétion augmentée, les produits sécrétés (mucus, matière sébacée, etc.) s'accumuleront dans l'intérieur du conduit anormal, le distendront et finalement le transformeront en une sorte de kyste à forme plus au moins oblongue. L'ouverture ultérieure de ce kyste à la peau sera le point de départ d'une fistule permanente, d'origine branchiale, comme le kyste qui lui a donné naissance.

Ces deux modes de développement des fistules branchiales semblent être en rapport avec le degré de l'arrêt de développement, celui-ci étant le plus prononcé dans la fistule primitive et complète, et l'étant le moins dans le cas de fistule succédant à un kyste.

Nous donnons ici deux observations, qui témoignent de cette formation secondaire des fistules branchiales.

OBSERVATION I.

Fistule congénitale du cou, provenant d'un kyste branchial (observ. recueillie par nous dans le service de M. Ollier, chirurgien en chef de l'Hôtel-Dieu de Lyon).

Célestine Laurent, née à Tiviers (Ardèche), domestique, âgée de 28 ans, entre à l'Hôtel-Dieu de Lyon, salle Sainte-Marguerite, le 17 avril 1872.

Les parents de cette malade ont toujours joui d'une bonne santé ; ses frères et ses sœurs se portent également bien. Pas de rhumatisme, ni de scrofule dans la famille.

C'est à l'âge de deux mois que la malade fait remonter le début de la fistule qu'elle porte à la face antérieure du cou. A cette époque, il lui survint en ce point une tumeur de la grosseur d'un œuf. La gêne mécanique, produite par la compression que cette tumeur exerçait sur la trachée, la menaça plusieurs fois de suffocation complète. Les parents de la petite malade étaient obligés de lui tenir constamment la tête élevée, pour parer autant que possible à ces accidents (à cette époque, elle eut la coqueluche). Cette grosseur diminua et disparut petit à petit par exfoliation de sa surface. Au bout de 18 mois, il n'en restait pas d'autre trace qu'une espèce de petit tubercule (bouchon, *sic*). Un jour, on eut l'idée de tirer ce petit *bouchon* et l'on attira en même temps au dehors, par cette manœuvre, une sorte de petit bourbillon filiforme très-ténu. Depuis ce moment jusqu'à l'âge de 8 ans, une fistule, qui était résultée de cette petite opération donnait, par intervalles, issue à quelques gouttes d'un liquide clair, transparent, muqueux. Notons que cette fistule était située, au dire de la malade, à deux centimètres au-dessus de la fourchette du sternum et sur la ligne médiane. On fit alors par cette fistule des injections de teinture d'iode et la malade affirme *que le liquide ressortait chaque fois par la bouche*; elle est très-explicite sur ce point. On continua l'emploi de ces injections pendant quinze jours, puis on les suspendit. La fistule paraissait alors s'être fermée en arrière et le liquide cessa de sortir par la bouche. Elle dit avoir eu le croup à l'âge de 20 ans. Depuis lors, jusqu'à l'âge de 21 ans, rien n'apparut de ce côté. A cette époque, au printemps, la malade fut prise, à différentes fois, d'accès de suffocation, qu'on considéra comme un reste de sa dernière affection. Ils disparurent d'ailleurs sous l'action de certains topiques, d'une manière incomplète cependant, car pendant quatre mois elle raconte qu'elle en eut encore, mais à de longs intervalles ; ils cédèrent toujours à l'emploi des mêmes moyens.

A l'âge de 23 ans, la fistule, qui s'était oblitérée, s'étant de nouveau ouverte, M. le D¹ Pommier la cautérisa. Après chaque cautérisation, il y avait ratatinement et retrait de la peau autour de l'ouverture, mais l'oblitération n'arrivait pas. On soumit alors la malade à un traitement par l'huile de foie de morue. Un an après la tentative du Dʳ Pommier, il y eut une cautérisation pratiquée par M. Trèves, son patron ; après la chute de l'eschare, on recouvrit la plaie avec du collodion et il y eut une guérison momentanée.

Il y a deux ans, la malade fut adressée à M. le Dr Fano ; elle avait à ce moment une toux très-opiniâtre et la fistule s'était rouverte, mais par suite des cautérisations antérieures et du retrait du tissu cicatriciel, l'ouverture en était devenue si rétrécie, que c'est avec peine qu'on pouvait y introduire un stylet de la grosseur d'une épingle. On ne pénétrait plus qu'à un centimetre de profondeur. Tout autour de l'ouverture régnait une petite auréole enflammée, excoriée par l'application continuelle de papier gommé. Ce papier enlevé, la fistule laissait écouler un peu de liquide de la nature de celui dont il a déjà été question. M. Fano introduisit un petit morceau de pâte de Canquoin dans la fistule et l'y laissa séjourner 18 heures ; puis deux jours apres on excisa le lambeau mortifié. Cinq semaines apres, il y eut une oblitération apparente de la fistule ; nous disons apparente, car, sous l'influence d'une pression légère, on faisait encore sourdre quelques gouttes de liquide. M. Fano fit alors des injections iodées, sans résultat. De temps en temps aussi il explorait, au moyen d'un stylet, le trajet fistuleux, en tenant l'instrument, au dire de la malade, dirigé en haut et arrière. Chaque fois, il était obligé, pour pratiquer ce cathétérisme, d'ouvrir une petite poche pleine de liquide filant, qui s'était accumulé dans l'intervalle de deux visites. Au bout d'un mois de ce traitement, ne voyant pas survenir d'amélioration, il eût recours à la cautérisation au fer rouge. Il en fit usage perdant six mois, trois fois par semaine, alternant parfois avec la poudre de Vienne ; ce fut en vain.

Il adressa alors la malade à M. Gosselin. Celui-ci jugea au premier abord de la difficulté de la guérison et parut concevoir peu d'espoir à ce sujet. Il parlait, à cette occasion, d'une malade affectée de la même maladie, dont il n'avait pas pu venir à bout.

M. Broca, auprès de qui elle se rendit alors, déclara tout d'abord que c'était là une affection congénitale, dont il espérait avoir bientôt raison ; mais un examen plus attentif le fit revenir sur ce pronostic prématuré. Il tenta néanmoins de débarrasser la jeune malade par une opération. Il fit une incision verticale, partageant en deux la fistule, puis cautérisa le trajet avec le galvano-cautère. Neuf jours après l'escharre tomba et M. Broca crut la guérison enfin obtenue, tandis que des douleurs assez vives faisaient pressentir le contraire à la malade. Au bout de peu de temps, en effet, un léger suintement, provoqué par la pression, montra l'intégrité persistante de la fistule. M. Broca, après avoir dilaté le canal, le cautérisa de nouveau avec le galvano-cautère.

M. Simon Duplay, qui prit alors le service, eut l'intention de pratiquer l'extirpation totale du trajet fistuleux, jugeant ce moyen comme le plus efficace, mais il ne lui fut pas donné de mettre son projet à exécution. M. Treves, dont la malade était domestique, la retira de l'hôpital pour s'adresser à M. Ollier.

Actuellement, on constate à un travers de doigt au-dessous du corps de l'os hyoïde et directement sur la ligne médiane, un tubercule saillant, rougeâtre, au sommet duquel se trouve une petite ouverture, laissant suinter habituellement un liquide muqueux, filant, analogue à de l'albumine et parfaitement transparent. Ce tubercule fait suite, au-dessus, à une cicatrice en éventail, qui descend jusqu'à deux centimètres environ, au-dessus du bord concave du sternum, c'est-à-dire au point où la malade dit que la fistule était primitivement située. La peau est parfaitement mobile partout, excepté au niveau du tubercule en question, où l'on sent une corde fibroïde, remontant en haut et en arrière jusqu'à l'os hyoïde, sur lequel elle semble manifestement implantée. Directement en arriere, rien de semblable ; de même sur les parties latérales. On a cherché avec beaucoup de soin s'il existait des lamelles osseuses ou cartilagineuses au-dessous de l'hyoïde et l'on n'en a pas trouvé. De même sur les parties latérales du cou, la palpation ne permet pas de retrouver des traces de l'ancienne communication. On ne trouve rien d'anormal sur le plancher buccal ; rien non plus du côté de l'arriere-gorge. Pas de ganglions engorgés. Pas de tumeurs ganglionnaires sur les parties latérales du cou, ni sur le pourtour de la mâchoire. Rien du côté du systeme nerveux. Rien de particulier du côté de la colonne vertébrale ou du squelette du thorax. Respiration et circulation normales. La jeune fille est bien réglée et n'accuse aucun phénomene particulier en rapport avec sa fistule. Rien du côté des organes des sens supérieurs : vue, olfaction, audition, etc. Pas de déformation, ni de traces de division de la voûte palatine. La malade en un mot est bien développée et paraît jouir d'une santé générale excellente.

Tous les deux ou trois jours, il se produit un écoulement par la fistule, quand elle ne fait pas usage de cataplasmes. Dans le cas contraire, cet écoulement a lieu tous les quinze jours environ, mais il est toujours précédé de quelques douleurs lancinantes.

26 avril. La malade souffre de sa fistule ; l'ouverture s'en est oblitérée, et une phlyctène grosse comme un petit pois fait saillie au point correspondant.

Le 27. Douleurs au niveau des ganglions sous-maxillaires gauches. Ouverture de la phlyctène au moyen d'un stylet; issue de liquide muqueux en petite quantité. Soulagement.

14 mai. On pénètre dans la fistule, avec une sonde très-fine, jusqu'à une profondeur de un centimetre, dans deux directions : 1º dans la direction de l'oreille droite ; 2º directement, mais un peu a gauche. Il s'en écoule un peu du même liquide et la malade se trouve soulagée pour 48 heures.

Le 25. Cette nuit, ouverture spontanée de la phlyctene. On continue les cataplasmes.

Le 26. Le soir, ouverture de la phlyctène avec un stylet. Cataplasmes.

Le 30. Ouverture avec un stylet. Issue d'une goutte de liquide toujours filant, clair et transparent.

22 juin. La fistule suivant toujours la même marche, M. Ollier se décide à une opération. On endort la malade avec l'éther et une incision cruciale, pénétrant jusqu'a l'aponévrose moyenne, est pratiquée. Il semble qu'on

aperçoit plusieurs pertuis qu'on incise en s'aidant d'une très-petite sonde canelée.

Le 23. Pas de fièvre. La malade se plaint seulement d'une douleur très-vive, s'irradiant de la plaie à la base du cou, mais dont le maximum est situé à la partie supérieure de la racine du sein.

Cette douleur semble diminuer le lendemain.

Le 26. La malade est faible. La douleur, qui part de la plaie, s'irradie dans le cou, dans l'épaule et dans le deuxième espace intercostal, sans le suivre exactement, mais aussi sans le dépasser. En comptant avec le doigt depuis ce deuxième espace jusqu'au sixième, on ne réveille plus aucune douleur ; c'est là (à la réunion de la sixième côte avec le cartilage) qu'on trouve le maximum des bruits du cœur, sourds et profonds, mais sans souffle. Des deux côtés du sternum en haut et à la base du cœur, on ne les entend presque plus, tellement ils sont profonds. Bruit vésiculaire normal de la respiration. Pas de fièvre.

Le 27. On maintient la plaie béante, en la bourrant de charpie. Pansement au camphre. La nuit a été bonne.

Le 29. La douleur irradiée a complètement cessé. La plaie est toujours béante et de bon aspect. Douleurs lancinantes parfois, mais très-légères.

3 juillet. *Deuxième opération.* On pénètre avec un petit stylet, à un centimètre environ, dans un trajet allant de bas en haut et de la ligne médiane, en dehors et à gauche ; on incise avec des ciseaux le tissu de granulation et la peau jusqu'à l'endroit où le stylet est arrêté. On voit alors un deuxième trajet fistuleux, à direction antéro-postérieure, peu profond, situé un peu plus haut et un peu à droite ; on l'incise également, puis on les garnit tous deux avec de la charpie râpée.

Le 5. Douleurs vives et lancinantes dans la plaie, semblables à celles que la malade ressentait auparavant. On maintient la plaie béante, en touchant au nitrate d'argent et en la garnissant de charpie râpée.

Le 8. Plus de douleurs depuis le 5.

Le 10. Les douleurs lancinantes l'ont reprise depuis hier soir. Elles coïncident avec la cicatrisation de la plaie, qui se ferme malgré la dilatation qu'on opère tous les jours.

Le 13. Les douleurs existent maintenant du côté droit, à deux centimètres de la plaie. On rouvre celle-ci par une cautérisation avec un crayon pointu de nitrate d'argent.

Le 18. Départ de la malade. On se borne à reconnaître la persistance du trajet fistuleux et on lui recommande de revenir le 15 septembre. On cautérise de nouveau avec le crayon pointu de nitrate d'argent, afin de maintenir autant que possible le trajet fistuleux ouvert.

9 octobre. La malade nous revient complètement guérie. Voici ce qu'on constate : cicatrice stellaire, rayonnée, au niveau de l'angle saillant du cartilage thyroïde. Elle paraît présenter un prolongement en haut, en dehors et à droite, qui passe au-dessous du corps de l'os hyoïde. Pas d'empâtement

périphérique des tissus. La malade n'éprouve aucune douleur depuis deux mois. La cicatrisation a eu lieu, dit-elle, presque aussitôt apres sa sortie de l'hôpital. La déglutition, le chant, le cri ne sont nullement gênés. Etat général excellent.

Au mois d'avril 1873, la malade est toujours dans le même état de guérison et la sœur du service, qui l'a revue à la fin de l'année 1875, nous affirme que cette guérison persiste et que la malade n'a jamais plus éprouvé le moindre phénomene anormal.

Note complémentaire. L'examen du liquide qui sortait de la fistule a été fait à différentes reprises par M. Léon Tripier. Or, il n'y a jamais trouvé au microscope que des cellules muqueuses ou des leucocytes en plus ou moins grand nombre. Ces derniers étaient surtout très-nombreux, lorsque apres s'être oblitéré, l'orifice de la fistule s'ouvrait de nouveau.

Ce résultat n'a rien qui doive étonner, attendu qu'il est constant, dans les fistules communiquant avec les glandes (fistules du canal de Sténon), avec le tube intestinal (fistules stercorales), de ne pas trouver d'autres éléments. Ajoutons que, dans le cas en question, les cautérisations antérieures rendaient encore moins probable l'hypothèse d'un épithélium spécial, qui put mettre sur la voie du diagnostic. Par conséquent, on ne devra guere compter sur ce moyen, au moins à une époque éloignée de l'établissement de la fistule, à plus forte raison si l'on a dû déja intervenir.

Cette observation est remarquable à plus d'un titre et, chemin faisant, nous aurons l'occasion d'en faire ressortir les particularités. Nous nous bornons ici à faire remarquer la congénialité bien évidente de la tumeur, qui par son ouverture spontanée à la peau a déterminé la formation d'une fistule branchiale, complète d'abord, devenue plus tard borgne externe, mais toutefois excessivement rebelle.

Nous en rapprochons une observation, de M. Faucon, presque en tous points analogue.

OBSERVATION II.

Fistule branchiale (lue a la Société de chirurgie, séance du 22 avril 1874, par A. Faucon (1).

Il s'agit, dans ce cas, d'une jeune femme de 28 ans, qui vint, au mois de fevrier 1872, se faire soigner à la Pitié par M. Broca, pour une ulcération fistuleuse située sur la ligne médiane du cou, au niveau du larynx.

(1) Gaz. des hôp., 9 mai 1874, n° 54, p. 428.

Elle faisait remonter à l'enfance le début de son mal, qui aurait commencé vers l'âge de 2 ans, par la formation d'une tumeur qui se serait abcédée et ouverte. Elle ne pouvait donner sur ce point de renseignements plus précis.

L'ouverture de l'abces avait entraîné à sa suite la formation d'un trajet fistuleux, qui persista pendant fort longtemps, puisque la malade se rappelait que vers l'âge de 8 ans on y pratiquait des injections de teinture d'iode qu'elle sentait revenir par la bouche. Elle n'avait pas souvenir qu'en aucune circonstance, ces injections eussent amené des accès de suffocation.

Puis, peu à peu, la partie profonde du trajet s'oblitéra, et il ne restait au moment où nous examinâmes la malade, qu'une surface cicatricielle située sur la ligne médiane, sur toute la hauteur du cartilage thyroïde, et au niveau de laquelle la peau était plissée, tendue et attirée vers une sorte d'ombilic, dont le fond, qui avait 5 ou 6 millimètres de profondeur, adhérait à une corde indurée ou cylindrique qui allait se perdre vers le larynx auquel elle adhérait. Je pense que la fistule était un peu plus profonde et avait 7 à 8 millimètres.

On découvrait, au fond de la dépression, une surface ulcérée, de la largeur d'une grosse tête d'épingle, qui se cicatrisait de temps en temps pour s'ulcérer de nouveau au bout de quelques jours ou de quelques semaines de guérison apparente.

Ce cul-de-sac avait été nombre de fois soumis, sans succès, à des cautérisations faites, soit avec le nitrate d'argent, soit avec le fer rouge.

En présence de ces récidives incessantes, M. Broca, après avoir, dans une leçon clinique, démontré qu'il s'agissait là d'un cas de fistule branchiale qui, d'abord complète, s'était ultérieurement oblitérée dans ses parties profondes, et cité un fait analogue qu'il avait eu l'occasion d'observer (1), résolut de tenter la cure radicale de cette fistule borgne externe et pour cela eut recours à l'opération suivante :

Incision circulaire de la cicatrice sur le pourtour de l'entonnoir. Dissection de la membrane qui formait le bord de cet entonnoir. On détache ainsi une sorte de cône dont le sommet correspond à un cordon poreux implanté sur la membrane thyro-hyoïdienne. On termine l'opération en sectionnant ce cordon qui paraît plein au niveau de la section

Aucun accident ; la plaie bourgeonne au bout de quelques jours, puis se rétrécit et se cicatrise en partie, mais le fond n'était pas encore cicatrisé le 30 mars, lorsque M. Broca quitta le service de la Pitié pour aller prendre celui de la Clinique.

J'avais perdu cette malade de vue, et désirant savoir ce qui était advenu de cette tentative opératoire, dont je ne sais d'autre exemple que le fait rapporté par M. Sarazin, j'écrivis à M. Broca, et j'extrais les lignes suivantes

(1) Il s'agit probablement de la malade dont nous venons de citer l'observation, et qui, comme on l'a vu, a été pendant quelque temps entre les mains de M. Broca.

de la réponse qu'il voulut bien m'adresser : « Quant à la femme que vous avez vue à la Pitié, l'opération que je lui avais faite paraissait devoir échouer. Tout n'était pas dit cependant, car la fistule était rétrécie, et le temps pouvait amener la guérison. Elle en était là lorsque je quittai la Pitié. Elle devait venir me retrouver à la Clinique, mais je ne l'ai pas revue. »

Dans ce cas M. Faucon admet que la fistule semble résulter assez nettement des tentatives faites pour oblitérer une fistule branchiale complète, laquelle aurait elle-même succédé à l'ouverture d'un kyste branchial du cou, en communication avec le pharynx. Les injections iodées, faites à l'âge de 8 ans, auraient eu pour résultat d'oblitérer l'ouverture pharyngienne.

Nous pourrions citer encore plusieurs cas analogues, mais la pathogénie de ces fistules branchiales secondaires nous paraissant suffisamment démontrée par ces deux faits, on trouvera les autres observations relatées à la fin de ce chapitre.

Les fistules branchiales, comme toutes les affections dues à un arrêt de développement, sont héréditaires. Ascherson cite une observation fort remarquable à ce point de vue : une mère atteinte de fistule branchiale borgne externe du côté droit met au monde une fille affectée de la même infirmité; plus tard, cette fille devenue mère donne naissance à quatre enfants, tous porteurs d'une fistule absolument semblable à celle de leur mère et de leur grand'mère. (Ascherson, 4ᵉ, 5ᵒ, 6ᵉ, 7ᵉ, 8ᵉ et 9ᵒ cas.) Dans un autre famille, à parents sains, cinq enfants sur huit portent des fistules congénitales du cou. Enfin, sur les 60 observations que nous rapportons, l'hérédité a été constatée d'une manière certaine 18 fois; 15 fois seulement elle a été nulle. Dans le reste des cas, elle n'a pas été recherchée ou est restée douteuse.

L'influence héréditaire paraît être plus prononcée

quand la fistule est complète ; sur les 18 cas signalés de fistules complètes, cinq étaient héréditaires.

Quant au *sexe*, son influence ne paraît pas prépondérante ; cependant la statistique donne 32 cas chez les filles et 28 chez les garçons.

Description anatomique et symptomatique. Les fistules branchiales existent assez souvent des deux côtés à la fois, dans des points presque toujours symétriques (fistules bilatérales) ; mais le plus souvent elles n'existent que d'un seul côté (fist. unilatérales) et paraissent alors occuper de préférence le côté droit. Sur les 60 cas que nous avons analysés, 15 fistules étaient doubles et symétriques, 45 étaient unilatérales ou médianes. Parmi ces dernières, 27 étaient situées à droite, 10 à gauche, 5 sur la ligne médiane ; dans 3 cas le côté n'a pas été indiqué.

Ainsi que nous l'avons dit on peut admettre trois variétés dans la forme :

1° Les fistules *complètes*, c'est-à-dire celles qui sont pourvues d'un orifice externe cutané et d'un orifice interne pharyngien ;

2° Les fistules *borgnes externes* venant s'ouvrir à la peau sans communiquer avec le pharynx et se terminant au contraire dans les parties molles par un cul-de-sac ;

3° Les fistules *borgnes internes*, qui sont dépourvues d'un orifice cutané et ne s'ouvrent que dans la cavité pharyngienne.

C'est en un mot la classification adoptée chaque fois qu'on fait l'histoire des fistules d'une région, et ici, comme partout ailleurs, les fistules borgnes internes sont les plus rares. La variété borgne externe est de beaucoup la plus fréquente (52/75) ; les fistules complètes ont existé 18 fois, soit à droite, soit à gauche, mais il n'a pas toujours été possible de préciser exactement le siége de l'orifice interne ; elles ont été le plus souvent bilatérales.

A. *Fistules complètes*. Elles nous présentent à considérer un orifice externe, un orifice interne et un trajet intermédiaire.

L'orifice *externe* est situé, dans l'immense majorité des cas, sur les parties antéro-latérales du cou, à quelques millimètres au-dessus de l'articulation sterno-claviculaire, immédiatement en dedans du chef sternal du muscle sterno-cléido-mastoïdien. Ascherson donne même ce siége comme constant ; mais c'est à tort, car dans un assez bon nombre de cas, on a trouvé cet orifice situé beaucoup plus haut, sur les bords du cartilage thyroïde (Dzondi, Kersten, Heusinger), le long du bord inférieur du maxillaire (Virchow, Heusinger), sur la ligne médiane (Ollier, Houel, etc.), voire même à la région inférieure de la joue, dans un cas de M. Ollier (communication orale).

OBSERVATION III.

Il s'agit d'une jeune fille, âgée aujourd'hui de 18 ans, à tempérament lymphatique, qui porte *depuis sa naissance* un trajet fistuleux, situé a la région inférieure de la joue gauche. Le pertuis externe de cette fistule, s'ouvrant au dehors au niveau de la troisième molaire, est petit, presque invisible ; il laisse suinter en petite quantité un liquide clair, filant, analogue à de l'albumine.

M. Ollier introduisit un stylet d'Anel dans le trajet et put le conduire, sans trop de difficulté, jusque dans la région parotidienne. Il lui sembla alors que ce trajet s'inclinait un peu du côté du pharynx, mais la douleur réveillée ne permit pas de poursuivre l'exploration. Aucun signe, du reste, ne put faire soupçonner la communication du trajet avec cet organe. — En pressant un peu sur le stylet, on allait butter contre l'apophyse mastoïde, qui n'était pas dénudée.

Derrière la branche montante de la mâchoire, le trajet devenait plus superficiel, et l'on sentait à ce niveau le stylet se jouer plus librement, ce qui indiquait une dilatation du conduit, située à la réunion du 1/3 postérieur avec les 2/3 antérieurs.

M. Ollier conseilla une injection iodée dans cette cavité, espérant ainsi déplacer jusque dans la région parotidienne l'ouverture externe de la fistule. La partie du trajet comprise dans la joue aurait été par ce fait isolée, et n'étant plus parcourue par le liquide, aurait pu s'oblitérer ; puis une intervention ultérieure aurait été dirigée sur le reste du conduit.

Une seule injection, qui ne ressortit pas par la bouche, fut faite par le médecin ordinaire de la malade, au point indiqué. Elle fut suivie malheureusement d'une inflammation assez vive, avec tuméfaction de la joue, dont les parents s'alarmèent, et M. Ollier perdit de vue la malade.

Par suite de circonstances particulières, le médecin de la famille, auquel nous nous sommes adressé, n'a pu nous fournir de plus amples renseignements. Tout ce que nous avons pu savoir, c'est que la jeune fille jouit actuellement d'une assez bonne santé, qu'elle est normalement réglée et que sa fistule persiste toujours, ne lui causant d'autre ennui que celui d'un écoulement continuel et d'une difformité très-désagréable pour son sexe et pour son âge.

S'agit-il dans ce cas d'une fistule salivaire congénitale, communiquant avec la glande parotide ? Après un examen minutieux, M. Ollier a pu repousser complètement cette hypothèse.

Est-ce une fistule ganglionnaire ? C'est peu probable, si l'on considère la congénialité de l'affection, la longueur et la direction du trajet, l'absence d'engorgement périphérique des tissus.

L'hypothèse d'une fistule branchiale, à siége anormal, résultant d'un vice d'oblitération de la première fente, est la plus plausible. C'est celle à laquelle s'est arrêté M. Ollier ; cependant l'insuffisance des renseignements l'oblige à rester encore dans le doute à cet égard ; un nouvel examen serait nécessaire.

Heusinger, dans un cas, a trouvé l'orifice externe situé plus bas que d'habitude, immédiatement au-dessous de la fourchette du sternum (1er cas), mais il est juste d'ajouter que cette situation était beaucoup plus apparente que réelle, car une valvule cutanée, s'ouvrant de bas en haut, masquait son siége normal.

Chaque fois que cette ouverture a été rencontrée sur la ligne médiane, c'est toujours au niveau du cartilage thyroïde, ou entre ce dernier et l'os hyoïde (Dzondi, Faucon, Ollier).

En résumé et d'une façon générale, on peut dire que *plus l'orifice cutané est élevé, plus il s'éloigne en dedans du*

*bord interne du muscle sterno-mastoïdien pour se rapprocher
de la trachée.* (Sarazin.)

Dans le cas de fistule bilatérale, les ouvertures externes sont presque toujours symétriques et séparées l'une de l'autre par un intervalle variant entre 1 et 4 centimètres. (1)

La forme de cet orifice externe est généralement arrondie ; ses dimensions sont variables, plutôt petites que grandes. Tantôt il livre à peine passage à une soie de porc, tantôt il admet une sonde uréthrale ordinaire. Dans deux cas (Meinel et Heusinger) on pouvait y introduire une sonde de gros calibre ; très-rarement il livre passage au doigt.

Dans un cas de fistule complète, rapporté par Leuckart (n° 43), l'orifice simulait une fente limitée par deux lèvres rosées.

Presque toujours unique, cette ouverture est placée le plus souvent à fleur de peau, d'autres fois au sommet d'un petit tubercule rose ou bien au milieu d'un tissu d'apparence cicatricielle. Son contour offre l'aspect normal de la peau, de sorte que ce n'est qu'en écartant autant que possible les bords qu'on découvre une surface d'apparence muqueuse ; on voit ces bords changer quelquefois d'aspect et devenir rouge brun, au moment de la menstruation.

Dans quelques cas une sorte de valvule cutanée recouvre l'orifice, constituant ainsi un véritable opercule charnu analogue aux ouïes des poissons.

La situation de cet orifice a fait qu'on attribue, en général, avec Heusinger (*loc. cit.*) les fistules branchiales

____

(1) Dans un cas unique (Seidel), une fistule latérale, située au niveau du bord inférieur du cartilage thyroïde, coïncidait avec une autre fistule, ouverte à la même hauteur sur la ligne médiane.

à la persistance de la quatrième fente ; il nous a paru
que dans un bon nombre de cas c'était plutôt la troisième ou la deuxième fente qui étaient en cause, en raison du rapport qu'affectent les fistules, surtout les fistules secondaires, avec les grandes cornes de l'os hyoïde.

Orifice interne. — Il s'ouvre, comme on l'a déjà dit,
dans le pharynx, mais sa constation directe n'est pas
toujours facile sur le vivant. Rarement l'examen pha-
ryngoscopique a pu le faire découvrir ; c'est presque
toujours au moyen de sondes fines et molles, ou par des
injections colorées qu'on est parvenu à en démontrer
l'existence.

Anatomiquement il n'a été constaté que 3 fois sur le
cadavre : Neuhöfer (cité par Gass) l'a trouvé, dans deux
cas, sur les parois latérales du pharynx, derrière les
cornes de l'os hyoïde, une fois en avant, une fois en arrière du muscle pharyngo-staphylin ; Virchow, dans un
cas, l'a observé derrière le voile du palais, près de l'orifice de la trompe d'Eustache (voir l'observ. ci-après).
De même que l'orifice externe, il s'ouvre tantôt au sommet
d'un petit tubercule, tantôt à fleur de muqueuse.

Ses dimensions, habituellement petites, peuvent cependant dans certains cas atteindre un degré tel, que
la fistule représente alors un véritable diverticulum pharyngien, où s'accumulent le mucus et les aliments (Mayr,
Virchow).

Assez souvent, lorsque les dimensions sont très-petites,
il finit par s'oblitérer, soit spontanément, soit par suite
d'un traitement approprié, transformant ainsi la fistule
complète en fistule borgne externe.

Dans un cas de ce genre, Rehn, de Francfort (1), a

(1) Virchow's Archiv. 1875, Bd. LXII, p. 269

constaté, au niveau de la face postéro-interne du muscle palato-pharyngien, les traces de l'existence antérieure d'un orifice, c'est-à-dire une sorte de tissu cicatriciel formant une excroissance verruqueuse, qui répondait exactement au cul-de sac terminal de la fistule devenue par ce fait borgne externe.

Trajet fistuleux. Celui-ci, généralement étroit, parfois sinueux, plus ou moins long, se dirige toujours obliquement en dehors et en haut. Lorsque la fistule branchiale a son siége le plus habituel, c'est-à-dire lorsque son ouverture externe se trouve placée à 8 ou 10 millimètres de l'articulation sterno-claviculaire, son canal prend une direction à 'peu près parallèle au bord interne du muscle sterno-cléido-mastoïdien ; il est juste cependant de dire qu'il s'en écarte très-légèrement en dedans par sa partie supérieure. Quoi qu'il en soit, il va toujours aboutir au voisinage des grandes cornes de l'os hyoïde en contractant avec elles des adhérences intimes. Au contraire, lorsque la fistule s'est développée sur le trajet de la première ou de la deuxième fente branchiale et que son orifce externe siége par conséquent, soit au niveau de l'hyoïde, soit le long du bord inférieur de la mâchoire, c'est vers la région mastoïdienne que se dirige le trajet. Il se rapproche dans ces cas de la direction horizontale, il est beaucoup plus court et ses points d'attache au squelette, tout aussi constants que dans le premier cas, ont lieu, soit à la face postérieure de la branche montante du maxillaire, soit — et cela plus souvent — à l'extrémité inférieure ou à la face antérieure de l'apophyse styloïde sur toute son étendue. Il peut même arriver que cette apophyse soit comprise tout entière dans son canal et fasse saillie sur sa paroi muqueuse, à laquelle cependant elle ne cesse jamais d'adhérer.

La longuenr du trajet d'une fistule complète est proportionnée à la situation plus inférieure de l'orifice externe. On comprend en effet que l'ouverture supérieure étant fixée et située, dans tous les cas, à un niveau sensiblement constant au point de vue de la hauteur, l'ouverture inférieure tendra sans cesse, par suite du développement du cou, à s'éloigner en bas de la supérieure. L'élongation du trajet qui en résulte n'a son terme qu'au moment où cesse la croissance de l'individu, qui en est porteur. C'est là un fait en faveur de l'intervention sinon immédiate, au moins à une époque qui ne soit pas trop éloignée de celle de la naissance.

Dans l'immense majorité des cas, l'ouverture cutanée donne entrée à un canal, qui traverse la peau, le tissu cellulaire sous-cutané et l'aponévrose cervicale superficielle, cheminant entre celle-ci et le feuillet externe de l'aponévrose profonde, le long du bord externe du cartilage thyroïde ou du bord interne du muscle sternocléido-mastoïdien. Il passe par dessus la gaîne des vaisseaux, au-dessous du muscle digastrique et par dessus le nerf hypoglosse pour arriver à la face postérieure du muscle palato-pharyngien, où il se termine soit par un cul-de--sac, soit par un orifice ayant son siége dans le pharynx, en avant et immédiatement au-dessous de l'orifice de la trompe d'Eustache. La situation de ce trajet est donc d'autant plus profonde qu'on s'avance davantage vers sa partie supérieure.

Les rapports du trajet fistuleux avec les organes environnants sont constants et d'une importance extrême; mais il n'en est pas dont la connaissance importe plus au chirurgien que ceux qu'il affecte avec le paquet vasculo-nerveux. Nous venons de voir qu'après avoir cotoyé ce paquet en dedans, il le contourne en le croisant en avant pour gagner en arrière de lui la paroi latérale du pharynx : c'est là le cas le plus fréquent. Mais il en est

d'autres où non-seulement il suit la gaîne vasculaire,
mais dans lesquels il y pénètre de façon à contracter
avec la tunique celluleuse, des veines par exemple, des
rapports si intimes qu'il devient presque impossible de
l'en séparer sans déchirure de la paroi du vaisseau. Cela
a été vu non-seulement pour les fistules, mais encore
pour certains kystes branchiaux canaliculés (deux affections qui pour nous sont de même nature), à tel point
que Langenbeck a pu croire que ces kystes se dévelop-
paient dans la tunique celluleuse des veines du
cou (1). Ce rapport avec la gaîne vasculo-nerveuse n'a
rien du reste qui doive surprendre, si l'on se reporte à
la formation embryogénique des vaisseaux dans le cou,
puisque nous avons vu que les arcs destinés à les former (arcs aortiques primitifs) bordent les fentes branchiales sur toute leur longueur. C'est là une notion que
le chirurgien ne doit jamais perdre de vue, lorsqu'il
est amené à pratiquer l'extirpation complète d'une fistule
ou d'un kyste branchial, sous peine de faire courir à
son malade les plus graves dangers. Dans le cas cité ci-
dessus, Langenbeck ouvrit la veine jugulaire et faillit
perdre son malade d'hémorrhagie.

Le trajet fistuleux présente des parois propres composées de deux couches : l'une externe, conjonctive ou
fibreuse, qui représente un derme ou un chorion plus ou
moins bien organisé, l'autre interne, de nature épithéliale et contenant une ou plusieurs couches de cellules.
C'est la constatation de ces parois propres qui conduisit Heusinger à penser que l'existence de ce canal, au
lieu d'être rapportée à une cause accidentelle, devait
être recherchée à une période plus ou moins éloignée
de la vie iutra-utérine. Les canaux accidentels, en effet,

(1) Archiv f. Klin. chir. 1861, Bd. I, s. 14 et 25.

sont formés uniquement de tissu cellulaire et surtout sont absolument dépourvus de membrane muqueuse organisée sur leur face interne. La lumière interceptée par ces parois est généralement petite, comme celle des deux orifices. Le plus souvent elle se rétrécit en allant de dehors en dedans, de sorte que, sur une coupe longitudinale, ses bords vont en se rapprochant de plus en plus jusqu'à l'ouverture pharyngienne habituellement plus petite que l'ouverture cutanée, ce qui ne l'empêche pas de livrer passage, sur le cadavre, à une sonde fine.

Au microscope, la paroi interne a été vue par le professeur Lieberkuhn (de Marbourg) composée par une couche irrégulière de cellules épithéliales à cils vibratiles, absolument analogues à celles de la trachée ou de la voûte pharyngienne (*fornix pharyngeus*). Mais ce n'est pas là, croyons, le cas le plus fréquent; il est plus commun de rencontrer de l'épithélium pavimenteux stratifié, si l'on en juge par la présence à peu près constante de cette sorte de cellules dans le liquide sécrété par la fistule. Assez souvent même on rencontre ces deux genres d'épithélium à la fois, les îlots de l'un se confondant insensiblement avec les îlots de l'autre. Cette singulière particularité anatomique observée déjà, comme nous le verrons, par M. le professeur Robin dans certains kystes de la région médiane du cou, se remarque surtout dans les fistules complètes ou dans celles borgnes externes, qui s'avancent profondément dans l'intérieur du cou; celles dont le trajet est plus superficiel ne contiennent guère que de l'épithélium pavimenteux. La constatation d'un épithélium vibratile ne laissa pas que de surprendre beaucoup le professeur Lieberkuhn; M. Rehn (*loc. cit.*), ayant examiné depuis, à plusieurs reprises, le produit de sécrétion d'une fistule unilatérale que présentait un petit

frère de son premier malade, et n'y ayant jamais constaté que des cellules pavimenteuses en petit nombre,
ainsi que des globules de pus en grande quantité, s'est
cru autorisé à admettre que l'épithélium vibratile arrive
à être remplacé par un épithélium pavimenteux, dans
tous les cas après le quatrième mois. Ce qui contribua
eucore bien plus à lui faire émettre cette hypothèse,
c'est que, dit-il, « je constatai çà et là des cellules épithéliales plus ovales et renflés, qui se rapprochaient par
leur forme des cellules cylindriques. »

L'explication de M. Rohn, reposant sur ce seul fait,
nous paraît au moins hasardée. Personne ne peut contester aujourd'hui la présence des deux espèces de cellules épithéliales; mais, au lieu de ce remplacement des
unes par les autres, pourquoi ne pas admettre qu'elles
existent en même temps? Et, en effet, cette particularité, outre qu'elle a été constatée anatomiquement dans
les kystes branchiaux, est parfaitement en harmonie
avec ce que nous savons du revêtement épithélial primitif des arcs branchiaux. Nous dirons même plus, c'est
qu'elle pouvait être soupçonnée *à priori*, car la face interne des arcs étant tapissée d'épithélium vibratile, l'externe, d'épithélium pavimenteux, on est nécessairement
amené à penser que les bords des fentes branchiales,
sur lesquels viennent se rejoindre ces deux feüillets,
sont constitués dé telle façon que les deux genres d'épithélium s'y rencontrent.

La membrane externe sur laquelle repose cette couche
d'épithélium représente en quelque sorte un chorion
imparfait dont l'épaisseur varie d'un demi à un millimètre. Elle est constituée par des fibrilles de tissu conjonctif, fines et serrées, parsemées de nombreuses fibres
élastiques, particularité qui explique le resserrement
graduel du trajet fistuleux, lorsque le mucus accumulé

qui le distend parfois vient à être évacué. Les adhérences de cette couche conjonctive avec les tissus environnants sont très-intimes, ce qui rend assez laborieuse
la dissection du trajet fistuleux (Sarrazin). Les fibrilles
conjonctives ont une direction circulaire perpendiculaire à
celle du trajet et Lieberkuhn fait ressortir, comme particularité très-remarquable, l'enchâssement des grandes
masses cellulaires dans les trabécules formés par ces
fibrilles. Les corpuscules du tissu conjonctif sont peu
répandus dans ce tissu, excepté lorsque l'inflammation
du trajet en a produit la prolifération. Sa vascularité est
assez riche pour que, sur des coupes bien faites, on
puisse apercevoir 3 ou 4 artérioles sous le champ du
microscope, à un grossissement de 300 diamètres.

Les fistules branchiales donnent lieu à un écoulement
de liquide, tantôt intermittent, tantôt continu, qui
n'est jamais très-abondant. Il augmente cependant
sous certaines influences (froid, menstruation, émotions
morales, mastication, etc.). Les caractères de ce liquide
sont à peu près toujours les mêmes et faciliteront beaucoup le diagnostic dans les cas douteux; il est le plus
habituellement clair, limpide, filant, moins dense que
l'albumine de l'œuf, presque analogue au mucus nasal
ou utérin. Des cellules épithéliales pavimenteuses ou
vibratiles, détachées de la paroi interne, y sont tenues
en suspension; on remarque qu'elles sont beaucoup plus
nombreuses et mêlées à des globules de pus, lorsque le
trajet fistuleux est le siége d'une poussée inflammatoire,
ce qui contribue à rendre, dans ces cas, le liquide légèrement louche. On constate assez souvent dans ce produit de sécrétion de petits grumeaux blanchâtres, analogues à de petits grains de semoule, formés surtout par
des globules graisseux et des cellules épithéliales plus
ou moins reconnaissables. Chez la jeune fille que nous

avons observée, ces grumeaux se voyaient surtout lorsque la fistule s'étant fermée pendant 2 ou 3 jours, l'évacuation du liquide accumulé avait lieu. Dans ces cas, il se formait à l'orifice externe une sorte de petite bulle presque transparente, à paroi pellucide, qu'on était obligé de rompre, soit avec le doigt, soit avec une aiguille, pour faire cesser les douleurs assez vives qu accompagnaient sa formation.

La muqueuse du canal, toujours abondamment lubréfiée par ce mucus, possède une sensibilité très-vive, qui se trouve encore augmentée à certains moments, à l'époque de la mentruation par exemple, ou lorsque par une cause quelconque il survient de l'inflammation. Le cathétérisme de la fistule devient alors impossible, tellement est vive la douleur produite par le moindre contact d'un corps étranger.

Pendant ces manœuvres, on voit survenir assez fréquemment des réflexes du côté de l'appareil respiratoire (toux, enrouement de la voix, oppression, etc.), et, chose remarquable, ces phénomènes n'ont été observés que lorsque l'ouverture externe avait son siége habituel, c'est-à-dire lorsque la fistule paraissait avoir pour cause une anomalie de la 4e fente branchiale.

Or, ne pourrait-on pas admettre que, dans ces cas, de minces filets du nerf pneumogastrique aboutissent à la muqueuse du trajet, et continuent à l'innerver comme par le passé? La présence de ces terminaisons nerveuses déterminerait alors des symptômes d'irritabilité réflexe, analogues à ceux qu'on observe lorsqu'un corps étranger vient à toucher la muqueuse du larynx ou de la trachée. Nous n'ignorons pas que ces mouvements réflexes peuvent résulter simplement de la sensibilité générale réagissant sur la sensibilité spéciale des voies respiratoires, mais l'hypothèse que nous émettons nous paraît tout au moins plausible, et mériter l'examen lorsqu'on aura l'occasion de rencontrer une de ces fistules sur le cadavre (1).

L'appareil branchial concourant à la formation de l'appareil auditif, il fallait s'attendre à voir les arrêts de développement qui produisent les fistules exercer également leur influence sur cet organe. Quatre fois, en effet (3ᵉ et 4ᵉ cas d'Ascherson, 2ᵉ cas d'Heusinger, cas de Virchow), des difformités de l'oreille ou une surdité plns ou moins prononcée, ont été constatées en même temps que des fistules congénitales du cou. Dans ces cas, l'arrêt de développement ayant nécessairement porté sur le premier ou le deuxième arc branchial, l'orifice externe de la fistule siége plus haut que d'habitude (Virchow, Heusinger).

Le cas de Virchow est surtout très-remarquable sous ce rapport. Nous le reproduisons ici dans sa presque totalité.

OBSERVATION IV.

Fistule branchiale complète communiquant avec l'oreille du côté droit,
par Virchow (2). Résumé.

Il s'agit d'un enfant mort-né présentant de nombreux vices de conformation... A l'endroit où devrait se trouver l'oreille droite, n'existe qu'une peau régulière, lisse, clairsemée de cheveux, sans aucune trace de conduit auditif externe. Ces derniers, ou plutôt les rudiments de ces derniers, sont plus profondément situés.

Entre la mâchoire et l'apophyse mastoide, on voit une fente dirigée de haut en bas et d'arrière en avant, longue de 7 millimetres et entourée d'un rebord cartilagineux, qui représente assez bien l'hélix. Celui-ci se termine en avant par un repli cutané de 5 millimètres de hauteur, plus solide et renfermant un cartilage aplati, qui offre les dimensions du tragus chez un

(1) Un point, qui a été également négligé, est celui des anomalies vasculaires intra-cervicales, coincidant avec une fistule branchiale Leur existence peut être soupçonnée, vu les rapports des arcs aortiques primitifs avec les fentes branchiales.

(2) Virchow's Archiv 1865. Bd. XXXII, s. 518, ou Th. de Gass.

adulte. Ce repli recouvre presque entierement en avant l'orifice de la fente. En arriere de ce premier repli, un peu au-dessous et recouvert par lui, s'en trouve un autre plus arrondi. Un peu plus bas et en avant de lui existe un orifice horizontal étendu et mesurant pres de 4 millimètres dans son plus grand diamètre. Une sonde, introduite par cette ouverture, arrive sans grand obstacle dans le pharynx et ressort par la bouche. Autour de cette ouverture, la peau paraît être plus mince et plus lisse que partout ailleurs... Rien de spécial a l'oreille gauche.

Poussant plus loin nos investigations, voici ce que nous trouvons : le cartilage du pseudo-tragus du côté droit (ou l'extrémité antérieure de l'hélix) se continue avec les feuillets cartilagineux, qui entourent le conduit auditif externe. Celui-ci, long d'un centimetre, se rétrécit brusquement et se termine en cul-de-sac; à partir de là, il se transforme en un cordon mince, qui adhere solidement à l'os, dans l'espace compris entre l'apophyse zygomatique et l'apophyse styloide.

L'apophyse zygomatique et l'articulation de la mâchoire sont parfaitement conformées; mais la portion écailleuse du temporal paraît plus petite, sa surface est rude et inegale. L'anneau tympanique et la caisse du tympan n'existent pas.

L'apophyse styloide, completement ossifiée, présente une surface dure et inégale. Celle du côté opposé se présente sous la forme d'un mince fil cartilagineux. Cette apophyse styloide ossifiée s'insère pres de l'apophyse zygomatique, dont elle n'est séparée que par une toute petite rainure, ou vient se perdre le cordon oblitéré du conduit auditif cartilagineux.

Ayant fait une coupe verticale de la face et de la base du crâne, on aperçoit derriere le voile du palais, pres de l'orifice de la trompe d'Eustache, une poche infundibuliforme, admettant l'extrémite du petit doigt. Cette poche est doublée d'une muqueuse lisse. Dé la partie inferieure et antérieure de son pourtour, s'étend jusqu'a la racine de la langue, un bourrelet remarquable par sa face rude et papilleuse. Ce bourrelet, large d'abord, s'amincit à mesure qu'il s'avance; il s'enfonce dans la poche qu'il divise en deux parties inégales. Bientôt cette poche infundibuliforme se rétrécit, arrive néanmoins jusqu'au tegument externe, et vient déboucher dans l'ouverture extérieure que nous avons nommée plus haut et qui se trouve située derriere le petit appendice auriculaire.

La trompe d'Eustache ne se trouve pas à sa place normale; elle est remplacée, a cet endroit, par une poche large et profonde, séparée de la poche principale par un repli muqueux, dirigé d'avant en arriere. Cette poche, lisse a 'intérieur, ne présente que quelques petites fossettes, et affecte a peu pres la direction de la trompe d Eustache; elle est cependant un peu plus horizontale que cette derniere. En arriere, elle se termine en cul-de-sac, près de la partie cartilagineuse du conduit auditif.

Le corps de l'os hyoide est ossifié; tout le reste est cartilagineux.

Du poumon droit, il ne reste plus qu'un petit lambeau rouge-bleuâtre, Il en est de même du poumon gauche.

Plèvres épaissies. Péricarde communiquant en haut avec la cavité pleurale gauche. Cœur très-obliquement situé, à pointe dirigée à droite.

Comme on le voit, la fistule est encore accompagnée d'arrêt de développement des poumons. Cette circonstance nous amène à parler des lésions pulmonaires qu'on a observées concomitamment à des fistules branchiales. Celles-ci consistent le plus souvent en catarrhes répétés, aigus ou chroniques, toux, asthme, emphysème, etc. Tel était le cas de la jeune fille que nous avons observée, ceux d'Ascherson (2ᵉ cas), de Zeis, de Nutten, de Noll de Pluskal, de Leuckart (1ᵉʳ cas) et d'Heusinger (1ᵉʳ cas). Ici encore, l'hypothèse des filets pneumogastriques innervant la muqueuse du canal, permettrait d'expliquer plus facilement cette étrange sympathie.

Les fistules branchiales coïncident rarement avec le bec-de-lièvre et toutes ses variétés.

Heusinger a encore signalé dans deux cas, Manz dans un cas, la présence, à la partie postérieure du trajet fistuleux, de productions cartilagineuses ou osseuses. fichées par leur base dans ses parois, se terminant par une extrémité émoussée, et n'étant pas adhérentes à la peau qui glisse parfaitement sur elles. M. S. Duplay a eu l'occasion de voir un fait à peu près analogue (1). Ces stalactiques osseuses sont probablement les vestiges de l'arc branchial, dont l'évolution anormale a produit la fistule ; cependant ces faits sont assez rares.

B. *Fistules borgnes externes* — Nous n'avons que peu de chose à ajouter à la description anatomique générale que nous venons de faire à propos des fistules complètes. La direction, les rapports, la forme, la texture des pa-

____

(1) Arch. gén. de méd. 1875, t. I, p. 78.

rois restent les mêmes, et, à la vérité, elles ne diffèrent des fistules complètes que par l'absence primitive ou l'oblitération consécutive de l'orifice interne. Elles succèdent, du reste, assez fréquemment à des fistules complètes.

Nous nous bornerons donc à faire remarquer que le cul de-sac, qui termine leur canal, est situé plus ou moins profondément ; le plus habituellement dans le voisinage des grandes cornes de l'os hyoïde, qui lui fournissent un point d'attache ; qu'il peut se faire aussi que le trajet soit fort court (1 à 2 centimètres), ce qui permettra d'en opérer très-facilement l'ablation.

Ce cul-de-sac, de même texture que les parois du trajet fistuleux, est arrondi, le plus souvent dilaté en ampoule.

Voici plusieurs exemples de ce genre de fistule branchiale.

OBSERVATION V.

Fistules pharyngiennes bilatérales par M. Serres (d'Alais), (lue à la Société de chirurgie, séance du 17 janvier 1866) (1).

La rareté de ces fistules congéniales m'engage à porter à votre connaissance trois cas observés dans ma pratique.

Le premier sujet offert à mon examen était une jeune fille d'une dizaine d'années. Elle avait sur les parties latérales du cou, au-dessous de l'angle de la mâchoire, sur le bord antérieur du muscle cléido-mastoïdien, à droite et à gauche, une très-petite ouverture fistuleuse, depuis sa naissance, ayant la dimension de points lacrymaux, avec un léger enfoncement infundibuliforme.

Par cette ouverture sortait un liquide filant, clair comme de la salive.

Un petit stylet pénetrait facilement dans ces deux fistules, mais n'arrivait jamais dans le pharynx ; mais une injection colorée pénétrait dans l'arrière-gorge, au-dessous des amygdales

Cette infirmité fut guérie par des injections de teinture d'iode pure.

Deux autres sujets atteints de la même maladie, mais beaucoup plus jeunes, ont paru à ma consultation et n'y sont plus revenus.

(1) Bull. de la Soc. de chir, 1866, p. 10.

Après cette communication très-intéressante, M. Serres en fait plusieurs autres, une surtout sur le traitement des ophthalmies, qui entraîne la Société dans une longue discussion sur l'ophthalmie purulente des nouveau-nés, et fait que les trois cas de fistules pharyngiennes bilatérales passent pour ainsi dire inaperçus.

Seul, M. Broca fait remarquer que « la première observation de M. Serres passe inaperçue, au milieu de la discussion. Elle est des plus intéressantes, comme siége particulier des fistules congéniales du cou. Ces fistules qui résultent d'un arrêt de développement, de l'oblitération incomplète de la première fente branchiale, sont fort rares » (1).

M. Faucon a lu, à la Société de chirurgie, l'observation suivante que nous reproduisons pour plusieurs raisons. Elle est d'abord un exemple de fistule ayant succédé à un kyste branchial ; de plus, elle acquiert une certaine valeur diagnostique entre les fistules salivaires et les fistules branchiales. Il y est dit qu'on voyait le liquide sourdre en plus grande abondance au moment de la déglutition, ce qui aurait pu faire croire à une communication avec le pharynx ou à une fistule salivaire, si l'auteur ne s'était mis à l'abri de l'erreur sur le premier point, en faisant avaler à la malade des liquides colorés qu'il ne vit pas ressortir par la fistule, en cathétérisant, et aussi en pratiquant des injections ; — sur le second point, en examinant et en tenant grand compte des caractères du liquide sécrété.

Observation VI.

Fistule branchiale (obs. lue à la Soc. de chir., séance du 22 avril 1874. par A. Faucon) (2).

J'étais occupé, le 17 mars dernier, à examiner le cou d'une femme âgée de

(1) Bull. de la Soc. de chir. 1866, p. 17.
(2) Gaz· des hôp., 9 mai 1874, n° 54, p. 427.

39 ans, qui vend du poisson à la criée dans la rue, et qui était venue me consulter pour une petite tumeur du lobe droit de la glande thyroïde, probablement un kyste, lorsque j'aperçus une cicatrice adhérente au niveau du cartilage thyroïde.

Cette cicatrice, mince, rectiligne et horizontale, mesure 2 centimètres : la peau, à ce niveau, est adhérente au larynx, qui l'entraîne avec lui dans les mouvements de déglutition ; elle se trouve située à la jonction du tiers supérieur avec les deux tiers inférieurs du cartilage thyroïde ; une de ces extrémités commence sur la ligne médiane, puis elle se continue à droite de cette ligne.

En palpant la région, je sentis mon doigt se mouiller, et je découvris, immédiatement en dehors et à gauche de la ligne médiane, caché ainsi que la cicatrice dans le pli du cou, connu sous le nom de *Collier de Vénus*, et qui est assez profond chez cette femme, douée de pas mal d'embonpoint, un tout petit orifice par où s'écoulait le liquide qui avait humecté mon doigt.

En même temps, la malade me racontait que, dans son enfance, vers l'âge de 7 à 8 ans, il s'était formé à ce niveau, une tumeur, qu'on avait dû ouvrir, mais que depuis lors, à part quelques circonstances, où il s'était développé en cet endroit, surtout à l'époque de la puberté, une légere inflammation, elle n'avait jamais souffert de sa fistule, et qu'elle n'en éprouvait d'autre incommodité que le petit suintement qui avait appelé mon attention.

Ces commémoratifs et le siége du mal me firent penser à une fistule branchiale.

Comme j'avais vu le liquide sourdre au moment de la déglutition, j'avais cru d'abord à une fistule branchiale complète, communiquant avec le pharynx. C'était une erreur qu'il me fut facile de corriger par un examen plus attentif.

En effet, le liquide qui s'écoule de la fistule, n'est pas de la salive, c'est une substance filante, ayant le plus souvent la consistance du sirop de gomme et à peu près analogue au mucus qu'on voit sortir du col utérin.

Ce liquide est tantôt limpide et transparent, tantôt opalin, avec des traînées grisâtres.

Les boissons ingérées par la malade ne sortent pas par l'orifice fistuleux : je lui ai fait avaler, pour m'en assurer, des liquides colorés, tels que de l'eau-de-vie et du vin. De plus, elle ne s'aperçoit pas que la sécrétion augmente au moment des repas.

En raison de l'étroitesse de l'orifice, je ne pus y introduire, et encore avec quelque peine, que la bougie conductrice de Maisonneuve pour l'uréthrotomie. Cette bougie s'engageait profondément dans le cou, dans deux directions : directement en arriere, à une profondeur de 2 centimetres, et, d'un autre côté, obliquement à gauche et un peu en haut, dans une étendue de 4 centimètres.

En la retirant, je ramenais avec elle une quantité de mucus plus considérable que celle qui suinte ordinairement. Cette quantité augmentait également, lorsque j'exerçais des pressions sur la région située immédiatement au-dessus de l'orifice.

Après cette première exploration, il me fut possible d'introduire, dans les directions et aux profondeurs indiquées, la canule la plus petite d'une seringue d'Anel, au moyen de laquelle j'injectai du cognac, qui n'arriva pas dans le pharynx, mais ressortit par l'orifice.

- Ces diverses explorations ne déterminaient qu'une légère douleur; à aucun moment, elles n'occasionnèrent de la toux.

Je demandai à la malade, si elle désirait être débarrassée de sa fistule; elle me répondit qu'elle n'en était pas gênée, et qu'elle ne tenait pas à s'en défaire, si l'on ne pouvait y arriver qu'au prix d'une opération.

C'eût été le cas d'essayer la cautérisation du trajet au moyen du fil galvano-caustique; mais n'ayant pas à ma disposition l'appareil nécessaire, et n'ayant à proposer à la malade que des opérations dont le succès n'était pas absolument certain, et qui pouvaient à la rigueur présenter quelque danger, je n'insistai pas et me bornai à lui conseiller des injections de teinture d'iode.

Je la revis une seconde fois pour sa tumeur de la glande thyroïde; mais comme il s'était produit un peu d'inflammation dans le trajet fistuleux, à la suite de mes premières explorations, elle ne me permit pas de les renouveler.

Nous reproduisons, en la rapprochant de celle-ci, l'observation suivante, déjà ancienne, et donnée sous le titre de fistule salivaire, diagnostic fondé sur le seul fait de l'augmentation du liquide sécrété au moment des repas. On vient de voir cependant que ce caractère ne suffit pas, et qu'il faut encore tenir compte des caractères objectifs et chimiques de ce liquide: l'auteur, du reste, ne manque pas de faire remarquer que la nature salivaire n'était pas évidente.

Fistule branchiale, décrite sous le nom de fistule salivaire (1).

Il y a, dans ce moment, à l'hôpital Saint-Louis, salle Sainte-Marthe, n° 65 (service de M Maury), une malade qui présente un cas peut-être unique dans la science. C'est une fistule salivaire, dont l'orifice extérieur s'ouvre vis-à-vis de l'articulation sterno-claviculaire droite Cette fistule est *congéniale*, douloureuse à l'approche des menstrues et à la moindre émotion. Aussitôt et pour

(1) Gaz. méd. de Paris 1832, t. III, p. 339 (Cette observation figurant déjà dans le tableau que nous donnons à la fin de ce chapitre, nous ne lui avons pas mis de numéro d'ordre afin de ne pas fausser la statistique.

peu que la malade mange, on voit s'écouler, par son pertuis presque imperceptible, un liquide transparent, inodore, un peu gluant, et qui m'a paru un peu moins insipide que la salive. Cet écoulement s'arrête avec la mastication. Les premiers chirurgiens de la capitale ont observé ce fait des plus intéressants. On sent à peine le corps thyroïde.

Il est bien évident qu'il s'agissait là d'une fistule branchiale, avec son siége et ses symptômes ordinaires, et qu'il ne s'est trouvé personne, parmi les assistants, pour en reconnaître la véritable nature. Il n'y a, du reste, rien d'étonnant à cela, si l'on songe que les travaux de Dzondi, publiés en 1829, ne devaient pas encore être bien connus en France en 1832.

Nous signalons encore les deux faits suivants comme ayant trait à des fistules branchiales méconnues. Nous avons trouvé la première, malheureusement incomplète, dans le Traité de Holmes (1). Elle est de M. Salter, et porte pour titre · Fistule congénitale de la trachée. Comme ce diagnostic nous paraît basé sur le siége seul de l'orifice externe, nous croyons qu'il y a eu erreur et qu'il s'agissait bien là d'une fistule branchiale bilatérale. Si nous nous permettons de douter du diagnostic du chirurgien anglais, c'est qu'il paraît avoir un connaissance un peu incomplète des fistules congénitales du cou. M. Holmes, en effet, analysant dans cet article les faits de Dzondi et d'Ascherson, qui n'étaient autres que des fistules branchiales, semble se méprendre sur leur nature, en leur laissant le nom de fistules congénitales de la trachée. Il accuse même Ascherson d'avoir commis « quelque erreur » lorsqu'il affirme que le liquide injecté par l'orifice externe passait dans le pharynx. « La fistule, dit M. Holmes, n'était située qu'à trois quarts de pouce du sternum, et pourtant l'auteur (Ascherson) croit que le liquide injecté avec une seringue

(1) Maladies chirurgicales des enfants 1870, p. 190.

d'Anel pouvaít parvenir jusqu'en un point du phaȓynx, au niveau duquel l'enfant aurait été en état d'apprécier le goût propre au liquide! » Ce point d'exclamation, par lequel l'auteur anglais manifeste son incrédulité et son étonnement, ne manquera pas de suprendre à son tour quiconque a vu un exemple de fistule branchiale complète. — Voici cette observation :

OBSERVATION VII.

Fistule congénitale de la trachée.

A. B..., âgé de 14 ans, né à L.. , est un garçon bien développé, mais sans intelligence et a peine sain d'esprit, En août 1859, il se présente, portant au cou deux dépressions légeres, ressemblant à des cicatrices, et situées sur les deux côtés du cartilage cricoide. Celle de gauche est fermée, tandis que celle de droite présente, à son centre, un orifice assez large pour admettre le bout d'un stylet ordinaire, et duquel s'échappe actuellement, d'une maniere constante, une sérosité jaune et épaisse, Les deux fistules sont entre elles à la distance d'un peu moins de deux pouces. La mère du petit malade me dit que quand son enfant est né, les deux fistules étaient très-larges et toujours ouvertes, et qu'elles donnaient issue à un liquide qui ressemblait au miel. Elles sont devenues graduellement plus petites, et parfois elles se sont fermées, quelquefois même, durant plusieurs mois de suite. La fistule du côté gauche est maintenant généralement fermée, tandis que celle de droite est généralement ouverte. Il n'est fait mention d'aucune particularité relative à la question d'hérédité, et il est dit que l'enfant était né à terme.

Aucun moyen de traitement ne fut employé, ni même proposé. M. Salter essaya de prendre une esquisse de l'état du cou ; mais le malade, étant d'une nature inquiète et se sentant honteux de sa difformité, refusa de s'y prêter.

OBSERVATION VIII.

Fistule branchiale chez une petite fille de trois mois,
par Phafontaki d'Ecouen (1).

Il s'agit d'une enfant de 3 mois (fille), chez laquelle on avait observé, le lendemain de sa naissance, un orifice fistuleux, au niveau du bord interne steino-mastoïdien, à distance égale du cartilage cricoide et de la fourchette sternale.

Cet orifice, par sa conformation en bec de flûte et son aspect lisse, ne devait

(1) Union médicale 1874, 3ᶜ série, t. XVII, p. 1036.

pas être récent. Un mince stylet, engagé par cette ouverture, pénétrait obliquement en haut et en arrière, et s'arrêtait à 8 millimètres environ, sans produire aucun phénomène du côté des voies aériennes.

Je venais de lire précisément le compte-rendu de la séance du 23 avril dernier de la Société de chirurgie, sur les fistules *bronchiales ?*, et je me demandais, à quelle catégorie de fistules, je devais ranger le cas que j'avais sous les yeux. Le siége même de la fistule excluait l'idée d'une fistule due à l'inflammation suppurative d'une bourse séreuse ; l'état général de la petite malade, l'absence de tout engorgement ganglonnaire, faisaient rejeter également l'idée d'une fistule ganglionnaire.

Quant à une fistule *bronchiale, la direction du trajet et la nature de l'écoulement, qui était épais, crémeux, purulent et non aéré*, ne permettait pas de s'y arrêter.

Il est vrai qu'il a été question de fistules *bronchiales* borgnes externes, et que, à la rigueur, on pourrait ranger ce cas parmi ces dernières ; mais la suite a démontré qu'il n'en était rien.

En effet, appelé de nouveau auprès de la petite malade, quelques jours apres, je constatai à la place de la fistule, une tumeur de la grosseur d'une noix, rouge, tendue et fluctuante. Pas de retentissement périphérique ; presque pas de fièvre ; en un mot, abcès enkysté.

Une large incision pratiquee sur cette tumeur laissa échapper en quantité des agrégats de matière sébacée, à moitié délayés et comme reliés par une sérosité sanguinolente.

La plaie ne tarda pas à se cicatriser définitivement, et la fistule à disparaître pour toujours.

Comme on vient de le voir, la fistule a succédé ici à l'ouverture spontanée d'un kyste sébacé, enflammé et suppuré pendant la vie intra-utérine. La nature de l'ecoulement, au moment de l'incision, ne saurait laisser le moindre doute à cet égard.

Ce mode pathogénique de certaines fistules, appelées à tort *bronchiales borgnes externes*, soupçonné plutôt que démontré à la Société, trouverait dans ce fait, une confirmation incontestable.

Malgré l'assertion contraire du chirurgien d'Ecouen, nous rangeons cette affection parmi les fistules branchiales. Sa congénialité, sa situation, sa direction sont, croyons-nous, des motifs suffisants pour autoriser ce diagnostic. D'ailleurs, par la lecture attentive de cette observation, il n'est pas difficile de voir que M. Phafontaki s'est un peu mépris sur l'origine des fistules, dont il venait de lire la relation dans le *Bulletin de la Société de chirurgie*. La façon dont il insiste sur la direction de bas en haut du trajet, sur la nature de l'écoulement *non aéré*, sur l'absence de phénomènes du côté des voies aériennes et sur la dénomination de fistule *bronchiale* au lieu de *branchiale*. tend à nous faire douter de son diagnostic.

Aussi croyons-nous être en droit d'avancer qu'il s'agissait bien là d'une fistule branchiale borgne externe, peu profonde, guérie spontanément par suppuration et élimination du trajet muqueux. Les manœuvres faites pour explorer le trajet ont pu amener cette heureuse terminaison, comme cela est arrivé dans un cas unique de Seidel, cité par Georges Fischer et S. Duplay.

C. *Fistules borgnes internes.* — Cette variété n'est pas admise par tous les auteurs; M. Sarazin (1) met en doute son existence, en ces termes : « La raison, dit-il, ne se refuse pas à admettre l'existence de ces fistules borgnes internes et leur distension lente et progressive par le mucus et la salive d'abord, puis par les aliments; mais il semble presque aussi naturel de ne voir là qu'une hernie de la muqueuse à travers la couche musculeuse. »

C'est en effet la première idée qui ressort de la lecture des trois observations que Heusinger, partisan déclaré de cette variété, donne à l'appui de son dire.

Première observ. (résumé). — Vieillard de 67 ans, bien portant, atteint depuis son enfance de régurgitation des aliments après les repas. Depuis un an seulement, il est pris à la fin des repas d'accès de suffocation, qui ne cessent que par le vomissement des aliments exhalant une odeur fétide. Cathétérisme de l'œsophage possible. Par le toucher du pharynx, on tombe du côte droit dans un sac situé tout près de la base de la langue, et d'où l'on extrait une masse d'aliments. Heusinger fait remarquer que ce sac était situé au niveau de l'orifice interne des fistules branchiales.

Deuxième observ. (résumé). — Hettich décrit la maladie de son pere, atteint de régurgitation depuis vingt à trente ans. A l'autopsie, on trouva le

(1) Loc. cit., p. 663.

pharynx divisé en deux canaux, au point où il se continue avec l'œsophage dont l'un, composé des mêmes tuniques que l'œsophage, descendait parallèlement à lui et se terminait en cœcum. On pense que l'affection est congénitale et que les aliments avaient peu à peu distendu la poche.

Troisième observ. (résumé). —Vieillard de 75 ans, atteint de régurgitation depuis vingt-cinq ans. Même diverticulum que dans le cas précédent, sans trace de lésion sur l'œsophage proprement dit, qui était seulement comprimé (1).

Ces trois observations ne sont peut-être pas faites pour lever les doutes qu'on peut avoir sur l'existence des fistules borgnes internes et, comme le fait remarquer M. Sarazin, il serait tout aussi naturel d'admettre une simple hernie de la muqueuse œsophagienne.

Mais cela ne suffit pas pour les nier, car on peut affirmer que leur existence est au moins réelle dans les cas, par exemple, où une fistule *complète* succède à un kyste branchial (observation d'Ollier, de Faucon). Le kyste, nécessairement en communication avec le pharynx dans ce cas, n'est-il pas une véritable fistule borgne interne, distendue par le mucus ou les aliments ?

Nous avons retrouvé dans le *Recueil de médecine vétérinaire*, une observation qui, quoique prise en dehors de la pathologie humaine, nous semble parfaitement propre à établir l'existence rare, mais réelle de cette variété de fistule. Il s'agit d'un kyste communiquant avec le pharynx, chez un poulain de 10 mois. L'auteur, M. Aubry, décrit l'affection sous le nom de *hernie œsophagienne*, mais la congénialité très-probable de la tumeur, jointe à l'ensemble des symptômes, ne permet pas de douter de sa nature branchiale. Le kyste fut ouvert et donna lieu à une fistule complète livrant passage aux liquides et à des parcelles d'aliments pendant la déglutition. Comme la particularité la plus intéressante

(1) Thèse de Gass. (Ces trois observations ne figurent pas dans notre statistique).

de cette observation est la conduite tenue par M. Aubry, nous la reproduisons plus loin au chapitre du traitement.

Suivant Heusinger, les fistules borgnes internes, comme celles déjà décrites, sont doublées d'une muqueuse et occupent la même situation. Elles forment des culs-de-sac correspondant aux parties latérales de la base de la langue, et sont accompagnées de difficulté croissante de la déglutition vers la fin du repas, avec régurgitation.

Diagnostic. — Il suffit le plus souvent d'être prévenu de l'existence de ces sortes de fistules du cou pour ne pas se tromper sur leur nature branchiale.

Il nous paraît difficile de les confondre avec les *fistules salivaires*, qui très-rarement sont congénitales et n'affectent pas le même siége. Cependant nous avons vu que l'augmentation de sécrétion au moment des repas, qui, quoique plus fréquent dans les cas de fistules salivaires, existe aussi dans les fistules branchiales, pourrait encore faire commettre cette erreur. Le chirurgien dans cette occasion n'aura plus d'autre ressource que celle de l'examen minutieux du liquide à l'œil nu ou au microscope et surtout de l'analyse chimique.

On ne les confondra pas non plus, malgré les réflexes respiratoires dont elles sont quelquefois le point de départ, avec les *fistules trachéales congénitales* décrites par quelques auteurs, qui sont tout au moins fort rares et dont l'existence même est loin d'être démontrée. Toutefois, en face de phénomènes réflexes de ce genre, le chirurgien, afin de ne pas tomber dans la même erreur que Dzondi, verra à se guider sur le moment du cathétérisme où ils se produisent. On a en effet remarque que, dans le cas de fistule branchiale, la toux se produit non pas seulement au moment où la sonde pénètre profondément, comme cela aurait lieu dans le cas de communication avec le conduit laryngo-trachéal, mais bien au moment où elle pénètre dans l'orifice externe. « Du reste, dit M. Sarazin, les fistules trachéales congénitales sont très-rares, si nous en séparons les fistules branchiales qu'on avait prises pour elles. Les trois observations que nous avons consultées sont de Luschka (1), de Riecke (2) et de Jenny (3). L'observation de Luschka, où la fistule est borgne et médiane, peut être rangée, suivant nous, parmi les fistules branchiales; celle de Riecke est insuffisante, et quant à celle de Jenny, rien ne démontre que la fistule soit congénitale. Nous sommes donc très-enclins à nier l'existence des fistules trachéales, et en tout cas nous ne saurions les admettre sans de nouvelles preuves » (*loc. cit*).

Des *fistules ganglionnaires*, résultant de la fonte purulente d'un ganglion lymphatique de la région, pourraient-elles être prises pour des fistules branchiales? C'est peu probable, car ces fistules ne doivent être que très-rarement congénitales ; de plus, les abcès ganglionnaires revêtent une marche bien différente puisqu'ils sont le résultat d'une inflammation subaiguë ou chronique qui ne manque jamais d'infiltrer les tissus environnants et de produire un empâtement caractéristique. On a encore pour se guider dans ces cas les caractères du liquide qui est constamment purulent ou séro-purulent non visqueux et qui ne contient pas les cellules épithéliales, volumineuses, plates ou cylindriques vibratiles, qu'on a signalées dans celui des fistules branchiales.

En résumé, lorsqu'il s'agit de reconnaître la nature

(1) Arch. fur phys. Heilkunde 1848, s. 25.
(2) Walthern Ammon. Journal de chirurgie, Bd. XXXIV, s. 618.
(3) Schweizer Zeitschrift 1854, Bd. I.

branchiale d'une fistule du cou, on a les caractères suivants qui, lorsqu'ils sont réunis, ne peuvent laisser le moindre doute dans l'esprit du chirurgien.

1° Le siége de la fistule sur une des quatre lignes schématiques représentées à la pl. II, fig. 1, mais surtout sur la quatrième. En compulsant les soixante observations que nous relatons ici, nous trouvons en effet que l'orifice externe a eu quarante fois pour siége le voisinage de l'articulation sterno-claviculaire, en même temps que le bord interne de l'extrémité sternale du muscle sterno-cléido-mastoïdien, sur une ligne qui varie en hauteur de un demi à deux centimètres. On peut donc presque dire que c'est là le siége d'élection des fistules branchiales. Dans les cas infiniment plus rares, où l'orifice est plus élevé, c'est toujours sur une des lignes indiquées qu'on en constate la présence, soit à l'extrémité interne de la troisième sur le bord du cartilage thyroïde, soit sur le parcours de la seconde au voisinage de l'os hyoïde, soit enfin sur celui de la première, le long du bord inférieur de la mâchoire, dans un point plus ou moins rapproché de l'angle que forme ce bord avec le bord postérieur de la branche montante. Lorsque l'orifice externe siége sur la ligne médiane, il est situé entre l'os hyoïde et le cartilage thyroïde, et il succède à peu près toujours à l'ouverture d'un kyste de cette région, dont nous aurons à dire quelques mots dans le chapitre suivant.

2° L'aspect de l'orifice, sa grandeur, sa forme, etc., sur lesquels nous avons déjà assez insisté pour ne pas être obligé d'y revenir.

3° L'origine congénitale ou plus ou moins rapprochée de la naissance.

4° Les caractères du trajet, sa direction, ses connexions avec le squelette, la gaîne des vaisseaux, etc.

Cusset.   7

5° Et enfin, la nature du liquide secrété qui est pour ainsi dire caractéristique.

Nous venons de donner, comme caractère principal et essentiel des fistules branchiales, la *congénialité*. Or, il s'agit de s'entendre sur le véritable sens de ce mot : affection congénitale, puisque nous avons dit que leur apparition a lieu quelquefois à une époque plus ou moins éloignée de la naissance.

C'est un fait d'observation, qu'on ne peut pas seulement comprendre dans cette classe les affections qui existent au moment même où l'enfant vient au monde. La hernie inguinale congénitale, par exemple, qui est occasionnée, comme on sait, par la persistance du canal péritonéo-funiculaire, peut parfaitement ne se produire que vers l'âge de 10, 15 ou 20 ans, alors que jusque-là on n'avait rien observé d'anormal dans la configuration des parties. Nous avons vu, en 1874, à l'hôpital Beaujon, dans le service de Dolbeau, un jeune homme d'une vingtaine d'années, pris d'accidents d'étranglement dans une hernie inguinale survenue tout à coup trois jours auparavant. La persistance du canal, restée ignorée jusquà ce moment, fut cependant constatée directement pendant l'opération. De même, l'emprison-nement d'un canal muqueux provenant d'une fente branchiale vicieusement oblitérée peut passer inaperçu jusqu'au moment où, sous l'influence d'une cause quelconque (traumatisme, puberté), ce canal subit une augmentation de volume. Ce fait est surtout saillant, comme nous le dirons plus loin, pour les kystes dermoï-des du sourcil, dont personne aujourd'hui n'a le droit de contester l'origine embryonnaire.

On ne pourra donc pas nier catégoriquement l'origine branchiale d'une fistule ou d'un kyste du cou, sur le seul fait que la congénialité demeure douteuse. Dans ce cas les caractères de siége, de direction, de connexions, etc., permettront le plus souvent de poser un diagnostic certain.

Dans une leçon clinique récente, M. Simon Duplay insistait sur cette particularité séméiologique en présentant une malade atteinte de fistule consécutive à l'ouverture d'un kyste branchial, dont on ne s'était aperçu que depuis un an. Voici cette observation :

OBSERVATION IX.

Fistule congénitale du cou consécutive à l'ouverture d'un kyste branchial. (Extrait d'une clinique de M. S. Duplay) (1).

Au n° 63 de la salle Sainte-Marthe, une jeune fille est atteinte de fistule du cou ; elle est âgée de 14 ans et raconte qu'elle portait depuis un an, à la partie inférieure de cette région, entre les deux tendons sterno-mastoïdiens, une tumeur à peu près grosse comme une noisette. Pas de renseignements sur les caractères de la tumeur, sinon qu'elle était molle et indolente. On la badigeonna avec de la teinture d'iode et elle s'ouvrit spontanément, il y a six mois, un peu à droite de la ligne médiane.

Il s'en écoula un liquide jaune verdâtre que la malade compare au mucus nasal, partant bien différent de celui des abcès. Dix jours avant l'entrée de la malade, l'ouverture se ferma, mais il s'en établit une autre, un peu plus à gauche et au-dessus de la première.

Etat actuel. A deux centimètres environ au-dessus de la fourchette sternale, on voit une petite plaque rougeâtre au milieu de laquelle se trouvent deux ouvertures : l'une, actuellement cicatrisée, est située un peu à droite de la ligne médiane et répond au tendon du sterno-mastoïdien droit ; l'autre, située un peu plus à gauche, en dedans du tendon sterno-mastoïdien gauche, a l'aspect d'une petite ulcération circulaire de 2 millimètres de diamètre, à fleur de peau, sans bords décollés, et donne issue à un liquide particulier.

Ce liquide (M. Duplay insiste beaucoup sur ce fait) ne présente pas les caractères ordinaires du pus ; il est filant et absolument semblable à du mucus nasal. Parfois, l'ouverture se ferme momentanément par la formation d'une croûte, le liquide s'accumule derrière cet obstacle, et, lorsque la croûte se détache, il s'écoule en plus grande quantité, ce qui permet de mieux étudier ses caractères.

Si l'on cherche à se rendre compte, par le palper, des connexions de cette ouverture avec les parties voisines, on constate que de l'orifice cutané part

(1) *Progrès médical*, avril 1877.

un cordon dur et résistant, gros comme une plume de corbeau, se dirigeant de bas en haut au-dessous des téguments et remontant obliquement jusque vers la partie droite du corps de l'os hyoïde, où il adhère.

Cette adhérence pouvait d'ailleurs être soupçonnée à simple vue; en effet, si l'on engage le malade à exécuter des mouvements de déglutition, l'ouverture cutanée paraît attirée vers le haut; elle se déprime et se fronce à chaque mouvement du larynx, ce qui indique que cette ouverture est reliée à cet organe. Sur la question de savoir si ce cordon était creux ou s'il s'agissait simplement d'une bride fibreuse, le cathétérisme a permis de reconnaître que le trajet est creux. Avec un stylet rigide, on ne pénètre qu'à un centimètre et demi, mais si l'on se sert d'un instrument flexible, d'une petite bougie uréthrale, on peut pénétrer jusqu'au côté droit de l'os hyoïde, c'est-à-dire dans une étendue de quatre centimetres et demi. Il y a donc la un véritable trajet fistuleux, étendu depuis l'ouverture cutanée jusqu'à la partie latérale droite du corps de l'os hyoïde. Quelle est la nature de ce trajet fistuleux ?

On pourrait tout d'abord songer à une fistule ganglionnaire, résultant de la fonte purulente d'un ganglion; mais il faudrait admettre que le ganglion suppuré est situé au niveau de l'os hyoïde, et on n'en connaît pas dans ce point; de plus, les abcès ganglionnaires ne parcourent pas un trajet aussi long et les phénomènes inflammatoires ont manqué. Enfin, les caracteres de la sécrétion de la fistule ne sont pas ceux du liquide séro-purulent, qui s'écoule d'ordinaire des fistules ganglionnaires.

D'autre part, en raison du long trajet, de l'adhérence du cordon à l'os hyoïde, on pourrait encore supposer une lésion de cet os, ou du thyroïde, ayant déterminé un abcès ossifluent; mais l'absence de douleur, de gonflement, de troubles fonctionnels en rapport avec l'existence d'une laryngite scrofuleuse ou syphilitique, fait écarter cette hypothese. Ici encore, le liquide aurait les caracteres du pus et non ceux du mucus nasal.

Pour rechercher si la fistule communique avec les cavités voisines (laryngienne et pharyngienne), on pousse dans son intérieur une injection de teinture d'iode étendue d'eau; cette injection est faite à plusieurs reprises, apres avoir introduit une petite sonde en gomme dans le trajet fistuleux aussi loin que possible, mais le résultat n'a pas été absolument démonstratif.

La malade accuse bien une sensation particuliere dans la bouche, mais malgré des efforts répétés, on ne peut arriver à faire parvenir le liquide iodé dans l'intérieur de la bouche. L'injection ne determine ni mouvement de déglutition, ni acces de toux.

L'exploration laryngoscopique ne révele aucune condition anormale, la muqueuse pharyngienne présente sa couleur et n'offre pas de trace du contact de la teinture d'iode. La communication avec le pharynx reste donc indécise.

Quant à celle avec le larynx ou la trachée, le passage de l'air par l'orifice cutané révélerait son origine, et cela n'est pas.

Force est donc d'admettre dans ce cas une *fistule branchiale* consécutive à l'ouverture d'un kyste, qui mériterait également le nom de *kyste branchial;* on y retrouve en effet les trois caractères principaux de ces sortes d'affections, savoir : 1° l'existence d'un cordon dur reliant la fistule à l'os hyoïde ; 2° la possibilité de parcourir avec un instrument délié toute l'étendue du trajet; 3° la nature de la sécrétion fournie par ce trajet et qui se rapproche des caractères du mucus nasal ou de la salive.

Il resterait un dernier point à établir, celui de savoir si la fistule communique ou ne communique pas avec le pharynx, si, en un mot, elle est complète au borgne externe. Le résultat des injections, sinon négatif, au moins douteux, ne tranche pas la question, mais permet d'affirmer que, si tant est que cette communication existe, elle doit être extrêmement étroite, ce qui suffit au point de vue de l'intervention chirurgicale.

M. S. Duplay pratique l'ablation du trajet fistuleux par la méthode de M. Sarazin, de Strasbourg. Il introduit une petite sonde dans le trajet, pour le distendre et en faciliter la dissection ; puis apres avoir incisé la peau, dans le sens de la fistule, il sépare la sonde et le trajet des parties voisines, au moyen du bistouri ; cela fait, il résèque les deux ensemble. — Points de suture.

La guérison s'opère rapidement et aujourd'hui il ne persiste qu'une petite cicatrice à peine apparente.

Nous n'avons besoin d'ajouter aucun commentaire à cette remarquable observation.

Nous en rapprochons une autre non moins remarquable de Larrey, citée par tous les auteurs qui se sont occupés de la question des fistules succédant aux kystes du cou. Nous en avons souligné à dessein les points les plus importants pour ce qui concerne l'origine branchiale de l'affection.

OBSERVATION X.

Kyste canaliculé de la région antérieure du cou. (Fistule consécutive à l'ouverture de ce kyste), par Larrey (Société de chirurgie, séance du 20 avril 1853) (1). Résumé.

Jeune soldat, doué d'une forte constitution, non scrofuleux ; surtout pas d'engorgement des ganglions cervicaux. Gêné pendant longtemps par une agrafe d'habit, dont la pression s'exerçait sur la région antérieure du cou,

(1) Bulletin de la Société de chirurgie 1852-1853, t. III, pp. 489, 503, 607.

il vit se développer peu à peu une tumeur au niveau de l'angle du cartilage thyroïde. Cette tumeur, dont l'origine remonte à quatre années, offrait tous les signes d'un kyste séreux. Stationnaire d'abord, elle s'accrut jusqu'à atteindre le volume d'un œuf de poule, *sans altération de la peau, sans douleur locale*, mais en occasionnant bientôt de la difficulté dans la déglutition, dans la phonation et même dans la respiration.

Diminution de la tumeur, sous l'influence de frictions résolutives. Deux mois après, inflammation intense et envahissement de toute la région antérieure et médiane du cou. La résolution fut suivie d'une induration étroite et linéaire, aboutissant en haut à la tumeur primitive d'une part, et d'autre part, en bas, au milieu de la fourchette du sternum, à un engorgement circonscrit.

Trois inflammations successives (mai 1849-50-51) se déclarerent dans le kyste. Il en résulta, dans la direction indiquée, *une induration cylindrique comme un cordon, terminée en bas par une petite tumeur de forme arrondie*, de consistance assez ferme, augmentant de volume par la diminution du kyste, et diminuant au contraire par l'augmentation de cette tumeur plus élevée, d'une façon spontanée ou par la pression du doigt.

Le malade perça cette tumeur avec une aiguille; il s'en écoula d'abord un liquide *séreux, roussâtre ;* puis une ulcération fistuleuse s'établit dans le même point, et donna issue, à quatre reprises différentes, à des fausses membranes tubulées, consistantes et assez longues.

L'examen fait après l'établissement de cette fistule fit constater :

1° Une tumeur molle, dépressible, au niveau du cartilage thyroïde ;

2° *Un cordon du volume et de la consistance d'un tuyau de plume*, non adhérent à la peau, mais fixé à la tumeur et aboutissant en ligne droite a la région sus-sternale;

3° Une ulcération fistuleuse très-étroite, paraissant communiquer par le même point avec la région thyroïdienne.

On ne peut cependant introduire un stylet dans le conduit présumé, ni parvenir ainsi jusqu'au kyste.

Dans la séance du 27 avril, Larrey complète les renseignements sur ce malade. Sur le conseil de Guersant, il a obturé l'ouverture inférieure de la fistule, et cela a suffi pour distendre le kyste et le canal de communication.

Le malade ayant la tête renversée en arriere, on a pu introduire directement un stylet jusqu'au fond du foyer, *à une profondeur de 9 centimètres, en donnant au malade la sensation du contact de l'instrument à la base de la langue*. La pression exercée de haut en bas au moyen du doigt provoque l'expulsion de sérosité sanguinolente et de matiere synoviale *visqueuse*, mélangée de quelques gouttelettes de pus. Une injection d'eau émolliente parvient aisément jusqu'au kyste, qui semble communiquer avec le larynx, *en occasionnant de la toux et une expectoration légère*. D'autres injections sont pratiquées dans le but de reconnaître si le malade perçoit et distingue les saveurs ; effectivement, il désigne tres-bien lui-même de l'eau sucrée, de l'eau vineuse, de l'eau vinaigrée, etc., sans qu'aucun mélange lui paraisse pénétrer au delà de la poche; mais une semblable expérience répétée le lendemain, après un nouveau cathétérisme, détermine, comme la première fois, de la toux et *l'expectoration d'un liquide coloré ;* c'était un peu de vin qu'on avait injecté à cet effet.

Il résulte donc evidemment de ces recherches qu'une communication directe existe entre le kyste pré-thyroïdien et la fistule sus-sternale par l'intermédiaire d'un canal assez long, *à parois extensibles, et tapissé sans doute d'une pseudo-membrane muqueuse.*

Le 15 juin de la même année, Larrey présente de nouveau son malade. On a pratiqué des injections iodées qui ont eu un résultat satisfaisant. Le liquide poussé dans l'ulcération fistuleuse sus-sternale, et parcourant le conduit accidentel, a pénétré facilement dans le kyste thyroïdien, qui s'est oblitéré peu à peu, ainsi que le canal, dont la consistance, épaissie par l'adossement et l'induration de ses parois, donne au doigt la sensation d'un cordon fibreux. *L'ulcération enfin est réduite à un periuis très-fin, d'où s'écoule à peine chaque jour une gouttelette de sérosité.*

Le malade quitte l'hôpital dans cet état.

Nous connaissons plusieurs observations susceptibles d'être rapprochées de celle-ci, et qui toutes ont trait à des fistules secondaires, dont la nature branchiale est tout aussi évidente. On les trouvera plus loin au chapitre des kystes branchiaux.

S'il est en général facile de reconnaître l'origine branchiale d'une fistule du cou, il n'en est pas de même lorsqu'il s'agit de se rendre compte à quelle variété on a affaire. Savoir si la fistule est complète ou borgne externe, et dans ce cas, à quelle profondeur se trouve le cul-de-sac terminal, n'est toujours pas chose facile. Le cathétérisme et les injections sont les deux moyens mis en usage pour arriver à ce résultat.

Le cathétérisme est difficile, souvent même impossible, par suite de l'étroitesse du canal et des sinuosités qu'il décrit quelquefois ; de plus, la douleur, les accès de toux, etc., provoqués par cette manœuvre sont autant de symptômes pénibles et alarmants qui font que le malade ne permet pas à l'explorateur de continuer son examen. Assez rarement du reste on est parvenu à passer la sonde jusque dans le pharynx ; Hyrtl cependant a pu, dans un cas, en sentir le bec sous son doigt introduit dans le pharynx (n° 18). Pour cette exploration on se servira de préférence d'une sonde molle et flexible, de dimension appropriée à la lumière du canal.

Les injections pourront être faites au moyen de la seringue d'Anel, avec des liquides colorés ou sapides (vin, rhum, teinture d'iode étendue d'eau, etc.). On fera bien de commencer toujours par des injections de liquides colorés (eau rougie par exemple), afin que, s'il existe une fistule trachéale, on ne soit pas exposé à injecter dans les voies respiratoires des liquides pouvant provoquer une irritation plus ou moins vive et par suite les accidents en rapport avec cette irritation. Si la fistule est borgne externe, le liquide reflue en dehors et ne pénètre pas ; on le voit au contraire arriver jusqu'au pharynx et ressortir par la bouche, dans les cas où la fistule est complète, à moins toutefois que le malade n'opère des mouvements de déglutition et ne fasse passer directement le liquide dans l'estomac, circonstance dont le chirurgien s'apercevra facilement et que le patient ne manquera pas du reste, le cas échéant, de lui faire remarquer. Il est même arrivé, lorsque le liquide à injection est une substance sapide, que le malade en accusait la saveur (cas de S. Duplay), quoique la fistule fût borgne externe. Il faudrait admettre alors qu'il existe pour les filets du glosso-pharyngien ce que nous avons supposé pour ceux du pneumogastrique.

Dans quelques cas, il sera possible de constater l'orifice interne au moyen du pharyngoscope.

Quant aux fistules borgnes internes, il est dit dans les auteurs que leur diagnostic est toujours très-difficile et que le plus souvent leur existence ne peut être que soupçonnée.

Cependant il nous semble que les symptômes accusés par les trois malades, dont nous avons rapporté l'observation, sont assez caractéristiques pour que, cette variété existant véritablement, il n'y ait pas de surprise possible. Au surplus, le chirurgien pourra s'aider du pharyngoscope et du toucher.

Pronostic. — Pour ce qui concerne la vie de l'individu, le pronostic est bénin, à condition cependant que des complications graves (catarrhe, emphysème, troubles de la déglutition, de la respiration, etc.), n'accompagnent pas l'affection; mais il n'en est plus de même pour ce qui concerne la cure de la fistule. Le plus souvent, en effet, elles présentent une ténacité extraordinaire. Il est rare d'en observer l'oblitération spontanée, à cause de l'organisation complète de la muqueuse qui tapisse le trajet, et de l'interposition continuelle du mucus sécrété. Cependant Seidel, cité par Georges Fischer, a observé une fois cette heureuse terminaison. La petite fille observée par M. Phafontaki n'est-elle pas dans le même cas?

Il est moins rare de voir une fistule complète se transformer en fistule borgne externe par occlusion de l'orifice pharyngien. MM. Broca, Faucon, Simon-Duplay et nous, avons été témoins de faits de ce genre; mais il est juste d'ajouter que cette occlusion, au lieu d'être spontanée, avait été favorisée par des injections de teinture d'iode.

Le pronostic reste également subordonné à la variété, la plus grande somme de dangers appartenant aux fistules borgnes internes et la moindre aux borgnes externes.

On doit aussi tenir compte des malformations de la face ou des autres parties du corps, qui peuvent venir compliquer cet arrêt de développement. Il va sans dire que ces lésions concomitantes, qui portent quelquefois sur des organes importants, modifient singulièrement le pronostic et par suite le traitement. Tracer des règles à cet égard nous paraît chose impossible, car nous nous trouvons ici en face de l'imprévu ; ces malformations peuvent en effet affecter les degrés les plus divers, depuis la monstruosité proprement dite jusqu'à la simple difformité de l'oreille ou de la bouche, de sorte que le chirurgien ne pourra s'inspirer, dans chaque cas particulier, que de l'examen attentif et approfondi de ces lésions.

TRAITEMENT.— On a tenté déjà plusieurs fois la cure des fistules branchiales et nous nous hâtons d'ajouter que le plus souvent on y a réussi ; mais il ne faudrait pas croire cependant que l'intervention chirurgicale ait toujours été absolument dépourvue de danger. De sérieux accidents, devenus quelquefois mortels (Dzondi), en ont été la suite, dans un nombre de cas heureusement fort restreint, ce qui fait qu'aujourd'hui une grande incertitude règne encore au sujet de l'opportunité de cette intervention, et que même la plupart des chirurgiens la proscrivent tout à fait dans le cas de fistule complète. « Cependant, dit M. S. Duplay (1), cette proscription est peut-être trop absolue, et il nous semble qu'on pourrait, sans inconvénient sérieux, essayer de réduire les dimensions du trajet fistuleux et peut-être obtenir son occlusion à l'aide d'injections irritantes, et plus particulièrement d'injections iodées. Ce dernier moyen a réussi dans un cas de fistule bilatérale complète entre les mains de Serres (d'Alais) » (voir l'observ. citée).

____

(1) Path. ext. cit., p. 42.

D'un autre côté, dans ce cas spécial, sans s'opposer tout à fait à l'intervention par les injections iodées, M. Sarazin (*loc. cit.*) émet des craintes à ce sujet ; s'appuyant sur l'observation de Mayr (1), il accuse ces tentatives faites pour oblitérer une fistule complète et inoffensive, de transformer celle-ci en une fistule borgne interne susceptible d'occasionner les accidents les plus sérieux. Mais à cela on peut répondre que tel n'a pas été le cas de la malade de Serres (d'Alais), de celles de M. Broca et de M. Ollier ; que par conséquent les craintes de M. Sarazin ne sont pas fondées, et que si jusqu'à ce jour les injections iodees ont abouti à l'oblitération d'un orifice, c'est toujours l'interne qui en a été le siége. Nous ajouterons même volontiers que, lorsqu'on peut arriver à un semblable résultat, c'est déjà un grand pas fait du côté de la guérison, car la chirurgie, presque impuissante en face d'une fistule complète, le devient au contraire beaucoup, en face d'une fistule borgne externe, et cette fois, c'est à M. Sarazin que nous sommes redevables du meilleur procédé opératoire.

Nous formulerons donc ainsi nos conclusions vis-à-vis de la conduite à tenir : commencer la cure des fistules complètes ou borgnes externes par l'usage des injections iodées ; puis, si ce moyen simple ne réussit pas, en venir immédiatement au procédé préconisé et mis en œuvre avec succès par M. Sarazin, c'est-à-dire à l'ablation complète au bistouri du trajet fistuleux. Dernièrement encore, M. S. Duplay en a obtenu un fort beau résultat (observ. citée). Le manuel opératoire est relaté tout au long dans l'observation ci-après citée de M. Sarazin ; nous y renvoyons le lecteur. Rappelons encore que ces fistules ont des rapports intimes avec les gaînes vasculo-

_____
(1) Handbuch der kinder heilkunde 1861, Bd. IV, s. 209.

nerveuses, de sorte qu'avant de commencer l'opération, on devra toujours s'assurer des rapports qu'affecte le trajet fistuleux.

Quelques auteurs conseillent également pour les fistules borgnes externes de recourir à la cautéiisation du trajet au moyen d'un stylet rougi à blanc ; c'est un procédé que la raison ne se refuse pas à admettre, mais, outre qu'il n'est pas toujours facile de pénétrer dans l'orifice et le trajet souvent sinueux de la fistule, nous croyons qu'il sera toujours très-difficile d'aller détruire ainsi la muqueuse et son cul-de-sac, à moins toutefois de faire précéder, à l'exemple de Weinlechner, la cautérisation de l'excision préalable de la muqueuse du trajet. Ce chirurgien, cité par M. S. Duplay, est arrivé de cette façon à guérir d'une fistule borgne externe une petite fille de 16 mois (1).

Il nous reste à citer l'observation de M. Sarazin.

OBSERVATION XI.

Fistule branchiale borgne externe, chez une jeune fille de dix ans. Opération. Guérison par M. Sarazin, agrégé de la Faculté de médecine de Strasbourg, lue par M. Desprès à la Société de chirurgie (2).

L'observation que j'ai l'honneur de vous présenter aura peut-être la bonne fortune d'éveiller un moment votre attention à cause de l'intérêt qui s'attache à toute malformation remontant au début du développement embryonnaire. Il s'agit d'une fistule branchiale borgne externe, chez une jeune fille de dix ans. Cette enfant, bien développée pour son âge, n'a présenté depuis sa naissance aucune affection digne de remarque, si ce n'est peut-être, en hiver, des rhumes assez fréquents accompagnés de leur cortége habituel Le sommet de la poitrine me semble un peu plus bombé qu'à l'état normal ; la sonorité est très-marquée sous les clavicules ; l'auscultation ne révèle aucun signe important.

La mere de la petite A... est morte en mettant au monde une seconde fille qui n'a pas vécu.

(1) Jahrbücher der kinderheilkunde 1862, t. V, p. 172.

(2) Bulletin de la Société de chirurgie 1866, séance du 5 décembre, p. 472.

Au dire de la tante qui me présente l'enfant, aucun autre exemple de vice de conformation n'a existé dans la famille.

La lésion est congénitale ; on a espéré longtemps qu'elle disparaîtrait par les progrès de l'âge ; on n'hésite plus aujourd'hui à soumettre l'enfant, s'il y a lieu, à une opération qui doit la débarrasser de cette infirmité fâcheuse, surtout pour une jeune fille.

Je trouve, à droite de la ligne médiane, un orifice fistuleux, situé à un travers de doigt au-dessus de l'articulation sterno-claviculaire, au bord interne du sterno-cléido-mastoïdien. Il est supporté par un mamelon charnu et admet avec peine une bougie de trois millimetres de diametre.

La muqueuse qui double le conduit est rouge et sensible ; par le cathétérisme, on provoque une petite toux sèche, très-supportable. Le trajet monte obliquement en suivant la direction du sterno-mastoïdien et se termine en cul-de-sac, à 2 centimètres 1/2 environ au-dessus de l'orifice cutané ; il sécrète assez abondamment un liquide muqueux, transparent, incolore.

Au courant des travaux publiés sur les fistules congénitales du cou, il me fut facile de reconnaître là une fistule branchiale, due à l'oblitération incomplète d'une des dernières fentes branchiales. M'étant bien assuré, par le cathétérisme et par des injections, que la fistule était borgne, je résolus d'en entreprendre l'oblitération.

J'avais le choix des méthodes, car je crois être le premier qui ait, sinon entrepris, du moins mené à bonne fin cette opération. L'incision simple ne pouvait être qu'insuffisante, car le trajet fistuleux est doublé d'une muqueuse qui semble parfaitement organisée. La cautérisation destructive promettait plus de succès, mais je courais la chance de ne pas tant détruire ou d'aller trop loin : la cicatrisation se serait fait attendre, et la cicatrice pouvait être rétractile et difforme. Je préférai l'excision ; elle me permettait, du reste, de conserver le cul-de-sac fistuleux presque dans son intégrité, et je me promettais d'en étudier la muqueuse.

La petite malade étant chloroformée, nous introduisîmes un bout de bougie emplastique, taillé d'avance d'une longueur convenable, jusqu'au fond de la fistule. Circonscrivant alors de très-près le mamelon charnu et prolongeant notre incision en haut d'environ un centimètre, il nous fut assez facile d'énucléer en quelque sorte, par la dissection, le trajet fistuleux et le bout de sonde qui le distendait, saisis tous deux par une pince à dents de souris. Des adhérences fibroïdes, assez serrées, fixaient les tissus que j'enlevais aux parties voisines, et j'eu lieu de me féliciter de la précaution que j'avais prise, de distendre la fistule au moyen d'un corps résistant qui me servait en quelque sorte de conducteur. Il y eut au début un écoulement de sang assez abondant, eu égard aux dimensions de la plaie ; il s'arrêta spontanément au bout de quelques minutes. Les suites de cette opération furent des plus simples : la réunion immédiate fut obtenue par la suture entortillée et l'immobilisation de la tête. Aujourd'hui la cicatrice est linéaire, un peu déprimée, il est vrai, et longue d'environ un centimètre.

Je désirerais soumettre au jugement de la Société de chirurgie les questions suivantes : Faut-il opérer les fistules branchiales? S'il est permis d'opérer les fistules borgnes, ne faut-il pas s'abstenir, dans le cas où la fistule, étant complète, présente un orifice interne à la partie inférieure de la partie latérale du pharynx ? N'y aurait-il pas à craindre, dans le cas où on réussirait à fermer l'orifice externe, de transformer la fistule complète en fistule borgne interne que distendraient en cul-de-sac les sécrétions muqueuse et salivaire et peut-être même des substances alimentaires liquéfiées ? Dans le cas où on opère une fistule borgne externe, le procédé que j'ai suivi mérite-t-il l'approbation de la Société.

A ces questions la société répond qu'en principe, d'après l'observation de M. Serres (d'Alais), les injections iodées sont autorisées dans les fistules complètes et dans les fistules borgnes externes ; mais que si elles ne réussissent pas, l'ablation est une opération acceptable, au moins pour les fistules borgnes externes.

Il va sans dire que la gravité de cette opération, quoique faible en général, reste proportionnée à la profondeur de la fistule, ainsi qu'aux rapports qu'elle peut avoir avec les nerfs ou les vaisseaux du cou. La dissection devra toujours en être faite lentement et avec beaucoup de précaution, en s'aidant autant que possible de la sonde cannelée.

Quant aux fistules borgnes internes, l'absence de faits connus nous empêche de donner ici des indications thérapeutiques. Le seul cas où le chirurgien pourrait être appelé à intervenir, serait celui où l'accumulation du mucus ou des aliments mettrait la vie du malade en danger. Il pourrait alors imiter la conduite de M. Aubry sur son jeune poulain, c'est-à-dire pratiquer l'ouverture externe de la tumeur, afin de conjurer par sa déplétion les accidents du moment. Plus tard, la fistule devenue complète retomberait dans la règle générale.

Quoique prise en dehors de la pathologie humaine, l'observation de M. Aubry est très-remarquable. C'est

pourquoi nous croyons bien faire en la reproduisant ici,
pour clore ce chapitre.

OBSERVATION XII.

Hernie œsophagienne simulant une tumeur indurée au poitrail d'un
poulain, par M. S. Aubry, vétérinaire à Saint-Servan (Ille-et-
Vilaine).

Un poulain âgé de 10 mois environ m'est présenté, le 30 octobre 1862, par
le nommé Fauré, cultivateur à Rocabai, commune de la Ganesnière. Il porte
sur la trachée, un peu au-dessus de la pointe du sternum, une tumeur dure,
indolente, du volume et de la forme d'un œuf d'oie, dont le plus grand diamètre est antéro-postérieur, et qui, sous-cutané par sa face extérieure, semble s'étendre profondément vers l'entrée de la poitrine, de façon que la main
ne peut la circonscrire. L'état général du sujet est bon, d'ailleurs, et ne permet pas de supposer que quelque chose d'anormal existe dans le conduit
digestif.

La situation de cette tumeur, la sensation qu'elle offre au toucher, l'absence
de traces inflammatoires et de lésions au tégument que j'y constate, disposent
à croire soit à l'hypertrophie d'un ganglion, soit à un kyste induré, ou enfin
à l'une de ces productions fibreuses, comme il n'est pas rare d'en voir se
développer dans cette région du cheval.

Aucun renseignement, du reste, ne m'est fourni par le propriétaire, qui ne
possède ce poulain que depuis peu de jours, et l'a acheté en foire dans cet
état. Quoi qu'il en soit, cette incertitude de diagnostic ne paraît pas avoir
d'importance quant au traitement à suivre : des applications d'onguent réso-
lutif de Lebas sont prescrites et effectuées soir et matin pendant plusieurs
jours ; des charges de térébenthine au bichlorure de mercure sont également
employées à diverses reprises avec aussi peu de succès ; de sorte que le sieur
Fauré, impatient de voir son animal débarrassé de cette difformité, demanda
lui-même que j'en fisse l'ablation. Jour est pris en conséquence, et, le 8 décembre, je me rends à Rocabai. Tout était prêt pour l'opération, et l'on allait
coucher le malade quand, poursuivi par l'idée que cette tumeur devait ren-
fermer un foyer purulent, encore bien qu'elle ne s'accompagnât d'aucun
œdème à la partie déclive, je me décidai à pratiquer une ponction d'essai,
précaution qu'on ne saurait trop recommander en pareille circonstance, surtout quand on n'a pas à craindre la rencontre de gros vaisseaux.

Dans le cas particulier qui fait l'objet de cette relation, j'eus à m'applaudir
de cette méthode prudente, ainsi qu'on en va juger, et je me demande si
tout d'abord j'avais disséqué et enlevé en entier cette tumeur, il m'eût été
facile de remédier à la grande ouverture œsophagienne qui aurait pu en
résulter.

Effectivement, plongée profondément dans cette tumeur, la pointe du bis-

TABLEAU résumant
de fistules branchiales insérées des observations
dans divers traités ou recueils.

TABLEAU résumant de fistules branchiales insérées des observations dans divers traités ou recueils.

Nos d'ordre	NOM DE L'AUTEUR	SEXE DU MALADE.	ORIFICE EXTERNE DE LA FISTULE.	ORIFICE INTERNE.	ÉTAT DE SANTÉ.	HÉRÉDITÉ.
1	DZONDI (1er cas).	Féminin	Situé à gauche, dans la région du cartilage thyroïde. Petit, de la dimension d'une tête d'épingle.	Situé dans la trachée « in regione incisuræ cartila. » thyroid ?? (Il n'a certainement pas été constaté.	Bon	?
2	DZONDI (2e cas).	Féminin	« In media anteriore parte colli, in regione incisuræ cart. thyreoid.; » petit, une ligne de diamètre.	Non constaté; n'existait probablement pas.	Bon	Héréditaire.
3	DZONDI (3e cas).	Féminin	Comme dans le cas précédent.	0	Bon	Héréditaire (tante de la malade du cas précédent).
4	DZONDI (4e cas).	Féminin	Situé à gauche, au-dessous du larynx; petit, gros comme une tête d'épingle.	0	Le malade mourut d'une apoplexie cérébrale, après la guérison de la fistule.	?
5	F.-M. ASCHERSON	Féminin	Situé à droite, trois quarts de pouce au-dessus du bord supérieur du sternum, au bord interne du sterno-mastoïdien. — Orifice très-petit.	? (Probablement dans le pharynx).	Scrofule	0
6	ASCHERSON (2e cas).	Féminin	Un, situé à droite à trois quarts de pouce au-dessus de l'articulation sterno-claviculaire, sur le m. sterno-mastoïdien, au sommet d'une petite papille. Très-petit. — Un autre, situé à gauche, dans le point correspondant et présentant les mêmes caractères.	0	Bon	Femme atteinte de plusieurs autres vices de conformation.
7	ASCHERSON (3e cas).	Féminin	Un, situé à droite, trois quarts de pouce au-dessus de l'articulation sterno-claviculaire au bord interne du m. sterno-mastoïdien. Très-petit. — Un autre, à gauche, ayant les mêmes caractères, mais moins prononcés.	Situé à droite, dans le pharynx (démontré par une injection), — A gauche, 0	Catarrhes continus et dureté de l'ouïe (subsurda)	Héréditaire (fille de la précédente).
8	ASCHERSON (4e cas).	Féminin	Situé à droite, entre l'extrémité de la clavicule et l'insertion du muscle sterno-mastoïdien. Très-petit.	0	Dureté de l'ouïe.	Héréditaire.
9, 10 11 12 13	ASCHERSON (5e, 6e, 7e, 8e, 9e cas)	Féminin, 4 Masculin, 1	Tous très-petits, situés à droite, entre l'extrémité sternale de la clavicule et l'insertion du sterno-mastoïdien.	0	Bon ?	Héréditaires (mère et enfants de la précédente).
14	ASCHERSON (10e cas).	Masculin	Un très-petit situé à droite, à l'extrémité sternale de la clavicule, bord interne du sterno mast. Un plus petit à gauche, au point diamétralement opposé.	A droite ? A gauche 0	Bon	0
15	ASCHERSON (11e cas).	Masculin	Situé à droite, en dedans de l'insertion sternale du sterno-mastoïdien. — Plusieurs petits orifices.	?	Bon	0

Cusset.

N° d'ordre	NOM DE L'AUTEUR	SEXE DU MALADE.	CRIFICE EXTERNE DE LA FISTULE	ORIFICE INTERNE.	ÉTAT DE SANTÉ.	HÉRÉDITÉ.
16	NEUHOFER	Féminin	Un petit, situé à droite, sept lignes au-dessus de l'extrémité stern. de la clavicule, près du bord interne du sterno-mast. — Un autre à gauche, petit également, situé un peu plus haut et plus en dehors.	A droite, situé dans le pharynx, derrière le muscle pharyngo-palatin. A gauche, situé également dans le pharynx, au devant de ce muscle.	Scrofule et hydrocéphalie.	Héréditaires (la tante de la mère aurait présenté la même affection).
17	HEINE	Masculin	A droite, situé à un pouce et demi du bord supérieur du sternum, près du bord interne du sterno-mastoïdien; très-petit. — A gauche, très-petit également et diamétralement opposé.	A droite, dans le pharynx. A gauche 0	Bon	?
18	HYRTL	Masculin	A gauche, petit et situé à un pouce et demi au-dessus de l'artic. stern.-clav. au bord interne du m. stern.-mast.	Situé dans le pharynx (constaté par l'introduction d'une sonde).	Bon	?
19	MUNCHMEYER (1er cas).	Masculin	A droite, situé à deux lignes au-dessus de la clavicule, au bord externe du chef sternal du m. sterno-mast.; petit. — A gauche, situé trois lignes au-dessus de la clavicule, sur le chef int. du sterno-mast.	A droite, dans le pharynx. A gauche, dans le pharynx.	Bon	?
20	MUNCHMEYER (2e cas).	Masculin	A droite, petit et situé à trois lignes au-dessus de la partie moyenne de la clavicule, au côté ext. du chef int. du sterno.-mast.	0	Bon	?
21	BŒRENS	Féminin	Petit, situé à gauche, au sommet d'une petite papille, à un quart de pouce au-dessus de l'extrémité sternale dé la clavicule, au bord int. du sterno-mast.	Situé dans le pharynx.	Bon	?
22	ZEIS	Masculin	Très-petit, situé à gauche, à l'extrémité sternale de la clavicule.	0	Tuberculose	?
23	RIECKE (1er cas).	Masculin	Très-petit, situé à gauche, au sommet d'un petit mamelon, un demi-pouce au-dessus du sternum.		Bon	?
24	DUNCAN	Masculin	Très-petit, situé à droite, à une ligne et demie au-dessus de l'insertion sternale du m. sterno-mastoïdien.	Situé dans le pharynx.	Bon	?
25	NUTTEN	Masculin	De la grosseur d'une tête d'épingle et situé à gauche, trois quarts de pouce au-dessus de l'extrémité sternale de la clavicule, au bord externe du chef sternal du sterno-mast.	Situé dans le pharynx (sa constatation n'a pas été très-nette).	Catarrhes répétés	?
26	NOLT.	Masculin	Très-petit, situé à droite, sur l'articulation sterno-claviculaire.	Situé dans le pharynx.	Catarrhes répétés	0
27	PLUSKAL	Féminin	Deux petits orifices externes, situés à droite et à gauche, de chaque côté du larynx, au bord int. du sterno-mast.	0	Enrouement — Asthme	Héréditaire (même affection chez la grand'mère maternelle et chez les frères et sœurs de la mère).
28	MEINEL	Féminin	Admettant l'extrémité d'une sonde ordinaire et situé à droite, au-dessus du bord supérieur du sternum.	N'a pas été constaté, mais dans le jeune âge le lait passait par l'orifice externe.	Bon	0

N° d'ordre	NOM DE L'AUTEUR	SEXE DU MALADE	ORIFICE EXTERNE DE LA FISTULE.	ORIFICE INTERNE.	ÉTAT DE SANTÉ.	HÉRÉDITÉ.
29	Kersten (1er cas).	Féminin	Petit, situé à droite, à une ligne au-dessous du cart. cricoïde, au bord interne du m. sterno-mastoïdien.	O	Bon	0
30	Kersten (2e cas).	Féminin	Petit, situé à droite, quatre lignes en dehors du cartilage cricoïde, vers son milieu.	O (?)	Bon	0
31	Kersten (3e cas).	Masculin	Petit, situé à droite, une ligne au-dessous et en dehors du cart. cricoïde.	O	Bon	0
32	Ascherson (13e cas).	Masculin	A droite, situé entre l'extrémité sternale de la clavicule et l'insertion sternale du sterno-mastoïdien, sur un mamelon percé de plusieurs petites ouvertures. — A gauche, une seule petite ouverture.	O	Bon	0
33	Ascherson (14e cas).	Féminin	Très-petit, situé à droite, à l'extrémité interne de la clavicule, sous l'insertion du m. sterno-mastoïdien.	O	Bon	Héréditaire (sœur de la malade du n° 5).
34	Ascherson (15e cas).	Masculin	Il n'existe qu'une petite tumeur sans pertuis, situé à droite, à la même place que chez la malade du n° 5.	O	Bon	Héréditaire (fille du n° 5).
35	Ascherson (17e cas).	Masculin	Petit, situé à un pouce au-dessus du sternum, sur le bord interne du sterno-mastoïdien (le côté n'est pas indiqué).	O		? (Tâche brunâtre avec un sillon sur la clavicule, constatée chez la mère).
36	Ascherson (19e cas).	Masculin	A droite et à gauche, ils sont identiques à ceux du n° 5.	O (Confondue au début avec un engorgement ganglionnaire).	Mort par pneumonie	Héréditaire (fils du n° 8).
37	Ascherson (20e cas).	Masculin	Petit, situé à droite, sur l'extrémité sternale de la clavicule.	O	Bon	?
38	Gaz. méd. de Paris.	Féminin	Situé à droite, vis-à-vis de l'articulation sterno-claviculaire.	? Augmentation de l'écoulement d'une sérosité transparente pendant les repas.	?	?
39	Plieninger	Masculin	Très-petit, situé à droite, deux lignes au-dessus de l'art. sterno-claviculaire, sur le bord interne du sterno-mastoïdien.	?	Bon	?
40	Mayr	Féminin	A droite et à gauche, sur les côtés de la trachée, au bord interne du sterno-mastoïdien à deux centimètres au-dessus de son point d'insertion, sur deux points identiques, séparés par un intervalle de quatre centimètres.	A droite, dans le pharynx. A gauche ?	Accidents très-sérieux (apoplexie, régurgitation). Diverticulums dans le pharynx	?
41	Bednar (1er cas).	Masculin	Petit, situé à droite, un demi-pouce au-dessus et en dehors de l'articulation sterno-claviculaire	?	?	?
42	Bednar (2e cas).	Féminin	Situé à droite, à un quart de pouce au-dessus de l'articulation sterno-claviculaire.	?	?	?
43	Leuckart (1er cas).	Masculin	Du côté gauche, fente bordée par deux lèvres rosées, longue de trois lignes environ et située à	Situé dans le pharynx.	Catarrhes répétés et douleurs lancinantes de la	Héréditaire (fille du numéro suivant).

Nos d'ordre	NOM DE L'AUTEUR	SEXE DU MALADE	ORIFICE EXTERNE DE LA FISTULE.	ORIFICE INTERNE.	ÉTAT DE SANTÉ.	HÉRÉDITÉ.
			quelques travers de doigt au-dessus de la clavicule.		gorge.	
44	LEUCKART (2e cas).	Féminin	Situé à gauche, comme dans le cas précédent.	Situé dans le pharynx	?	Héréditaire (mère de la malade ci-dessus.
45	HEUSINGER (1er cas).	Féminin	Situé à gauche, au bord supérieure du sternum, près de l'articulation sterno-claviculaire et au côté interne du m. sterno-mastoïdien. Large de trois millimètres, recouvert par un appendice cutané aplati long de six millimètres; admet une sonde de gros calibre sur un trajet de vingt-deux millimètres et se termine en cul-de-sac d'un centimètre. Lamelle osseuse située en arrière dans la direction du canal (*côte viscérale*).	O	15 ans, non menstruée. toux et respiration difficile depuis son jeune âge; emphysème pulmonaire.	O
46	HEUSINGER (2e cas).	Féminin	A gauche, petit pertuis s'ouvrant au sommet d'une espèce de verrue rougeâtre située à un demi-centimètre au-dessus du bord supérieur du cartilage thyroïde, vingt-deux millimètres en avant du bord interne du sterno-mastoïdien. — Admet l'extrémité d'une sonde d'argent de moyen calibre (toux pendant cette manœuvre). Petit corps solide au-dessus de cette ouverture. — A droite, dans le point diamétralement opposé, cicatrice apparente, percée de plusieurs petits trous, sans trajet fistuleux ou lamelle osseuse.	Très-probablement dans le pharynx; n'a pu être constaté nettement à cause de l'indocilité de l'enfant. A droite O	Bon Difformité légère des deux oreilles. Surdité incomplète.	O
47	MANZ	Masculin	Situé vers le milieu du bord interne du sterno-mastoïdien Admet une soie de porc jusqu'à une profondeur de trois quarts de ligne. Corps cartilagineux ou osseux au-dessous et en avant.	?	Bon	
48	MYGGE	Masculin	Situé du côté droit du cou, vers le bord interne du m. sterno-mastoïdien, à 5 centimètres de la ligne médiane, à 6 centimètres de l'articulation sterno-claviculaire, à 10 centimètres du sommet de l'apophyse mastoïde. Longueur du trajet, 3 centimètres. Se terminant par un cul-de-sac vers le pharynx, dans le voisinage de l'os hyoïde Pas de diverticules.	O	Bon	
49	REHN	Masculin	A droite et à gauche, à 13 millimètres au-dessus de l'articulation sterno-claviculaire, sur le bord interne du muscle sterno-mastoïdien.	A gauche O A droite, excroissances verruqueuses au niveau de la face interne du palato-pharyngien.	Mort à 4 mois.	Fistule unilatérale chez le frère.

touri pénétra bien dans une cavité, mais non dans celle d'un kyste ou d'un abcès enkysté : il ne s'écoula que de l'eau tenant en suspension quelques graviers et des glumelles de fourrage ; le doute n'était plus possible : la tumeur ovoïde sous-trachélienne que j'avais entrepris d'enlever était une sorte de jabot entouré d'une coque fibreuse assez épaisse pour le dissimuler. Ayant, en effet, présenté au sujet de l'eau à boire, je la vis s'écouler par l'ouverture de ma ponction en jets saccadés et isochrones aux mouvements de la déglutition. Un doigt introduit au fond de ce jabot y reconnut une ouverture longitudinale semblant établie comme entre deux piliers charnus, et se dirigeant du côté gauche de la trachée.

Cette disposition de la communication de l'œsophage avec le jabot m'explique jusqu'à un certain point pourquoi je ne trouvai dans celui-ci aucun aliment solide. Les liquides seuls y pouvaient passer, et j'en acquis la preuve en faisant manger au poulain du foin, de l'avoine et du son. Aucune de ces substances ne pénétra dans la cavité, dont mes doigts exploraient le fond.

Bien que l'ouverture faite à cette hernie œsophagienne ne fût pas très-large, je n'étais pas sans appréhension sur les suites qu'elle pouvait amener, et je me hâtai d'en opérer l'occlusion au moyen d'une suture entortillée recouverte d'une couche de poix noire.

A ma première visite, qui n'eut lieu qu'au bout de huit jours, la suture et l'emplâtre de poix étaient tombés ; mais j'eus la satisfaction d'apprendre que le poulain se nourrissait bien et ne perdait qu'une très-petite quantité de ses boissons ; je me contentai de faire fermer la plaie, déjà réduite de moitié, au moyen d'un tampon d'étoupes que je recommandai de renouveler quand besoin serait.

J'ai revu cet animal de loin en loin, j'ai eu l'occasion aussi de le faire visiter par M. Duguyat, vétérinaire au 14e régiment d'artillerie,... et tous les deux nous avons pu constater que la tumeur constituant le jabot avait completement disparu ; mais qu'une fistule, par laquelle l'eau s'écoule goutte à goutte quand le sujet s'abreuve, persiste et *forme un petit cordon du calibre d'une plume*, que les doigts, en embrassant la région, sentent se diriger vers l'œsophage. A l'époque du régime vert, l'eau de végétation des herbes pâturées s'écoulait également par cette fistule et laissait sur les poils du poitrail une traînée verte. La fistule est, du reste, de plus en plus étroite ; aujourd'hui, elle est à peine accessible à la sonde, et il y a tout lieu de croire qu'elle se fermera à la longue.

Mon erreur de diagnostic n'a donc pas eu, grâce à Dieu, de résultat bien fâcheux, car, à vrai dire, la fonte du jabot a suffisamment compensé l'inconvénient de la fistule que j'ai occasionnée.

(Recueil de médecine vétérinaire, 1863, p. 694.)

CHAPITRE II.

KYSTES D'ORIGINE BRANCHIALE.

Le cou et la face sont le siége d'un grand nombre de kystes, parmi lesquels il en est de congénitaux. Ces derniers, lorsqu'ils revêtent certains caractères sur lesquels nous allons insister, dérivent d'un vice de développement de l'appareil branchial, tout aussi bien et presque par le même mécanisme que les fistules que nous venons de décrire. En 1854, Remak (1), plus tard Roser (2) et Heusinger (3) l'ont démontré pour les kystes dermoïdes et athéromateux du cou ; en 1855, M. Verneuil (4) pour ceux de la queue du sourcil et du plancher de la bouche, et enfin, en 1869, M. Broca (5) pour ceux de l'angle interne de l'orbite.

Notre intention n'a pas été de donner un travail complet sur ces sortes de tumeurs, — les limites de cette monographie ne nous le permettaient pas — mais nous avons voulu les rapprocher des fistules branchiales et montrer que la pathogénie de ces deux affections étant commune, il est possible d'établir entre elles des rapports cliniques et thérapeutiques qui intéressent au premier chef le chirurgien.

Pathogénie des kystes branchiaux de la face et du cou. — Sous le nom de kystes branchiaux, nous entendons parler de ceux qui ont une paroi organisée, dermoïde ou mu-

(1) Deutsche Klinich 1854, n° 16.
(2) Handbuch der anat. Chir. 1859, 4 aufl., p. 175.
(3) Virchow's Archiv. 1865, Bd. XXXIII, s. 177 et 441.
(4) Arch. gén. de méd. 1855, 3ᵉ série, t. VI, p. 24, 191 et 299.
(5) Traité des tumeurs 1869, t. II, p. 78.

queuse, et qui contiennent dans leur intérieur des produits sécrétés par cette paroi, tels que matière sébacée, athéromateuse, poils, dents, fragments d'os ou de cartilage, etc. ; ce sont eux que MM. Lebert (1), Verneuil et Broca ont appelés *kystes progènes hétérotopiques*.

Lorsqu'on lit avec attention les observations de ces sortes de tumeurs, pour ce qui concerne la face et le cou, on est frappé tout d'abord de trois choses : 1° leur congénitalité ; 2° leur siége précis et invariable qui correspond anatomiquement au siége qu'occupait autrefois une des fentes branchiales ; 3° l'analogie de leur structure. C'est en s'appuyant sur ces trois points que M. Verneuil rapporta l'origine des kystes dermoïdes « à une anomalie dans la réunion et la fusion de quelques parties du tégument, primitivement séparés par des fissures (2), » réfutant ainsi l'opinion de Lebert qui, un an auparavant, avait expliqué la formation de ces tumeurs par la fameuse *loi de l'hétérotopie plastique*, ainsi formulée : « Beaucoup de tissus simples ou composés et des organes plus complexes même peuvent se former de toutes pièces dans des endroits du corps où on ne les rencontre point (3). »

Pour notre part, nous n'acceptons nullement cette théorie, dont il est impossible aujourd'hui d'assigner les limites. Dire que des tissus aussi complexes que la peau et une muqueuse naissent spontanément dans une région, ce n'est pas dire pourquoi ils y naissent. La loi de Lebert, en expliquant une chose déjà obscure par une chose plus obscure encore, n'est bonne qu'à cacher notre ignorance ; tout au plus peut-on l'admettre pour certains kystes dermoïdes d'autres régions du corps, en attendant

<hr>

(1) Mém. de la Soc. de biologie 1852, p. 203.
(2) Loc. cit., p. 302.
(3) Loc. cit., p. 306.

une meilleure explication; mais nous la rejetons complètement pour les kystes de la face et du cou, dont il
est toujours possible de rattacher l'origine à un trouble
survenu pendant la période embryonnaire. La loi de
l'hétérotopie plastique, en effet, ne nous expliquera
jamais pourquoi ces kytes sont congénitaux, pourquoi
ils affectent un siége constant, pourquoi leur structure
est toujours la même et enfin pourquoi le plus souvent
ils ont un pédicule qui les rattache au squelette. La
théorie de M. Verneuil au contraire peut expliquer toutes
ces particularités, au moins pour ce qui concerne les
kystes dermoïdes proprement dits, c'est-à-dire ceux
qui ne contiennent absolument que les éléments caractéristiques de la peau (poils, cellules pavimenteuses,
matière sébacée, sueur), car il est nécessaire, pour expliquer la formation des kystes profonds muqueux ou
athéromateux du cou, d'y introduire une légère modification.

M. Régnier (1), dans son excellente dissertation inau-
gurale, a très-nettement exposé cette théorie. Après
avoir fait remarquer que la fente, qu'il appelle *branchiale
supérieure*, — et à laquelle nous avons cru pouvoir donner
le nom de *fronto-maxillaire* pour la distinguer de la fente
branchiale supérieure (*première fente branchiale*) qui se
trouve au cou, — correspond exactement au point où se
développent les kystes dermoïdes de la queue du sourcil,
M. Régnier s'exprime en ces termes : « Mais que par
suite d'une cause inconnue il survienne un trouble dans
l'évolution embryonnaire de ces parties ; que la fusion,
au lieu de se faire jusqu'au fond de la scissure, ne se
fasse seulement que sur ses bords, on comprend qu'il en
résultera la formation d'une petite poche cutanée, dont

(1) Thèse de Paris 1869, p. 25.

les deux parois resteront indépendantes l'une de l'autre, et dont le développement se fera parallèlement à celui du tégument externe. Au fur et à mesure que la peau se constituera avec tous ses éléments caractéristiques, ce petit sac de peau anormalement emprisonné, clos de toutes parts, subira la même loi et présentera les mêmes éléments. Et de plus, comme il présente les mêmes conditions anatomiques que la peau, il présentera les mêmes conditions physiologiques. La peau sécrète des poils, de la matière sébacée, de la sueur, des cellules épidermiques; le kyste sécrétera les mêmes produits tégumentaires. » C'est en effet ce que nous apprend l'anatomie pathologique.

Mais cette théorie ne nous explique pas la formation des kystes profonds congénitaux du cou ou du plancher de la bouche, qu'on a décrits sous le nom de *kystes athé-romateux* ou *sébacés*, et qui cependant sont constitués par une paroi muqueuse aussi bien organisée, quant à elle, que peut l'être la paroi cutanée des kystes dermoïdes.

Pour notre part, il nous semble que la formation d'une poche semblable est aussi facile à comprendre que celle que nous venons d'exposer pour les kystes dermoïdes; il suffira, en effet, d'admettre que l'inclusion, au lieu de se faire aux dépens du tégument externe, a eu lieu au contraire dans la profondeur, *aux dépens du tégument interne*. Dans les kystes ainsi formés il ne se développera pas de poils, puisque la portion tégumentaire emprisonnée n'en contient pas, mais on y trouvera tous les autres éléments des kystes dermoïdes, car il ne faut pas oublier que le tégument interne au niveau de la bouche, du pharynx et de la portion supérieure de l'œsophage est destiné à former, non pas une muqueuse proprement dite, mais une muqueuse dermo-papillaire, ainsi que l'a démontré

M. le prof. Robin (1). La nature seule de l'épithélium pourra varier, et le plus souvent on observera en même temps des cellules pavimenteuses épidermoïdales et des cellules coniques à cils vibratiles, analogues à celles de la trachée (Robin) (2). On se rappelle également que, suivant toute probabilité, l'épithélium des voies respiratoires dérive du cul-de-sac bucco-pharyngien ; ce serait là la source de l'épithélium vibratile de ces kystes.

Il nous semble que l'oblitération vicieuse d'une fente branchiale pourrait encore avoir lieu d'une troisième manière. La marge interne et la marge externe se souderaient, en laissant persister au milieu, sur tout ou partie de la longueur de la fente, du tissu épithélial, dont la résorption n'aurait pu s'effectuer. Il en résulterait une sorte de kyste de forme *canaliculée*, sur lesquels Larrey (3) a le premier attiré l'attention, et que nous avons déjà eu l'occasion de signaler à propos des fistules branchiales secondaires.

Si l'on veut bien admettre ces trois modes suivant lesquels l'oblitération d'une fente branchiale peut demeurer vicieuse, il deviendra possible de se rendre compte de toutes les particularités que présentent les kystes dont nous parlons.

Leur congénialité deviendra évidente, puisque leur point de départ remonte à la vie intra-utérine ;

Leur siége constant sera expliqué par la présence en ce point d'une fissure antérieure ;

Leur texture cutanée ou muqueuse, ainsi que leur contenu, ne poura nous surpendre, puisque nous admettons

---

(1) Journal de l'Ecole de médecine de Paris 187 -1875, p. 88.
(2) Thèse de Demoulin. Paris 1866, p. 31.
(3) Bull. de la Soc de chirurgie, 1853, t. III, p. 489, 503 607.

l'emprisonnement d'un cul-de sac cutané ou muqueux; et enfin leur adhérence au squelette tient à ce que le fond de ce cul-de-sac a été pincé par les parties profondes.

On comprend même que, pour ce qui concerne les kystes dermoïdes orbitaires ou périorbitaires, le pincement puisse être assez profond pour que, les deux lames osseuses n'arrivant pas à se montrer, le kyste se développe à la fois des deux côtés de l'os, constituant ainsi une tumeur en forme de sablier ou de bouton de chemise, circonstance d'une importance capitale et que le chirurgien ne devra pas perdre de vue, lorsqu'il sera appelé à pratiquer l'extirpation d'une tumeur dermoïde de la région orbitaire, dans la crainte qu'elle ne communique avec la cavité céphalique.

Maintenant que nous savons à quoi nous en tenir, d'une façon générale, sur le mode de développement des kystes branchiaux, nous allons passer à la description brève et succincte de ceux qui se présentent au niveau de chacune des parties des régions faciale et cervicale antérieure, en insistant surtout sur les faits les plus remarquables que nous avons vus ou rencontrés dans les auteurs.

§ 1. — *Kystes branchiaux du cou.*

Les kystes congénitaux du cou ont été l'objet dans ces derniers temps de travaux considérables. (Pour les indications bibliographiques, se reporter à la fin de ce travail.) Malgré cela et quoique ces travaux aient été entrepris par des hommes dont on ne peut suspecter la compétence, la pathogénie de ces kystes reste encore aujourd'hui entourée de la plus grande obscurité; cela tient, croyons-nous, à ce qu'on a cherché à les assimiler à ceux qu'on voit se développer, après la naissance, et qu'on ne s'est pas assez préocccupé des phénomènes embryogéniques qui se passent dans la région. Presque sans s'inquiéter de la nature de leurs parois ou de leur contenu, chacun a voulu leur assigner pour siége un tissu unique : les uns ont indiqué comme tel, le tissu cellulaire, les bourses séreuses, les ganglions lymphatiques; les autres les vaisseaux (Lawrence, Coste) ou leurs gaînes (Langenbeck), les diverses glandes de la région, etc., etc. Enfin Luschka et Arnold (1) en ont placé le siége dans un organe glanduleux spécial, situé au niveau de la carotide primitive, qu'ils ont appelé *glande intercarotidienne*, le considérant comme analogue à la *glande coccygienne.* Nous ne voulons nous prononcer ni pour ni contre ces diverses théories, admettant bien que chacune d'elles est basée sur un ou plusieurs faits plus ou moins concluants, mais nous constatons qu'aucune d'elles ne peut expliquer certains faits que nous allons faire connaître.

Heusinger (*loc. cit.*), moins réservé, fait entrer tous les kystes congénitaux du cou, quelle que soit la nature de leur contenu, dans la classe des kystes branchiaux, pourvu, dit-il, qu'ils aient pour siége la distance qui sépare les apophyses mastoïde et styloïde du maxillaire nférieur et de la fourchette du sternum. Tout en regardant comme démontrée l'existence des kystes par rétention qui résultent de la persistance des fentes branchiales, il admet encore que quelques-uns d'entre eux sont formés par une simple accumulation de sérosité dans la « cavité branchiale» et leur donne le nom destiné à rappeler leur origine, celui *d'hydrocèles de la cavité branchiale.* Malgré l'argumentation très-pressante de M. Heusinger, nous de-

(1) Virchow's. Archiv. 1865, Bd. XXXIII, s. 209.

vons avouer qu'il ne nous a pas convaincu, car il nous paraît tout aussi rationnel de ne voir là qu'une simple hydropisie du tissu cellulaire, et cela d'autant plus que souvent, dans les cas que cite cet auteur, une ou deux ponctions ont suffi pour amener la guérison de ces tumeurs. L'an dernier, à la Société de chirurgie, M. Devalz a rapporté l'observation d'un kyste séreux congénital du cou qui fut guéri complètement par une seule ponction aspiratice (1).

Nous laissons donc au chirurgien allemand toute la responsabilité de son assertion et déclarons ne pas y souscrire pour ce qui concerne les cystômes séreux (*hydrocèles de Maunoir*) et les hygromas cystiques, dont l'origine branchiale, soupçonnée plutôt que démontrée, nous paraît nécessiter encore de nouvelles recherches.

D'une manière générale, on peut diviser les kystes branchiaux du cou en *kystes des régions latérales* et en *kystes de la région médiane antérieure*; ces derniers se subdivisent ensuite en *kystes sus et sous-hyoïdiens*.

Nous allons successivement les passer en revue.

A. — *Kystes branchiaux des régions-latérales.* Les uns sont décrits sous le nom *d'athérômes profonds*, les autres sous celui de *kystes dermoïdes*, quelques-uns sous celui de *kystes canaliculés* (*fistula colli congenita cystica*, Neumann, Baumgarten). Ils se présentent sous forme de tumeurs oblongues, d'un volume quelquefois considérable, étendues obliquement de la région sub-auriculaire ou hyoïdienne à l'articulation sterno-claviculaire en suivant la direction du muscle sterno-cléido-mastoïdien. Elles ne dépassent jamais la ligne antérieure. Recouvertes d'une peau saine et non adhérente, elles sont molles, fluctuantes, peu mobiles sur les parties profondes, par

(1) Bull. de la Soc. de chir. 1876, p. 762.

suite des adhérences qu'elles contractent avec le squelette de la région (apophyses mastoïde, styloïde, grandes cornes de l'hyoïde, maxillaire inférieur). La plupart même ont proliféré d'un de ces points vers en bas.

Ils paraissent occuper le tissu cellulaire sous-cutané ou profond. On les voit rester tantôt superficiels, tantôt au contraire se disséminer dans les parties profondes jusqu'au devant de la colonne vertébrale, derrière le pharynx, pour gagner même quelquefois l'apophyse basilaire. Ceux qui sont situés immédiatement au-desous du maxillaire inférieur et qui se sont développés dans la première fente branchiale font saillie sur les parties latérales du plancher de la bouche.

Leur développement, quelquefois déjà considérable au moment de la naissance, ne s'effectue dans certains cas que très-lentement; ils s'insinuent alors entre les organes importants de la région (muscles, nerfs, vaisseaux, etc.), en les écartant les uns des autres et en occasionnant presque toujours des phénoménes redoutables de compression. Une bride aponévrotique ou le tendon d'un muscle, comme par exemple celui du digastrique, peuvent leur donner extérieurement une forme bilobée.

Contrairement à ce qu'on observe dans les hygromas kystiques congénitaux de la région, les kystes branchiaux ne contiennent que rarement des kystes secondaires : cela ne s'observe que dans ceux qui siégent au-dessous du maxillaire et, suivant Magitot (1), ces hystes secondaires, inclus et souvent flottants dans la cavité principale, dérivent des follicules dentaires déviés. Nous reviendrons un peu plus loin sur cette particularité.

L'anatomie pathologique de ces sortes de tumeurs est trop bien exposée dans les observations qui suivent pour que nous y insistions davantage.

(1) Ann. de gynécologie. t. IV, p. 81 et 161.

Max Schede a recueilli, dans le service du professeur Volkmann, trois observations de kystes athéromateux du cou, que nous reproduisons ici d'autant plus volontiers que l'auteur, pour en expliquer le développement, se rattache à l'opinion de Lücke, Roser, Heusinger et Virchow, c'est-à-dire à la théorie branchiale (1).

OBSERVATION 1.

(Première observation de l'auteur).

Un jeune homme de 17 ans, d'une bonne santé antérieure, remarque au côté gauche du cou, sous le bord antérieur du sterno-cléido-mastoïdien et vers le milieu de ce bord, une tumeur petite, arrondie, lisse et indolente. Cette tumeur, située sous la peau et un peu mobile, ne gênait pas dans le début ; peu à peu elle grossit au point de troubler la respiration. En février 1870, pies de deux ans apres le début du mal, le malade entre à l'hôpital ; à ce moment la tumeur déborde un peu le sterno-cléido-mastoïdien, et son volume égale à peu pres celui d'un œuf d'oie. La peau qui la recouvre se déplace facilement et présente son aspect normal, sur les parties profondes, la mobilité est tres-limitée. La consistance est tres-nettement fluctuante et l'on reconnaît facilement qu'il s'agit d'un kyste, sans pouvoir déterminer la nature de ce kyste.

Une ponction pratiquée donne issue à environ 30 grammes d'un liquide épais, analogue a de la cieme ; on fait suivie cette ponction d'une injection iodée.

Le liquide examiné au microscope était uniquement composé de grandes cellules épithéliales plates, avec très-peu de sérosité. La plupart de ces cellules avaient déjà subi des alterations régressives, et se trouvaient remplies de granulations graisseuses. D'autres avaient subi une regression muqueuse ; on voyait des cellules parfaitement arrondies et tout a fait pâles, qui n'avaient pas de noyaux. Dans quelques-unes, le noyau se montrait encore un peu vers le bord de la cellule, et enfin dans d'autres la transformation muqueuse n'avait envahi que la moitié de la cellule, en laissant voir dans l'autre moitié quelques granulations avec le noyau. Entre ces deux parties, la séparation était indiquee par une ligne courbe tres-nettement dessinée. Cette limite se voyait encore mieux avec la coloration par le carmin. Bien peu de cellules se colorent d'une maniere uniforme ; celles qui sont devenues muqueuses restent complétement pâles, et sont a peine visibles dans la solution de Farrant. D'autres cellules sont plus ou moins colorées ; enfin un grand

____

(1) Archiv. de Langenbeck 1872, Bd, XIV, ou Archiv. gén. de méd. 1874, t. I, p. 236.

nombre, tout en conservant un noyau nettement visible, avaient changé de forme ; elles étaient fortement ratatinées, complètement incolores comme le sont les cellules cornées.

L'opération (injection) fut suivie de peu de réaction ; le malade quitta l'hôpital au bout de trois jours ; mais on remarquait déjà une nouvelle formation de liquide.

Le 23, retour du malade à l'hôpital ; il y avait eu récidive complète. On pratiqua l'extirpation complète, pendant laquelle on remarqua quelques adhérences de la tumeur avec la gaîne des gros vaisseaux, n'entraînant pas pour les détruire la lésion de ces organes. En arriere, la tumeur s'étendait assez profondément vers le pharynx ; une partie passait même dans l'interstice du pharynx et du larynx. La matière sébacée parut excessivement solide et dure et était fortement épaissie à certains endroits ; sur la coupe, elle semblait analogue au tissu des ganglions lymphatiques. Le contenu était moins épais qu'auparavant ; outre les cellules épithéliales, il y avait un grand nombre de globules de pus et de sang.

La guérison fut effectuée le 1er avril, presque sans réaction, l'opération ayant été d'une facilité inattendue.

OBSERVATION II.

(Deuxième observation de l'auteur).

Wilhelm B..., âgé de 15 ans, remarqua, il y a à peu près 18 mois, une petite tumeur arrondie, de la grosseur d'une noisette environ, au côté antérieur, vers le milieu de la longueur du sterno-cleido-mastoïdien gauche. Comme il n'en était nullement gêné, il ne fit rien pour s'en débarrasser. Mais avec le temps cette tumeur grossit et commença à devenir gênante, tant par son volume que par la difformité qu'elle occasionnait. Comme il n'obtint aucun résultat par les emplâtres et les pommades, le malade se fit admettre à la Clinique de Halle.

Ce jeune homme présente un développement conforme à son âge et présente une bonne constitution. A l'endroit indiqué se trouve une tumeur ovale, de la grosseur d'un œuf de poule environ, à grand diamètre vertical. Celle-ci est indolente, recouverte de peau saine, à surface lisse et présentant une fluctuation bien nette. On diagnostiqua un kyste et l'on décida l'extirpation.

La paroi mince du kyste fut mise a nu par une incision verticale à la partie culminante, le long du bord antérieur du sterno-mastoïdien. La tumeur était tres-peu adhérente et put être completement dégagée a l'aide du doigt et du manche du scalpel. Elle s'étendait en profondeur jusqu'aux vertèbres cervicales, dont on put sentir nettement le corps et les apophyses transverses, apres l'opération. Elle était appliquée sur la gaîne commune de la veine jugulaire interne et de l'artère carotide, mais elle n'y adhérait pas.

La paroi du kyste était assez mince ; le contenu était de la matière athé-

romateuse épaisse, qui présenta au microscope des cellules cornées [et graisseuses.

La plaie fut maintenue béante a l'aide d'un bourdonnet de charpie. La
réaction fut peu intense. La suppuration fut très-faible ; la plaie diminua
tres-rapidement et le malade put être renvoyé au bout de 15 jours avec une
petite plaie superficielle bien granuleuse.

OBSERVATION III.

(Troisième observation de l'auteur).

Anna S..., âgée de 22 ans, remarqua pour la première fois, à l'âge de
11 ans, une petite tumeur située à la partie supérieure du cou, immédiatement en avant du sterno-cléido-mastoïdien, du côté gauche ; autant qu'elle
peut se rappeler, la tumeur était indolente et s'était ouverte d'elle-même au
bout d'une année, par l'effet d'un emplâtre appliqué pendant quelques jours.
Il en sortit un pus liquide et la plaie se ferma rapidement. L'affection fut
prise pour une affection de ganglion lymphatique.

A l'âge de 17 ans, la malade remarqua au même endroit une nouvelle
tumeur molle, indolente, qui résista à tous les traitements, et dont le volume,
apres avoir augmenté lentement, prit, dans la derniere année, une extension
rapide. La forme d'abord arrondie devint plus allongée et, dans la derniere
année, le plancher de la bouche fut repoussé en dedans.

La malade se présenta a la Clinique chirurgicale, le 24 novembre 1871. Au
côté gauche du cou, on remarque une tumeur qui, partant de l'apophyse
mastoïde et dépassant l'angle du maxillaire, s'étend le long du bord inférieur
de cet os, dans une longueur d'environ deux pouces et demi, pour se terminer à un pouce environ de la ligne médiane du cou. La dimension verticale
de la tumeur mesure environ un pouce et demi. La tumeur est recouverte de
peau normale, tres-mobile ; elle donne une sensation nette de fluctuation, est
peu tendue et à surface lisse. Elle repousse assez fortement en dedans le
plancher de la bouche, à travers lequel on perçoit également la fluctuation.
Bien que n'éprouvant pas de gêne bien notable, la malade désire cependant
être débarrassée de cette tumeur qui la défigure.

Le diagnostic fut un peu incertain a cause de l'abces ganglionnaire qui
avait precédé cette tumeur ; mais l'incision devant être faite de toutes les
façons, elle fut bientôt décidée.

Le 27 novembre, on pratiqua a la partie culminante de la tumeur une
incision cutanee de deux pouces et demi de longueur, parallele au bord du
maxillaire inférieur dont elle était séparée par un intervalle d'environ un
pouce et demi. Cette incision mit d'abord à nu la partie supérieure de la
glande sous-maxillaire qui était aplatie par la tumeur ; ce fut seulement
apres avoir repoussé cette glande plus en bas, a l'aide du doigt et du manche
du bistouri, que l'on put apercevoir la paroi lisse d'un kyste. Celle-ci ne put
être détachée avec le doigt que dans une partie de son étendue et principale-

ment la partie supérieure. Vers le bas, elle était fortement adhérente. En l'ouvrant, on fit sortir un liquide épais, tres-graisseux, analogue à la bouillie athéromateuse. En faisant tirer sur le kyste par un aide qui y avait introduit le doigt, on put le détacher sans danger avec les ciseaux de Cooper, en ayant soin de raser constamment la paroi du kyste, vers laquelle était dirigée la pointe des ciseaux. C'est ainsi que l'on parvint finalement à extirper tout le kyste, avec tres-peu d'hémorrhagie (on n'eut besoin de lier qu'une seule petite artere). La tumeur n'avait aucune adhérence avec les gros vaisseaux du cou, sur lesquels elle n'était pas directement appliquée. Les adhérences plus marquées dans ce cas que dans les autres peuvent être rapportées à la suppuration ganglionnaire antérieure que cette tumeur avait peut-être provoquée au moment où elle était trop petite pour être aperçue.

La peau fut réunie par suture aux deux extrémités ; la portion moyenne fut maintenue béante pour l'écoulement des liquides. La cavité se combla rapidement sans trop grande suppuration ni inflammation. La réaction générale fut également peu notable.

Le 6 décembre, la malade fut congédiée, et lorsqu'elle se représenta le 11, on ne vit plus qu'une plaie étroite en bonne voie de guérison. Ici aussi le contenu du kyste se composait uniquement de grandes cellules épithéliales, aplaties, qui étaient presque entierement remplies de granulations graisseuses.

L'examen anatomique des deux derniers kystes fournit des résultats en tous points comparables ; il n'en fut pas de même du premier, qui présenta quelques particularités à noter.

Ainsi, dans les deux derniers cas, la paroi du kyste était formée par un tissu conjonctif assez lâche, à peu pres uniformément résistant, dont l'épaisseur pouvait aller de 2 millimetres à 2 millimetres 1/2. Les kystes étaient uniloculaires et complètement lisses à l'intérieur.

Apres avoir fait macérer les pièces pendant quelques jours dans la solution de Muller et les avoir durcies dans l'alcool, on put en faire des coupes fines pour l'examen microscopique.

On vit dans les deux kystes un épithélium pavimenteux, stratifié sur toute la surface interne. Les couches les plus profondes se composaient de cellules ovalaires et principalement de cellules fusiformes, ayant de petits prolongements, et qui étaient disposées perpendiculairement à la paroi cystique. Les noyaux, dont quelques-uns étaient allongés, granuleux, sans nucléole distinct, étaient la plupart de forme arrondie, clairs, transparents, avec des nucléoles bien nets, et remplissaient complètement la partie moyenne de la cellule. En arrachant l'épithélium, on laissait presque toujours en place la couche inférieure ; on voyait alors comme cette couche était exactement engrenée dans la précédente. Plus en dedans venaient des cellules un peu plus grandes, plus arrondies, avec un protoplasma peu granuleux et un grand noyau clair. Plus en dedans encore, les cellules devenaient ovales, à grand diametre horizontal, et s'aplatissaient de plus en plus pour être réduites finalement à de minces lamelles cornées. Jusque-là on pouvait compter de six à dix couches de cellules ; la couche cornée présentait des épaisseurs variables ; tantôt tres-mince, tantôt d'une épaisseur double de celle des autres couches réunies. La couche la plus superficielle était composée de larges lamelles polygonales, avec un noyau bien conservé.

Les parties de la capsule immédiatement sous-jacentes à l'épithélium son composées de tissu fibrillaire fin, disposé en couches concentriques assez épaisses. A certains endroits, sur des coupes très-fines, les fibrilles font défaut et l'on voit seulement une substance fondamentale assez homogene pâle et finement granulée. Plus en dehors se trouvent de forts faisceaux fibrillaires ondulés, qui perdent bientôt leur disposition concentrique régulière pour former des réseaux lâches. Les corpuscules du tissu conjonctif sont peu répandus dans ce tissu. Le tissu de la capsule est, en général, completement libre de toute infiltration celluleuse ; cependant le kyste *extirpé en dernier lieu* avait présenté de nombreuses hémorrhagies capillaires, de date évidemment toute récente, et qui avaient eu pour cause la rupture des adhérences que ce kyste avait contractées. Le tissu était encore parcouru en tous sens par de nombreuses fibres élastiques très-fines.

Les vaisseaux sangains se dirigeaient dans tous les sens, jusque près de l'épithélium ; ils étaient assez rares, et les plus gros d'entre eux avaient une paroi très-fine.

Les mailles du tissu conjonctif étaient complètement dépourvues de cellules graisseuses. On n'y découvrait pas de traces de glandes sudoripares ou sébacées, ni de follicules pileux.

Le premier kyste se distinguait à l'œil nu des deux autres, la paroi n'avait pas une épaisseur uniforme ; elle présentait des parties minces, alternant avec des parties plus épaisses, qui avaient l'apparence de nodosités. En certain endroits, l'épaisseur était de 1 centimètre et demi, en d'autres, d'un quart de centimetre. Sur la coupe, la paroi paraissait en grande partie, d'un blanc rougeâtre, opaque, analogue au tissu des ganglions lymphatiques ; cependant, vers l'intérieur, on distinguait en certains endroits, une couche mince, de structure fibrillaire. La surface interne du kyste n'était pas uniformément lisse ; elle paraissait légèrement rugueuse ou papilleuse. Du reste, ce kyste était uniloculaire.

Au premier abord, ce kyste me parut analogue a la tumeur athéromateuse décrite par Langenbeck (*Archiv.*, t. I, p. 14), et par Lucke (*ibid.*, p. 356), comme ayant eu son siége à l'intérieur d'un ganglion lymphatique. En effet, l'épithélium était implanté sur un tissu rempli d'éléments lymphoïdes ; mais l'examen minutieux sur des coupes durcies dans la solution de Muller et dans l'alcool, et intéressant toute l'épaisseur du kyste, de maniere à appliquer l'une sur l'autre les deux surfaces épithéliales internes, fit bientôt reconnaître que telle n'était pas la nature de la tumeur. La couche la plus profonde était composée de cellules fusiformes très-serrées, mais on n'y pouvait pas distinguer de noyau. On put voir fréquemment des cellules isolées, qui avaient des formes et des dimensions variables. Quelques-unes avaient la forme de coin, à base tournée vers l'intérieur du kyste ; d'autres représentaient des bâtonnets pales, d'une longueur deux fois plus grande que celle des cellules fusiformes ; d'autres enfin avaient une forme prismatique. Toutes ces cellules, qui allaient en s'aplatissant vers la surface, se distinguaient de celles des autres kystes par leur pâleur et le peu de nettete du noyau.

Sur des coupes bien réussies, on put voir les cellules de la couche profonde s'enfoncer avec leurs prolongements dans l'épaisseur de la couche fondamentale ; sur d'autres coupes, on constatait une ligne de démarcation dentelée, assez réguliere, qui se trouvait en d'autres points recouverte de jeunes cellules analogues aux corpuscules lymphatiques.

En étudiant attentivement un grand nombre de préparations, dont quelques-unes furent debarrassées de la plupart des élements lymphoides, par une agitation modérée dans une solution étendue de sel marin, on put constater les résultats suivants :

Les parties de la capsule immédiatement sous-jacentes à l'épithélium, présentaient tous les degrés de l'infiltration celluleuse et tous les degrés de développement du tissu cellulaire. On y trouvait une substance fondamentale, frêle, homogene, faiblement granuleuse, dans laquelle étaient disséminées en petit nombre de jeunes cellules analogues aux leucocytes ; là, un mélange irrégulier de fibrilles conjonctives très-étroites, pâles et tortement ondulées, sans aucune trace de stries longitudinales. En d'autres endroits, on voyait un tres-fin réticulum de tissu conjonctif cystogene, traversé par quelques fibrilles plus larges, raides et striées en long. Ce tissu se prolongeait, *sans ligne de démarcation bien nette*, dans les parties voisines. En d'autres endroits, on voyait de simples tractus fibreux concentriques avec un grand nombre de grosses cellules à longs prolongements et fortement imprégnées de carmin, ou bien avec des interstices comblés par des amas fusiformes de jeunes cellules. Enfin, ça et la, on voyait les apparences d'un jeune tissu cicatriciel ; dans un tissu pâle, dense et solide, à fibres délicates paralleles à la surface du kyste, se montraient de nombreux corpuscules fusiformes, a longs prolongements, très-étroits et peu imbibés, dont la direction était longitudinale. A ces endroits, les leucocytes se trouvaient en très-faible quantité.

L'infiltration celluleuse était la plus prononcée dans le voisinage immédiat de l'épithélium ; elle était tellement épaisse sur les préparations non traitées par le pinceau, qu'elles avaient tout a fait l'apparence du tissu lymphatique, sans cependant présenter de divisions en follicules.

Dans les parties les plus profondes de la capsule, cette infiltration était moins serrée, tout en restant tres-notable. Ici on trouvait un degré d'organisation plus avancée, les grandes cellules à contenu liquide, les fibrilles pâles et étroites, mais il y avait cependant encore des réseaux délicats, remplis d'éléments lymphoides, et de l'autre côté un tissu conjonctif, a larges mailles, composé de fibrilles larges, irrégulieres et ondulées. Toute cette couche avait une épaisseur de 1 mm. et demi à 2 mm. Au-dessous de celle-ci, on trouvait, dans les parties les plus épaisses, une couche de tissu conjonctif, dont les fibres parallèles à la paroi du kyste avaient un assez grand nombre de cellules dans leurs interstices. Cette couche divisait la paroi cystique en deux couches nettement distinctes, car elle était immédiatement suivie de tissu lymphatique normal, avec des follicules bien délimités, entre lesquels la couche de tissu conjonctif envoyait de larges prolongements.

La vascularisation de la capsule était très-riche ; à un grossissement de 300 fois, on découvrait quatre à six artérioles dans le champ du microscope ; la direction des vaisseaux était pour la plupart, parallele à la surface ; mais on ne put découvrir aucune communication vasculaire entre le tissu glandulaire et la couche sous-jacente à l'épithélium ; c'est dans le voisinage des vaisseaux que l'infiltration celluleuse était le plus abondante.

Ces trois faits, décrits avec un certain luxe de détails anatomiques, sont très-instructifs. En les examinant attentivement, il est facile de constater que les trois kystes étaient tous de même nature et que le premier ne différait des autres que par un état inflammatoire dû à l'injection iodée. Le tissu glandulaire qu'on a trouvé dans la paroi n'en faisait nullement partie, puisqu'il a été impossible d'y constater des communications vasculaires ; il provenait certainement de la glande voisine, qui avait été comprimée. D'un autre côté, la dernière observation nous montre que ces kystes sont susceptibles de s'enflammer et de venir s'ouvrir au dehors, mais que dans ces cas la récidive a lieu, car la suppuration ne peut arriver à détruire une paroi de cette nature.

Max Schede fait remarquer qu'ils ont quelques points de ressemblance avec les athéromes, d'un côté, et avec les dermoïdes, de l'autre, mais qu'ils n'ont pour origine ni le tissu ganglionnaire, comme le prétend Lucke, ni la paroi des vaisseaux, comme le veut Langenbeck. L'explication la plus rationnelle, dit-il, de ces trois kystes serait la disposition congénitale admise par Lücke (1),

(1) Handbuch der chirurgie. v. Pitha Bilroth, p. 124.

par Roser (loc. cit.), par Heusinger (loc. cit.), consistant en un vice de soudure d'une des fentes branchiales. Un fait qui semble plaider en faveur de cette théorie, *c'est que la sœur jumelle du premier malade avait deux fistules branchiales externes en avant des conduits auditifs.*

Au point de vue de l'intervention chirurgicale, nous constatons ici son peu de gravité, la facilité avec laquelle on peut extirper ces kystes chaque fois qu'on n'a pas essayé antérieurement d'autres moyens. L'injection iodée en enflammant la paroi du kyste rend l'extirpation, devenue nécessaire plus tard, beaucoup plus laborieuse.

L'observation suivante est également très-intéressante au double point de vue de l'anatomie et de l'intervention chirurgicale.

OBSERVATION IV.

Kyste dermoïde profond du cou, développé dans la région auriculaire, par Rud. Virchow (Virchow's Archiv., Bd. XXXV 1866, s. 208).

Le 1er septembre 1865, Anna Koppen de Daber, en Poméranie, couturière, âgée de 24 ans, était admise dans mon service pour une tumeur du cou, qui la rendait très-difforme. Elle prétendait s'en être aperçu, pour la première fois, à l'âge de 14 ans, époque à laquelle la tumeur avait déjà le volume et la forme d'une noisette. Cette tumeur ne l'incommoda d'ailleurs jamais; c'est tout au plus si la compression la rendait un peu douloureuse. Ce n'est qu'il y a un an environ que la tumeur se mit subitement à s'accroître, occasionnant alors des douleurs vives, que des frictions firent disparaître, tandis que sa masse devenait plus molle. Quant au reste, sa santé générale a toujours été parfaite, si l'on en excepte une pneumonie, dont elle fut affectée il y a neuf ans.

Lors de l'admission de la malade, on constatait à gauche, entre l'angle du maxillaire inférieur et l'apophyse mastoïde, une tumeur du volume d'un œuf d'oie, entièrement indolente, arrondie, lisse et au niveau de laquelle, la peau mince, mais intacte d'ailleurs, se laissait légèrement mobiliser sur les parties profondes. Sa consistance était molle et donnait lieu à une sensation de fluctuation, à peu près comme celle que donne un lipôme mou; on n'y constatait toutefois ni pulsation, ni souffle d'aucune espèce. Vers la profondeur, elle semblait être d'une consistance plus ferme, un peu lobulée, et quoiqu'on pût la refouler légèrement le long du bord du maxillaire, il n'était pas possible de l'éloigner notablement de cet os, comme si elle eût adhéré à la parotide.

Les ganglions lymphatiques du voisinage étaient un peu tuméfiés; la glande thyroïde normale. Par contre, immédiatement au dessus de la poignée du sternum et un peu plus près du bord externe du muscle sterno-cléido-mastoïdien gauche, on voyait une tumeur ronde et un peu aplatie, siégeant immédiatement au-dessous de la peau amincie, à laquelle elle n'adhérait pas. Cette tumeur était indolente, d'environ un demi-pouce de diamètre, de consistance ferme, de couleur jaunâtre et, à son niveau, la peau présentait quelques glandes sébacées augmentées de volume. La malade ne pouvait donner aucun renseignement sur l'époque d'apparition de cette seconde tumeur. L'oreille et le maxillaire inférieur étaient normaux. Pityriasis versicolor très-étendu sur le tronc.

Sur les instances de la malade, on procéda à l'opération.

Le 6. Je commençais par faire une ponction exploratrice avec un trocart fin; rien ne fut évacué, mais la canule. une fois retirée, contenait un peu de bouillie épaisse et grasse. La peau fut alors fendue et détachée avec soin de la tumeur; celle-ci apparut alors sous la forme d'une masse entièrement lisse, n'ayant absolument aucune relation avec la parotide, qui lui était, il est vrai, immédiatement contigue. En isolant davantage la tumeur, on constata qu'elle pénétrait profondément dans les tissus et c'est pourquoi, pour éviter de trop léser les parties avoisinantes, la tumeur fut incisée. Il s'en écoula aussitôt une grande quantité d'une substance épaisse, grasse, d'un blanc jaunâtre; la paroi qui n'était pas d'une très-grande épaisseur, s'affaissa et il devint alors possible de détacher entièrement la tumeur sur toutes ses faces, jusqu'à sa partie postérieure; la, elle était placée immédiatement au-dessus de la carotide. Comme dans l'intervalle de l'opération, plusieurs petites artères s'étaient mis à jeter du sang en assez grande abondance, je commençais par détacher le kyste avec le bistouri, en laissant sa portion d'insertion, puis je liais les petites artères, Une fois l'hémorrhagie arrêtée, on constatait que, précisément au point d'insertion de la tumeur, il existait un corps aplati, dur au toucher, que je réussissais également à détacher de la gaîne de la carotide, en coupant avec beaucoup de précaution.

La guérison de cette très-vaste plaie marcha d'abord très-bien; la fievre monta, dans les premiers jours qui suivirent l'opération, le soir, à 38° et 38,6, avec 96 et 104 pulsations à la minute. Il y eut de légeres difficultés de déglutition; toutefois, le 13, après une excitation psychique peu prononcée, il survint une épistaxis tellement violente, qu'on ne put l'arrêter qu'avec un tampon imprégné de perchlorure de fer. La cicatrisation de la plaie suivit d'ailleurs une marche régulière; elle se remplit de granulations et, dans la dernière semaine de septembre, l'état général de la malade était redevenu aussi bon qu'auparavant. Ce n'est que le 24 octobre que la malade se plaignit subitement de douleurs violentes, pulsatiles par moments, que la pression exaspérait beaucoup et qui avaient pour siége le tragus de l'oreille gauche.

Le 25, survint un frisson de trois quarts d'heure de durée, suivi d'une période de chaleur et d'une période de sueur. Temp. 39°6, pouls 104. La région auriculaire et la paroi du conduit auditif externe se tuméfièrent ; il s'écoula par ce dernier une petite quantité d'un liquide jaunâtre. L'examen de l'oreille par la méthode de Valsalva occasionnait des douleurs très-violentes dans les parties profondes.

La nuit suivante, nouveau frisson d'une heure de durée. Temp. matin 39°8, pouls 100 ; la tuméfaction de l'oreille devint plus prononcée, les douleurs s'accentuèrent, mais les parties comprises entre le tragus et la plaie restèrent toutefois entièrement indolentes. Les mouvements du maxillaire étaient pénibles, tandis que l'articulation semblait cependant être lib.e On voyait le conduit auditif externe tuméfié et rempli d'un liquide gluant et jaunâtre. Les émissions sanguines locales, le nettoyage du conduit auditif externe et des applications d'acétate de plomb finirent par amener une cessation progressive et durable de ces accidents, de telle sorte que, le 4 novembre, la malade pouvait être abandonnée entièrement guérie.

La cicatrice, fortement rétractée, siégeait en arrière et au-dessous de l'angle du maxillaire, de soite qu'il n'en résultait aucine difformité apparente. Quant à la petite tumeur, siégeant au-dessus du sternum, la malade ne voulut point la laisser extirper.

L'examen minutieux le la tumeur enlevée démontra qu'elle était entièrement remplie de matière sébacée ; le contenu était lié par une graisse gluante, mélangée d'écailles épidermiques fines et de gouttelettes contenues en partie dans des cellules. La tumeur elle-même était constituée par un kyste uniques dont la paroi était plus mince au niveau du segment antérieur, plus épaisse au niveau du segment postérieur, dans le point où la tumeur adhérait à la carotide ; nulle part, du reste, son épaisseur ne dépassait une à une ligne et demie. Cette paro, était formée par une peau assez lisse, revêtue d'un épiderme, et dans laquelle on rencontrait des glandes sebacées disséminées au niveau du segment antérieur, confluentes et très-volumineuses au niveau du point d'implantation du kyste. La plaque dure, qu'on avait trouvée à ce niveau, était constituée par un cartilage ferme et même par un fibro-cartilage arrivé a son entier développement, présentant la structure des cartilages de l'oreille. Il me semble des lors à peine douteux que nous ayons eu affaire là à une tumeur provenant d'un vice de conformation ; tumeur dont le développement a été d'abord lent et insensible, plustard rapide et manifeste. Ce développement a dépendu évidemment de la sécrétion plus abondante des glandes sébacées de la paroi du kyste, et il est même fort possible que les frictions (avec une substance dont la nature nous est inconnue) aient été le point de départ de cette irritation secrétaire.

La tumeur concomitante, qui siége au-dessus du sternum, a probablement une semblable étiologie.

On accordera d'ailleurs qu'une telle combinaison d'un sac dermoïde, à sécrétion essentiellement huileuse, avec une plaque de cartilage fibreux dans la profondeur et situé immédiatement au devant de la carotide, est ure sorte de reproduction des parties constituantes de l'oreille externe, en ce sens qu'il représente le conduit auditif externe, avec sa sécrétion sébacée, ainsi que le fibro-cartilage du tragus. S'il faut considérer cette reproduction comme étant de nature tératologique, c'est-à-dire comme un vice de formation embryonnaire, le tout devra recevoir_ la dénomination de *tératôme auriculaire* (*auriculares teratom*).

Nous trouvons dans la thèse de M. Guérin une observation de kyste congénital de la région supérieure du cou, qui, par son siége et ses particularités anatomiques, nous semble pouvoir être rapproché du cas de Virchow.

OBSERVATION V.

Kyste congénital de la région supérieure du cou, par Campenon (1).

Le 15 juin 1870, entrait au n° 15 de la salle Saint-Côme, dans le service de M. Giraldès, à l'hôpital des Enfants, le nommé D. Antoine.

Agé de 11 ans, d'une bonne santé générale, cet enfant présente au niveau de la région parotidienne gauche une tumeur du volume d'un petit œuf environ. Cette tumeur date de la naissance et n'a cessé depuis de s'accroître progressivement, bien que d'une façon très-lente. De forme oblongue verticalement, elle s'étend du bord antérieur du sterno-mastoïdien au bord postérieur du maxillaire inférieur et du lobule de l'oreille à deux travers de doigt en dehors de l'angle de la mâchoire. La peau offre un aspect cicatriciel au sommet de la tumeur, cicatrices dues à des applications caustiques superficielles faites il y a quelque mois. Elle est adhérente à ce niveau, tandis que partout ailleurs elle glisse facilement. Lorsqu'on palpe la tumeur, on reconnaît facilement qu'elle est liquide : toutefois la fluctuation n'est pas franche, ni la consistance partout égale, différence qui semble en rapport avec le siége même de la cicatrice. Irréductible, ne variant pas avec l'effort, sans battement ni souffle, absolument indolente, la tumeur ne paraît que peu mobile sur les parties sous-jacentes. Elle ne fait d'ailleurs aucun relief dans la cavité buccale.

M. Giraldès diagnostiqua un kyste congénital de la région supérieure du cou, probablement uniloculaire.

Le 1er juillet, on pratique une ponction capillaire dans la tumeur, mais il ne sort que quelques gouttes d'un liquide brunâtre. Même résultat avec un trocart à hydrocèle. Interrogeant de nouveau le malade, on apprend qu'il a reçu dernièrement un coup assez violent sur sa tumeur. M. Giraldes conclut à la présense de caillots dans la poche et se décide à en pratiquer l'excision partielle de la paroi cutanée.

(1) Thèse de L.-F. Guérin. Paris 1876, p. 28.

A peine le kyste est-il ouvert qu'il s'en échappe une bouillie brunâtre analogue à des caillots sanguins.

La partie restante du kyste est touchée au crayon de nitrate d'argent.

Les suites de l'opération furent des plus simples : la guérison complète en vingt jours.

La partie excisée fut remise à M. Hayem, qui voulut bien en faire l'examen histologique que nous résumons ici : couche épithéliale à cellules polygonales inégales. Cette couche repose sur un tissu cellulofibreux, dense, formant la coque du kyste, qui est absolument uniloculaire, mais à aspect légèrement tomenteux.

Nous croyons qu'il s'agissait bien dans ce cas d'un kyste branchial enflammé sous l'influence du traumatisme. Sa congénialité, son siége, la nature de son contenu, et enfin la texture caractéristique de ses parois plaident fortement en faveur d'une semblable origine.

Il reste à savoir si la guérison a été persistante, car il est assez rare de voir une simple cautérisation au nitrate d'argent détruire complètement une paroi bien organisée. A notre sens, l'extirpation complète, comme elle a été pratiquée dans les cas que nous venons de signaler, eût été préférable. C'est la seule manière, en effet, de se mettre à l'abri d'une récidive presque fatale, pour peu qu'il reste des parcelles de la paroi emprisonnées au-dessous de la cicatrice.

Les cas qui suivent démontrent que la nature de l'épithélium n'est pas constante et que c'est tantôt celui de la peau, tantôt celui des voies respiratoires.

Nous trouvons dans le dernier fascicule des Archives de Langenbeck paru cette année, deux observations très-intéressantes de kyste fistuleux congénital du cou, l'une due au professeur E. Neumann, l'autre au Dr P. Baumgarten, de Kœnigsberg (1). Nous reproduisons ces deux observations.

(1) Zwei Falle von Fistula colli congenita cystica (Kiemengangscyste Roser), Arch. f Klin. chir. 1877 Bd XX, Heft 4, s. 819.

Observation VI.

Premier cas (Neumann).

J.-F..., 23 ans, domestique, entrée à l'hôpital, le 30 novembre 1874, dit avoir eu, depuis sa naissance, une *nodosité*, du volume d'un pois, siègeant dans la fossette du cou et qui augmenta graduellement de volume, de façon à atteindre les dimensions d'un œuf d'oie, à l'âge de 19 ans. A partir de cette époque jusqu'à il y a deux ans, la tumeur s'arrêta dans son développement, sans avoir donné lieu jusqu'ici à aucun trouble; plus tard, et dans ces deux dernières années surtout, il était survenu de l'enrouement. Lors de son admission, la patiente, qui est robuste et bien portante, présentait à la face antérieure du cou, environ à un centimètre à droite de la ligne médiane, une tumeur s'étendant, depuis le bord superieur du sternum, en haut et à gauche; elle était de forme elliptique à grand diamètre vertical mesurant 9 centimètres et à diamètre transversal de 6 centimètres. La tumeur était lisse, de consistance molle; la peau était normale à son niveau et se laissait facilement soulever; les vaisseaux ne sont pas dilatés. L'extirpation fut pratiquée avec succès, le 4 décembre de la même année, par le prof. Schönborn.

On me donna à examiner le contenu du kyste ainsi que le sac kystique extirpé et revenu sur lui-même. Le contenu était constitué par une matière d'un gris jaunâtre, sale, consistante, analogue à de la terre glaise. Au microscope on y trouvait, outre une masse moléculaire granuleuse, de nombreuses tablettes de cholestérine. La paroi du sac était constituée, d'une façon générale, par une membrane conjonctive mince, plissée, dont la surface interne, assez lisse et d'un rouge pâle, rappelait plutôt l'aspect d'une séreuse que celui d'une muqueuse. Par sa surface externe, elle adherait de toutes parts à des lobules graisseux et à du tissu cellulaire lâche. Ce n'est qu'en avant, au niveau de la ponction, que, dans l'étendue d'un thaler, la paroi du kyste était dure, presque cartilagineuse et d'une épaisseur d'une demi-ligne, avec des proéminences granuleuses sur sa face interne; çà et là cette face était tapissée par un épithélium pavimenteux. L'examen de coupes faites sur des pièces durcies et examinées au microscope, démontra que l'épithélium ne présentait pas partout ce même caractère, mais qu'en bien des points on avait affaire à de l'épithélium vibratile stratifié; celui-ci présentait du reste tous les caractères bien connus de l'épithélium des voies respiratoires. La couche épithéliale atteignait une epaisseur de six centièmes de millimètre et contenait, outre les cellules vibratiles bien développées, des cellules polygonales irrégulièrement encastrées entre les extrémités inférieures des premières. Partout où l'on trouvait de l'épithélium pavimenteux, on pouvait reconnaître une stratification tres-nette. Nulle part le caractère épidermoïdal n'était bien accentué, et partout les glandes, les conduits pileux et les papilles faisaient défaut.

Sous l'épithelium, dans les points correspondant aux parties minces de la paroi du kyste, se trouvait un réseau lâche de tissu conjonctif aréolaire, contenant un assez grand nombre de cellules arrondies, et traversé à sa partie externe par des amas de cellules adipeuses. On y trouvait en outre des fibres élastiques plus épaisses. La partie, épaisse et dure, que l'on trouvait à la région antérieure du kyste était constituée par des faisceaux fibreux, fortement serrés les uns contre les autres, d'une largeur assez uniforme, parallèles à la surface libre du kyste, juxtaposés les uns au-dessus des autres et séparés seulement par un petit nombre de corps cellulaires allongés. A ce niveau, les fibres élastiques faisaient défaut, et les vaisseaux semblaient également plus rares que dans les autres parties.

OBSERVATION VII.

Deuxième cas (Baumgarten).

M. S..., 58 ans, remarqua, au printemps 1874, à la partie latérale droite du cou, une petite tumeur, siégeant immédiatement au-dessus de la clavicule; tumeur qui se développa lentement. A la fin de juillet 1875, cette tumeur s'étendait depuis la face antérieure du sterno-mastoïdien droit et de la clavicule jusqu'à la corne de l'os hyoïde. Elle présentait un étranglement à sa partie médiane; à son niveau la peau était normale et sans adhérences. Surface lisse, fluctuation manifeste. Tumeur non réductible. Il n'y a jamais eu de fistule du cou. Vers la fin de juillet, on pratique une ponction, et le 5 août on procède à l'extirpation de la tumeur. Opération assez facile ; guérison au bout de huit jours.

Le kyste extirpé a la forme d'une bouteille; sa partie externe est lisse, sans dépressions, ni diverticulums ; çà et là du tissu musculaire y adhère. Le kyste mesure 6 cent. en longueur; son pourtour inférieur est de 3 centim. et demi, le supérieur de 2 centim. Le contenu évacué a une couleur jaune ; sa consistance est pâteuse; il se laisse étirer en fil. La paroi interne du kyste est en tous points revêtue d'une couche plus ou moins épaisse de cette matière cohérente. Après avoir débarrassé avec soin la membrane de ce produit de sécrétion, au moyen de la solution de *Cinna*, on constate que sa surface interne est lisse. Ce n'est qu'au niveau de l'étranglement qu'elle est interrompue par trois saillies linéaires de 2 à 3 millimètres de hauteur, placées à égale distance les unes des autres et qu'une traction dans le sens du grand axe est incapable de faire disparaitre. De plus, en examinant de près la partie supérieure de cette face interne, on y trouve de petites dépressions, en même temps que la face externe de cette même partie est trèsluisante, tandis que, dans la partie inférieure, l'aspect est plutôt chagriné, sans qu'il y ait cependant de cryptes visibles.

A l'examen microscopique, la partie morphologique du contenu se montre constituée en grande partie par des cellules plates, à un ou plusieurs noyaux, qui sont parsemées d'un grand nombre de granulations graisseuses, d'un jaune foncé. A côté de celles-ci, d'autres cellules plus petites, arrondies, granulées, à un ou plusieurs noyaux, ressemblant aux corpuscules de pus; puis des globules rouges du sang, les uns à l'état frais, les autres à différents stades de décomposition. La masse cohérente est constituée par de la fibrine inorganisée, parsemée de globules rouges. En passant une aiguille sur la surface interne du kyste, on obtient un épithélium cylindrique, allongé, mince et pâle; les corps cellulaires, légèrement granulés, se terminent inférieurement par une extrémité rétrécie, qui contient un noyau plus ou moins manifeste, souvent une vacuole, tandis que leur partie supérieure est limitée par un bord à contour net, d'un aspect brillant, duque émerge le plus souvent des couronnes de gros cils.

La paroi du kyste, durcie dans le liquide de Muller, a pour substratum un tissu conjonctif, dont les faisceaux fibreux affectent le plus souvent une disposition circulaire. Ce tissu conjonctif est traversé partout par des fibres élastiques larges et longues, affectant également une direction transversale. Le tissu conjonctif pariétal ne contient le plus souvent qu'un petit nombre d'éléments cellulaires. Immédiatement au-dessus de l'épithélium, se trouve le plus souvent une couche mince de petites cellules épithéloïdes, arrondies, très-serrées les unes contre les autres. On rencontre en plusieurs endroits de gros troncs artériels et veineux, à direction longitudinale. Pas d'éléments cellulaires dans la paroi.

Pour ce qui est de l'épithélium, on trouve partout une couche épaisse, de 2 à 5 centièmes de millimètre, de cellules épithéliales cylindriques, à disposition stratifiée et reposant presque constamment sur une couche unique d'autres cellules épithéliales cubiques. Cette couche épaisse d'épithélium pénètre aussi bien dans la profondeur des dépressions glanduliformes de la portion supérieure du kyste, qu'elle revêt toute la surface des saillies, dont il a été question plus haut. Sur le bord libre de l'épithélium, on peut encore, en plusieurs endroits, reconnaître des cils vibratils plus ou moins bien conservés. Entre les cellules cylindriques, on trouve aussi des cellules en forme de *timbale*. A côté de cet épithélium à cils vibratiles, on constate souvent, sur la même coupe, un épithélium pavimenteux stratifié, ayant une épaisseur de 23 millièmes de millimètre et rappelant par sa forme et la disposition de ses éléments, le revêtement épithélial de la cornée. Il semble d'ailleurs que la majeure partie de la portion supérieure de la face interne du kyste, est revêtue d'épithélium cylindrique, tandis que la portion inférieure, qu'on a dit être chagrinée, présente surtout de l'épithélium pavimenteux. Au point correspondant à la ponction faite avant l'ablation du kyste, on trouve, au lieu de l'épithélium susdit et du tissu conjonctif superficiel, une masse cellulaire dense, faisant une saillie en forme de champignon ; cette masse est constituée par des cellules grosses et petites, entre lesquelles cheminent des vaisseaux à parois minces, remplis de globules rouges. Les petites cellules ressemblent assez aux corpuscules de la lymphe et du pus ; les grandes, au contraire, ont tous les caractères des grosses cellules plates ou cubiques et contiennent souvent plusieurs noyaux ou même des *cellules* à leur intérieur. Le tissu conjonctif de la paroi est à ce niveau le siége d'une infiltration cellulaire et d'une hyperhémie très-prononcée.

Pour expliquer la formation de ces deux kystes, Neumann et Baumgarten se rallient à l'opinion de Roser(1), qui rattache certains kystes du cou aux fistules congénitales et les fait dériver d'une occlusion incomplète des fentes branchiales de l'embryon. Cette théorie seule, en effet, peut expliquer les particularités anatomiques, qu'ils ont longuement et soigneusement décrites. Ils ajoutent même que, dans les cas douteux, l'examen histologique de la paroi acquiert une valeur diagnostique considérable, au point de vue de l'origine de ces kystes. Dans le premier cas (Neumann), la position de la tumeur, sa congénialité manifeste suffisent pour faire admettre sa nature branchiale. Mais il n'en est pas de même pour le deuxième cas (Baumgarten), où la congénialité est loin d'être évidente ; cependant la forme *canaliculée* du kyste, sa direction, son attache à l'os hyoïde, ainsi que l'étranglement, qui existe en son lieu, tout cela joint aux caractères histologiques constatés, parle en faveur d'un trajet fistuleux antérieur, passé inaperçu pour le malade.

Nous ne voulons pas laisser passer ces deux faits sans relever une erreur de priorité, commise au détriment

(1) Loc. cit., p. 170.

Cusset.   **10** d'un savant français ; il s'agit de M. le professeur Robin. Après avoir fait remarquer *la combinaison très-curieuse des deux épithéliums*, vibratil et pavimenteux, ces deux auteurs semblent vouloir dire qu'ils sont les premiers à signaler ce fait. Or, dès 1866, M. le professeur Robin, chargé d'examiner une tumeur de ce genre, opérée par Nélaton, signalait cette particularité anatomique intéressante. La relation de l'observation se trouve tout entière dans la thèse de Demoulin, où l'on voit en même temps une très-belle planche, représentant la coupe des parois du kyste avec les variations de l'épithélium, planche *delin.* par M. le professeur Robin lui-même. Nous ne pouvons mieux faire que de donner ici cet examen (1) :

Examen histologique fait par M. le prof. Robin. — La pièce présente une dépression à surface muqueuse profonde de 1 à 3 millimètres ; sa longueur est de 2 centimètres, sur une largeur de 1 centimètre à 1 cent. et demi. Elle présente quelques dépressions larges de 1 à 6 millimètres sur 1 à 4 millimètres de profondeur.

Le tissu, d'aspect muqueux, est lisse, mou, blanchâtre, plus mince que le derme, avec lequel il est continu. A son niveau, le tissu sous-jacent est un peu congestionné.

L'épithélium de cette dépression d'aspect muqueux est pavimenteux, formé de cellules faciles à isoler. Les cellules de la couche la plus superficielle de cet épithélium sont dépourvues de noyaux.

Les plus grandes des dépressions sus-indiquées présentent sur leur surface des papilles vasculaires ; ces dépressions sont tapissées d'un épithélium pareil au précédent Mais ces dépressions présentent des arrière-fonds ou culs-de-sac pleins d'un mucus transparent et très-visqueux. Ces arrière-fonds sont tapissés d'un épithélium prismatique à cils vibratiles.

Les cellules prismatiques sont des mieux caractérisées, pareilles à celles de la trachée ; au-dessous d'elles, on trouve une couche assez épaisse, formée de plusieurs rangées d'épithélium nucléaire à noyaux sphériques, soit contigus, soit écartés par un peu de matière amorphe, non encore segmentée.

Quelques-uns de ces arrière-fonds présentent une ou plusieurs longues

____

(1) Demoulin. Thèse de Paris 1866, n° 256, p. 31.

papilles vasculaires tapissées, soit d'épithélium prismatique cilié, soit au contraire seulement par la rangée des épithéliums nucléaires précédents.

Dans le mucus, on trouve des cellules épithéliales prismatiques, à sommet, soit coupé nettement, soit prolongé par un mince filament ou queue.

Leur extrémité libre a une bordure hyaline assez épaisse, portant des cils, qui sont longs et nettement limités. Il renferme aussi quelques noyaux de l'épithélium nucléaire sus-indiqué, qui, ainsi que les précédents, sont dépourvus de nucléoles.

Comme on le voit, sauf le stroma conjonctif sous-épithélial, ces auteurs n'ont rien ajouté à l'excellente description de M. le professeur Robin.

Depuis lors de nouveaux faits très-remarquables, dont nous reproduirons quelques-uns au paragraphe des kystes sous-hyoïdiens, ont été observés par des médecins français.

M. S. Duplay a publié dans les *Archives de médecine* l'observation suivante :

OBSERVATION VIII.

Kyste branchial du cou, ayant probablement succédé à une fistule branchiale borgne interne, par M. Simon Duplay (1).

Un soldat, âgé de 22 ans, entré à l'hôpital Beaujon, le 8 octobre 1870, pour une plaie du sourcil, sans gravité, me montra, au moment où il allait quitter mon service, une petite tumeur, qu'il porte à la région antérieure du cou, et qui présente les caractères suivants : Elle siége à droite de la ligne médiane, entre le bord sterno-mastoïdien et la trachée, à l'union du quart inférieur avec les trois quarts supérieur du cou. Son volume est à peu près celui d'une noisette : elle fait corps avec la peau, qui présente une coloration légèrement violacée. Molle et franchement fluctuante à son centre, elle est résistante à sa périphérie, et manifestement formée par des parois dures et épaisses. La poche ne paraît pas très-remplie et par une pression soutenue, elle semble s'affaisser légèrement. La palpation, la pression, ne déterminent aucune douleur. De la partie supérieure de cette petite tumeur, part un cordon arrondi, dur, de la grosseur d'une plume de corbeau, qui s'étend en

(1) Archiv. gén. de méd. 1875, vol. I, p. 78.

haut et en arrière, en remontant sur les côtés de la trachée et du carti
lage thyroïde, et en s'enfonçant de plus en plus profondément. à mesure
qu'il s'élève, pour se terminer enfin à l'extrémité postérieure de la
grande corne droite de l'os hyoïde. avec lequel il semble adhérer
Malgré la dureté de ce cordon, on peut s'assurer qu'il renferme dans.
son intérieur une petite quantité de liquide, que l'on peut faire refluer
dans la poche inférieure et *vice-versa.*

Il n'existe d'ailleurs aucun trouble fonctionnel, ni du côté du pharynx,
ni du côté du larynx ou de la trachée. Le malade prétend ne s'être
aperçu que depuis quelques mois de la présence du cordon, qui était un
peu plus développé qu'aujourd'hui. Il affirme très-nettement que la
petite tumeur, qui termine le cordon, n'existe que depuis un mois.

Malgré les instances de M. Duplay, le malade sortit,
mais, comme le fait remarquer cet habile observateur.
quoique la communication avec le pharynx soit loin
d'être démontrée, on peut du moins supposer qu'elle
existait ou qu'elle avait existé à un moment donné. Toutefois, en supposant qu'elle ait disparu, la tumeur allongée devrait dans ce cas être considérée « comme un
kyste branchial, dû à l'occlusion de la troisième fente
branchiale à ses deux extrémités, avec persistance d'un
trajet intermédiaire.»

Les deux observations qui suivent nous paraissent encore pouvoir entrer dans la classe des kystes branchiaux.

OBSERVATION IX.

Kyste congénital du cou, par J. Gilles (1).

Un enfant vint au monde avec une petite tumeur au cou, qui se développa avec tant de rapidité que le 8 janvier, lorsque l'enfant fut reçu
à la Clinique, elle occupait toute la moitié gauche du cou et la base
correspondante de la mâchoire inférieure. Elle était molle, élastique,
fluctuante ; un sillon transversal semblait indiquer la séparation de la
cavité en plusieurs loges. Il ne pouvait y avoir de doute sur l'existence
d'un kyste congénital du cou. Le développement rapide de la tumeur
engagea le docteur Wurtzer à y pratiquer une ponction, avec l'intention, toutefois, de la faire suivre de quelques injections, si cette opé-

(1) Arch. gén. de méd. 1853, vol. I, 5° série, p. 82.

ration ne suffisait pas pour produire une inflammation adhésive, Après que cette ponction eut donné cours à 9 onces d'un liquide qui contenait une grande quantité d'albumine, trois fils de soie, de couleur variée, furent conduits à travers la base de la tumeur et liés au-dessus du sac vide : l'enfant supporta bien cette opération.

L'enfant, resté calme pendant le jour, fut pendant la nuit pris de fièvre traumatique. Le lendemain, la partie serrée par la ligature était turgide et plus chaude. Le 11 janvier, augmentation de la fièvre. L'enfant a poussé des cris, et, de temps en temps, a été tourmenté par des convulsions des pieds, des mains et des yeux. Le kyste s'est de nouveau rempli de liquide. Dans le but de diminuer le travail inflammatoire, on enlève les fils qui serrent la base de la tumeur : réfrigérants glacés. Aucun nonveau phénomène ne survient jusqu'au 17. Alors, en pressant sur la tumeur, on fait sortir par deux trous qui correspondent au passage des fils un liquide jaunâtre et visqueux. Cet écoulement se continua le 18 et les jours suivants : mais, le 26, il n'existait plus. La tumeur était alors plus tendue et plus sensible : survinrent de la diarrhée, des vomissements, des convulsions, et l'enfanf succomba. L'autopsie démontra qus les parois de ce kyste étaient formées par un dépôt plastique, disposé en couches lamelleuses; la paroi interne du kyste était revêtue par une membrane dont la nature se rapprochait d'une muqueuse. Il existait deux cavités communiquant par un canal étroit. La plus grande, du volume d'un œuf de poule, était remplie d'un pus jaunâtre ; la plus petite avait la capacité d'une noix.

<h3 style="text-align:center">Observation X (1).</h3>

La femme Lecomte, habitant le Havre, âgée de 30 ans, est bien constituée et a toujours joui d'une bonne santé. La menstruation est régulière. A l'àge de 25 ans, apiès une fausse couche, elle s'aperçut du développement d'une petite tumeur dure, arrondie, ayant son siége sur la partie latérale gauche du cou, en arrière de la branche de la mâchoire inférieure. Cette tumeur, indolente, sans changement de couleur à la peau, ne fit d'abord que des progres très-lents et ne détermina aucun accident; mais s'étant accrue tout à coup et avec rapidité, elle obligea la malade à réclamer les secours de l'art.

Le 6 juin 1837, jour de l'entrée à l'hôpital, on observe sur la partie latérale gauche du cou, une tumeur ovoïde de la grosseur du poing, dirigée obliquement de haut en bas et d'arrière en avant. bornée en haut par le lobule de l'oreille. au niveau duquel elle semble se terminer par une espèce de pédicule, qui s'erfonce dans l'excavation parotidienne. La grosse extrémité dirigée en bas, se termine à un pouce

(1) Arch. gén. de med. 1839, 3° série. t. V, p. 269.

environ au-dessus de la clavicule gauche. En dedans et en avant, elle est bornée par la branche et la base de la mâchoire, qu'elle longe jusqu'auprès du menton, puis par le larynx, qu'elle repousse un peu à droite; en dehors, elle est limitée par le bord externe du trapèze, le sterno-cleido-mastoïdien qu'elle souleve et refoule en dehors; la partie inférieure de ce muscle est fortement tendue.

Cette tumeur dont le diamètre vertical a trois pouces et demi, le diamètre transversal deux pouces et quelques lignes, est indolente et assez dure, quoique cependant élastique. En appuyant les doigts sur ses extrémités opposées, on perçoit une fluctuation obscure. La peau est saine et mobile dans tous les points.

Le 7 juin, on pratique, en avant et en bas, une incision verticale longue de deux pouces environ, qui se termine à la partie la plus déclive du kyste. Il s'écoule un grand verre d'un liquide homogène, assez consistant, couleur de café au lait, chargé à sa surface de paillettes très-brillantes, comme micacées. On s'assure alors que le sac n'est point multiloculaire : il est constitué par deux membranes, l'une externe fibreuse, blanchâtre, assez résistante; l'autre interne, molle, rougeâtre, fongueuse, comparable à la muqueuse de l'estomac, légèrement enflammée. Le sac, aussitôt après avoir été évacué, est revenu rapidement sur lui-même, et une portion de ses parois fait hernie entre les lèvres de la plaie. Ou excise toute cette partie ; on remplit la cavité du kyste de bourdonnets de charpie, et le tout est maintenu comprimé par quelques tours de bande. Quelques heures après l'opération, les règles que la malade n'attendait que dans quelques jours, paraissent et coulent avec abondance.

Le 8, peu de fièvre, céphalalgie légère ; pas de douleur au cou.

Le 15, la suppuration est établie ; elle est assez abondante ; quelques douleurs peu intenses se manifestent dans la région de la tumeur.

Le 17, la malade quitte l'hôpital pour retourner au Havre; tout fait espérer qu'elle sera parfaitement guérie en peu de temps.

(Observ. recueillie dans le service de M. Flobert. à Rouen, par M. Laloy).

Il nous reste encore à examiner les tumeurs kystiques, composées, comme celles dont nous venons de donner des exemples, d'une paroi propre avec épithélium pavimenteux ou vibratile, mais qui contiennent en outre des produits qu'on a appelés *fœtaux parasitaires* (dents, maxillaire, etc.), et qui semblent appartenir véritablement aux kystes fœtaux ou par inclusion.

Heusinger, étudiant ces tumeurs, admet qu'un germe anormal a été emprisonné de très-bonne heure dans une des fentes branchiales. Le cas le plus remarquable, qu'il cite à ce sujet, est celui de Renner, dans lequel « un fœtus très-petit, ratatiné, mais entièrement développé, fut trouvé au-dessous de la peau du cou, dans une cavité lisse, immédiatement en arrière de la parotide, chez une vache». Dans un autre cas on trouva dans une tumeur du cou chez une femme « un fœtus complet ayant la longueur d'un doigt». Malheureusement, de l'aveu même de l'auteur, l'authenticité de ces faits n'est pas à l'abri du soupçon.

Nous ne voulons pas discuter ici la théorie des kystes fœtaux par inclusion, mais en relisant les observations de ceux qu'on a trouvés au cou, il est facile de faire cette remarque que dans l'immense majorité des cas, un maxillaire inférieur plus ou moins informe, muni ou non de ses dents, *mais toujours greffé sur la mâchoire du sujet porteur* (jamais sur un autre point), constitue la seule production fœtale. C'est là un point que Cruveilhier ne manque pas de faire ressortir «comme une chose remarquable» lorsqu'il traite des parasites maxillaires (1). M. Magitot (2) cite un cas de diplognathie du genre hypognathe chez l'homme, dans lequel «le maxillaire supplémentaire était fixé sans discontinuité de tissu à la moitié droite de la mâchoire inférieure du sujet. » Les follicules dentaires déviés avaient formé un nombre indéfini de kystes, mais nulle part on n'a pu rencontrer une seule production osseuse ayant une organisation définie et reconnaissable, capable de faire admettre un fœtus inclus. M. Magitot, rapprochant ce cas de celui présenté à l'académie de médecine par M. Verneuil, au nom de MM. Lafont et Nepveu (3), entre dans des considérations

(1) Anat, path. t. I, p. 368.
(2) Ann. de gyn., t. IV, p. 81, et 161.
(3) Arch, de tocologie 1875, t. II, p. 502.

tératogéniques très-savantes, où il admet avec MM. Lereboullet, Gerbe, Robin et Broca, que ces tumeurs dérivent non d'une monstruosité double, mais d'une *bifurcation de l'arc maxillaire*. C'est également ce qui nous semblait ressortir des observations de Joube (1), de Daubenton (2), de Gilles (2ᵉ cas)(3), etc. Les petits intestins signalés par Joube et Daubenton n'étaient probablement autre chose que les kystes dentaires folliculaires décrits par M. Magitot.

Donc, sans nier l'existence des kystes fœtaux par inclusion du cou, nous croyons, en nous basant sur l'autorité des auteurs cités ci-dessus, que le plus souvent ce ne sont que des kystes branchiaux dûs à une bifurcation du premier arc (arc maxillaire), où du deuxième, comme cela paraît avoir eu lieu dans l'observation de Giraldès, dont nous donnons ci-après le résumé.

On pourrait encore admettre que les stries cartilagineuses, qui apparaissent dans chaque arc branchial, n'ont pas pu, par suite d'un trouble dans le développement, subir leur régression normale, qui devait aboutir à la formation de parties molles simples. Ces parties solides, cartilagineuses ou osseuses, sont restées adhérentes à la paroi du kyste, ou bien s'en sont détachées et flottent à son intérieur. Pour notre part, cette hypothèse nous satisfait bien mieux que celle de l'inclusion fœtale, que nous n'entendons pas nier, mais qui a déjà été si fortement ébranlée depuis son apparition.

Nons résumons ici une observation remarquable de Gilles.

(1) Hist. de l'Acad. royale des sciences 1754. Paris 1759, p. 62.
(2) Hist. nat. de Buffon 1766, t. IV, p. 381.
(3) Archiv. gén. de méd. 1853, 5ᵉ série, t. I, p. 81.

Observation XI.

Kyste congénital du cou, par Gilles (1). (Résumé).

Il s'agit d'un enfant de 20 mois qui vint au monde avec une tumeur grosse comme un œuf de poule, située latéralement dans la région sus-hyoïdienne gauche. Elle était mollasse, non douloureuse et mobile.

Actuellement l'enfant est cachectique, à front large, ne tient pas sur ses pieds et ne parle pas. La tumeur s'étend de l'apophyse mastoïde gauche vers le menton; oblongue, un peu mobile, douloureuse, elle a le volume de deux poings et pend comme un sac. Un sillon la divise en deux, le lobe gauche est rempli d'une masse dure et n'est pas douloureux.

Le docteur Wurtzer, après avoir tonifié l'enfant, pratiqua une première opération le 7 décembre. Incision de l'oreille au menton; il s'écoula trois onces d'un liquide visqueux, renfermant des granulations semblables à des grains de millet. Vers le bord externe du maxillaire, on trouve une masse arrondie et dure, adhérente, qu'on réséqua. On s'aperçut qu'il s'agissait d'une masse fibreuse, et on lia les vaisseaux. L'examen microscopique fit reconnaître dans le liquide quelques cellules de tissu lamelleux et cylindrique, et dans la masse dure des fibres celluleuses, séparées par des cellules de graisse et des cristaux.

Le 13 janvier, deuxième opération, la plaie étant bourgeonnante, mais non cicatrisée, nouvelle incision parallèle au maxillaire inférieur; on fit l'extraction d'un os aigu qui apparut à la partie supérieure de la plaie. Cet os ressemblait à une dent incisive, mais on ne put dire s'il était ou non détaché dans le kyste. Le liquide évacué renfermait des corpuscules d'exsudation et des cellules épithéliales. Bourgeonnement, suppuration.

Le 17 février, troisième opération; Wurtzer conduisit vers l'oreille l'incision qui restait de la deuxième opération, et, après avoir disséqué la peau de chaque côté, il extirpa toute la masse morbide. On lia six vaisseaux.

La portion de la tumeur située vers le menton était graisseuse et contenait un kyste contracté dans un canal étroit. A la partie postérieure, vers l'angle de la mâchoire, le kyste fibreux était attaché à un fragment osseux, entouré de perioste, et à la partie antérieure, on trouvait une masse saillante, de nouvelle formation qui ressemblait à une mâchoire et dans laquelle on pouvait facilement reconnaître un condyle et une apophyse coronoïde: la membrane qui fixait cet os au maxillaire contenait plusieurs vaisseaux. Cicatrisation. récidive.

(1) Archiv. gén de méd. 1853. t I, p. 84.

Le 5 août, quatrième opération; ablation du reste du kyste. L'enfant se rétablit, sortit de l'hôpital, mais succomba chez ses parents par manque de soins.

Pour notre part, au lieu de faire de cette tumeur une inclusion fœtale, il nous paraît plus rationnel de la faire dériver d'un trouble survenu dans le développement de l'arc maxillaire, qui aurait entrainé un vice de soudure de la première fente branchiale. Le kyste, en effet, n'occupait-il pas exactement le siége de cette fente? — De plus, ne peut-on pas admettre que l'arc maxillaire a émis par son bord inférieur une sorte de bourgeon supplémentaire, qui aurait produit l'os trouvé dans la tumeur, d'autant plus que celui-ci était resté adhérent au maxillaire normal, et qu'il en recevait des vaisseaux.

OBSERVATION XII.

Kyste congénital du cou, par Giraldès (1). (Résumé).

Il s'agit d'une enfant du sexe féminin, née avec une tumeur du cou, du volume d'une grosse orange, étendue du lobule de l'oreille gauche qu'elle repoussait en haut jusqu'à la fourchette du sternum, parallèlement en dehors au muscle sterno-mastoïdien qu'elle couvrait complètement. Cette tumeur était régulièrement arrondie, elle se tendait quand l'enfant faisait des efforts ou poussait des cris, et se divisait en deux lobes à peu près égaux, l'un supérieur, l'autre inferieur. Consistance molle, fluctuation manifeste. Les doigts sentaient par la pression des masses dures, marronnées, flottant dans son intérieur. Ponction exploratrice donnant un liquide jaune rougeâtre, légèrement opaque, de couleur acajou clair, ne collant pas aux doigts On peut alors sentir que les masses dures ne sont pas complètement libres, mais qu'elles forment une sorte de grappe et qu'elles sont réunies entre elles par un pédicule commun. La plus volumineuse et la plus sûre de ces masses est en arrière et en haut. L'enfant pâlit, maigrit, est pris de muguet et succombe un mois et demi après sa naissance.

Autopsie. — Le *fascia superficialis* et le peaucier étalé et hypertrophié recouvrent la tumeur; une bride fibreuse, très-forte et dirigée presque horizontalement sur sa face externe. la divise en deux lobes

(1) Gaz. des hôp, 1860, p. 13.

principaux. La tumeur s'enfonce profondément dans l'épaisseur du cou, en formant un pédicule allongé, qui va s'implanter à l'aide de deux brides fibreuses très-fortes à une petite corne supplémentaire de l'os hyoïde et à la partie latérale du cartilage thyroïde. Ce pédicule, qui constitue une portion rétrécie du kyste, est en rapport en arrière et en dehors avec l'artère carotide primitive et toute la gaîne vasculo-nerveuse.

En résumé, on voit que la tumeur implantée sur les côtés du larynx et l'os hyoïde se porte de là en dehors en s'étalant et se creusant une loge limitée en haut par le maxillaire inférieur, au-dessous duquel on voit la glande sous-maxillaire repoussée, en bas par la clavicule, en dedans par les muscles qui vont du sternum au larynx, et en arrière par le sterno-mastoïdien. Les rapports de cette tumeur avec les muscles et le peaucier expliquent sa tension au moment des cris de l'enfant.

Les parois de la poche ont une épaisseur d'un millimètre et demi, leur surface interne est réticulée comme celle de l'estomac ; sa couleur est d'un rose tendre, elle est tapissée par une couche molle, transparente, ressemblant à du mucus épaissi. Les petites tumeurs contenues, en se pressant, s'aplatissent les unes contre les autres, ressemblent assez bien aux circonvolutions de l'intestin grêle. Réunies ensemble comme les grains d'une grappe de raisin, elles vont s'implanter par un pédicule commun sur la paroi interne de la poche, un peu en avant du point d'insertion des brides fibreuses qui la fixent au larynx.

Au microscope, le mucus épaissi qui tapisse la poche contient des globules sanguins altérés, des cellules fibro-plastiques avec leurs noyaux, des noyaux libres et des plaques épithéliales. La grosse tumeur noirâtre, dure, rénittente qui constitue le lobe supérieur et postérieur de la grappe, contient une pulpe rouge foncé, analogue à de la gelée de groseille très-épaisse. On y trouve de petits corps durs, dont un surtout triangulaire, assez volumineux, dans lequel le microscope découvre des cellules cartilagineuses en grande quantité, des ostéoplastes bien caractérisés et des cellules myéloïdes. Les plus petits ont la même composition. Dans d'autres petits kystes, on trouve tantôt un liquide séreux, tantôt des amas blanchâtres, granuleux, qu'on reconnaît être de la graisse.

Cette tumeur, dont nous avons considérablement abrégé l'observation, nous paraît avoir été développée dans la troisième fente branchiale, comme l'indiquent ses adhérences à l'hyoïde d'un côté, au thyroïde de l'autre. Il nous semble également qu'on peut considérer les petites masses cartilagineuses comme produites par une régression incomplète des stries cartilagineuses qui se forment dans les arcs branchiaux et qui normalement doivent disparaître pour se convertir en parties molles.

B. — *Kystes branchiaux sous-hyoïdiens.* Ceux-là correspondent anatomiquement au siége de la 3ᵉ fente branchiale, c'est-à-dire à celle qui est comprise entre le troisième arc produisant le corps de l'hyoïde et le quatrième, produisant le larynx.

Ils sont situés par conséquent sur la ligne médiane, immédiatement au-dessous de l'os hyoïde auquel ils sont toujours attachés par un pédicule plus ou moins long; ils sont recouverts en avant par les muscles thyro-hyoïdiens et reposent sur la membrane thyro-hyoïdienne. Leur contenu est un liquide filant, albumineux, tenant des grumeaux de matière sébacée en suspension, quelquefois des poils. La face interne de leur paroi est constituée par une muqueuse à épithélium alternativement pavimenteux stratifié et cylindrique vibratile. M. Robin, comme on l'a déjà vu, a été le premier à signaler ce fait (1).

Dans quelques cas on les a trouvés plus bas, vers le milieu de l'espace qui sépare le cartilage thyroïde de la fourchette du sternum (Giraldès) ou immédiatement au-dessus de cette dernière (Bidder). Ce serait alors la quatrième fente branchiale, celle qui est située entre le dernier arc et les vestiges du thorax, qui en aurait été le point de départ.

D'une manière générale, l'origine branchiale de ces kystes nous paraît incontestable, car elle est basée sur leur congénialité, sur leur siége précis et surtout sur la texture et la composition de leurs parois. (On se rappelle

(1) Thèse de Demoulin, Loc. cit.

que l'épithélium qui recouvre les arcs branchiaux est
cilié sur la face interne, pavimenteux sur la face externe).
— Leur adhérence constante au squelette de la région
est aussi un fait en faveur de leur origine embryonnaire.

Lorsque ces sortes de tumeurs viennent à s'enflammer,
c'est toujours du côté de la peau que l'ouverture a lieu;
la raison en est que la membrane thyro-hyoïdienne, dure
et résistante, sur laquelle elles reposent par leur face
profonde, les empêche de rétrograder du côté de la bouche. Cette ouverture donne lieu à une fistule médiane,
excessivement rebelle aux moyens thérapeutiques ordinaires; nous en avons déjà dit quelques mots, en la considérant comme une véritable fistule branchiale secondaire. Les observations que nous donnons ici viennent
donc compléter notre premier chapitre.

OBSERVATION XIII.

Kyste sébacé du cou, par Dupuytren (obs. prise par Rognetta). (1)

Un homme de 50 ans est entré à l'hôpital pour se faire enlever une
tumeur à la partie antérieure supérieure du cou, qui le menaçait de
suffocation imminente.

Cette tumeur du volume d'une orange était située entre l'os hyoïde et
le cartilage thyroïde ; elle se prolongeait en trois directions : en avant
du larynx; de côté à droite; et en arrière dans l'espace hyo-thyroïdien,
où elle faisait une saillie très-considérable, comprimant l'organe de
la voix et menaçant de se rompre du côté des voies aériennes. La tumeur était globuleuse en avant, indolente, sans changement de couleur
à la peau, manifestement fluctuante au toucher. Un doigt, passé par la
bouche, sentait derrière la base de la langue la paroi postérieure de
cette hydrocèle, qui était très-mince et facile à déchirer. Respiration
extraordinairement difficile.

Dupuytren ouvre la tumeur. Soulagement immédiat et cessation
complète des accidents de suffocation. Incision agrandie et mèche de
charpie. Guérison?

« Pour compléter l'histoire de cette hydrobronchocèle, j'ajouterai
qu'au rapport du malade, *la tumeur existait dès l'enfance*; elle avait fait

(1) Revue méd. 1834, t. I, p. 379.

des progrès très-lents et n'avait commencé à l'incommoder que depuis six mois.»

OBSERVATION XIV.

(Recueillie dans le service de M. Nélaton, par M. Anger,
interne des hôpitaux (1).

Henri F..., demeurant rue Amélie, au Gros-Caillou, âgé de 12 ans, est un enfant fort, bien constitué, n'ayant jamais eu de maladie antérieure capable d'expliquer l'affection dont il est atteint.

Il y a trois ans, les parents s'aperçurent qu'une petite grosseur apparaissait sous la mâchoire de leur enfant. Cette tumeur, exactement située sur la ligne médiane, entre le cartilage thyroïde et l'os hyoïde, se développa lentement. grossissant peu à peu, et arriva au volume d'un œuf de pigeon.

Un médecin de province, consulté à ce propos, pratiqua une ponction de la tumeur, et l'incision donna issue à un liquide blanc, albumineux, filant. Le médecin voulut cautériser l'intérieur du kyste, mais les cris et les débats de l'enfant l'en empêchèrent.

Depuis lors, l'ouverture est restée fistuleuse et il s'en échappe un peu de liquide épais, qui se concrète en croûtes sur les bords de l'ouverture.

Depuis l'ouverture du kyste, on n'a fait aucune cautérisation, aucune injection de liquide irritant.

Actuellement, voici ce qu'on observe : entre le cartilage thyroïde et l'os hyoïde, en avant de la membrane thyro-hyoïdienne, exactement sur la ligne médiane, existe un petit orifice à bords épais et calleux ; l'ouverture n'admet qu'un petit stylet.

Par la palpation, on s'assure que cet orifice se continue avec un tissu induré, résistant, se perdant dans la profondeur de la région. Un stylet, introduit par l'orifice, pénètre à une profondeur de deux centimètres et se trouve arrêté, quelle que soit la direction qu'on lui imprime. Il n'y a, d'ailleurs, ni douleur ni gêne, le seul inconvénient est la difformité et le petit suintement qui se fait incessamment par l'orifice fistuleux.

Le 16 février 1866, l'enfant étant chloroformé, M. Nélaton circonscrit l'orifice par deux petites incisions formant un ovale dans lequel est inscrite la tumeur. Puis il dissèque attentivement tout le trajet fistuleux, de façon à l'enlever en totalité avec les tissus environnants. Pendant cette dissection, une veine fut ouverte et donna lieu à un écoulement de sang assez abondant. Les bords de la petite plaie furent réunis à l'aide d'une petite bandelette de diachylon.

Depuis l'opération, aucun accident n'est survenu ; la suppuration, d'abord très-abondante, a diminué peu à peu.

(1) **Thèse de Demoulin 1866, p. 22.**

Aujourd'hui, 23 février, la plaie est dans l'état le plus satisfaisant; son fond, déjà très-rapproché de la surface cutanée, est recouvert de bourgeons charnus, et sans doute la guérison sera complète d'ici quelques jours.

Examen de la fistule. — Après avoir fendu la partie supérieure de la fistule, on constate que sa moitié antérieure est formée d'un tissu cicatriciel blanchâtre, à surface lisse. La moitié postérieure est constituée par une dilatation qui forme un véritable cul-de-sac.

Sa surface est tapissée par une membrane ayant tout à fait l'aspect d'une muqueuse, et rappelant assez bien la muqueuse de la vésicule biliaire par sa coloration et les plis qu'on y observe. Cette surface est comme chagrinée : on y voit des plissements qui donnent lieu à des sillons, à des anfractuosités nombreuses. La paroi de ce trajet fistuleux est épaisse d'un demi-millimètre ; elle est résistante, élastique, solide. Sa face interne est recouverte d'un mucus jaunâtre et granuleux.

En grattant, avec la pointe d'un scalpel, la surface du fond du kyste et portant sous le microscope les parties détachées, on observe comme élément fondamental des cellules prismatiques à cils vibratiles Ces cellules sont très-allongées ; leur queue est très-longue et très-effilée. Par leur surface libre, elles se terminent par un épaississement opaque qui supporte des cils vibratiles. On voit au-dessous quelques cellules allongées fusiformes, mais sans cils vibratiles Dans leur intérieur, on distingue un contenu très-granuleux, et près de la queue un gros noyau avec son nucléole. Entre ces cellules existent quelques granulations graisseuses et mêmes des cellules de graisse.

La paroi qui supporte cette couche épithéliale est principalement formée de tissu élastique et de faisceaux de tissu conjonctif. On n'y remarque aucune glande.

OBSERVATION XV.

Fistule prélaryngée thyro-hyoïdienne, par M. Houel (lue à la
Société de chirurgie, séance du 22 avril 1874) (1)

Le jeune F..., âgé de douze ans et demi, se présente à la consultation de M. le Dr Houel, en novembre 1867, pour une ulcération siégeant à la partie inférieure de la région sus-hyoïdienne, au niveau de la portion médiane de l'os hyoïde. C'est un enfant petit pour son âge et présentant les signes d'une constitution scrofuleuse. Sa naissance a eu lieu après une durée de gestation normale, et il ne semble pas que pendant sa grossesse, sa mère ait éprouvé quelque accident notable.

Il était âgé de 7 ans, quand sa famille s'aperçut pour la première fois

______

(1) Gaz. des hôp., 30 mai 1874, n° 62, p. 491.

qu'il portait sur la ligne médiane antérieure du col, au sommet de l'angle formé par les muscles sus-hyoïdiens et la ligne verticale du larynx, une petite tumeur de la grosseur d'une noisette. Bien que ses parents, personnes instruites et intelligentes, aient montré, dans le cours de la maladie, des qualités précises d'observation, il est probable que la tumeur existait avant qu'ils en fissent la découverte ; l'étude qu'on en fit ultérieurement vient à l'appui de cette opinion et permet d'admettre que cette tumeur était *congénitale*.

Cette tumeur, assez dure, mais fluctuante, prit un développement assez notable pour qu'on consultât un chirurgien, qui, croyant à une adénite suppurée et siégeant, contre la règle ordinaire, sur la ligne médiane, y pratiqua une incision Il fit sortir une petite quantité d'un liquide transparent et assez cohérent pour s'echapper sous la forme d'une grosse goutte visqueuse. Cinq ou six cautérisations furent pratiquées avec l'azotate d'argent dans le fond du sac. La plaie ne se fermait pas et donnait issue à des gouttelettes de liquide que les parents comparent, pour la transparence, à du blanc d'œuf un peu fluide ou à de la salive épaisse.

A l'âge de 9 ans, l'enfant fut présenté à M. Blache, qui institua le traitement anti-scrofuleux qu'indiquait bien la constitution de l'enfant, et prescrivit des applications de glycérine et d'eau de noyer sur la plaie. L'enfant acquit de la force, mais l'ulcération du cou persista avec son écoulement particulier. Deux ans après, M. Demarquay consulté, conseilla de continuer la glycérine et ordonna de faire avec un caustique fumant (les parents ne peuvent donner de renseignements plus précis) des cautérisations qu'on n'osa pas pratiquer. En novembre 1867, l'enfant fut conduit à la consultation de M. Houel : il était alors âgé de onze ans et demi. M. Houel reconnut immédiatement la nature de l'affection, dont il avait déjà eu la bonne fortune d'observer plusieurs cas ; mais comme le mal affectait des caractères en dehors de la forme commune, il fit voir le malade à M. Nélaton qui confirma son diagnostic.

Il s'agissait d'un de ces kystes congénitaux sus-hyoïdiens, que Boyer a le premier signalés, et sur la nature desquels il ne s'est pas prononcé.

Ces kystes congénitaux, une fois ouverts, prennent et conservent l'apparence d'une fistule, plus ou moins large, mais assez facile à reconnaître. Dans le cas actuel, le kyste avait la forme *étalée* : la nature et la persistance de l'écoulement et l'histoire de son évolution avaient suffi à M. Houel pour le reconnaître.

On voyait alors au niveau de l'angle formé par la région sous-hyoïdienne avec le cou, sur la ligne médiane, une petite ulcération, à peu près circulaire, large comme une pièce de cinquante centimes, et don la surface rougeâtre avait un aspect tomenteux et chagriné tout spécial.

Cette ulcération reposait sur une plaque indurée, dépendance manifeste de la peau, que le doigt pouvait suivre jusqu'à l'os hyoïde, au-dessous duquel elle semblait s'enfoncer. La surface était humectée par un liquide qui peut être comparé au mucus normal des glandules du col utérin. L'issue de ce liquide était encore activée par des pressions sur l'induration, au point où apparaissait une gouttelette. C'est en vain qu'on chercha un trajet avec un stylet fin; on ne put rien trouver. Cette exploration pratiquée à diverses reprises n'amena jamais de résultat. On avait vu plusieurs fois les diamètres de cette sorte de plaie diminuer spontanément, mais jamais elle ne s'était fermée : elle avait oscillé seulement entre des dimensions plus ou moins grandes.

En avril 1868, M. Houel pratiqua l'opération. Deux incisions semi-circulaires réunies circonscrivirent dans leur concavité la surface du kyste, à plus de deux millimètres de la périphérie, et furent portées assez profondément pour qu'on vit le tissu adipeux sous-jacent.

M. Th. Anger, qui avait assisté M. Houel dans l'opération, fit l'examen microscopique de la portion de substance extirpée. Son examen devait porter sur deux points essentiels : 1º il devait rechercher quelle était la nature du tissu morbide ; 2º il devait s'assurer si les limites de ce tissu avaient été assez largement dépassées pour qu'on pût espérer une guérison.

Une étude très-attentive lui montra du tissu lamineux et adipeux sur toute la surface profonde du kyste et lui permit de conclure que l'extirpation avait été aussi complète que possible.

Quant à la nature du tissu, le microscope leur révéla que le trajet était recouvert d'un épithélium cylindrique à cils vibratiles ; a la suite de cette opération, le pourtour de la peau bourgeonna, mais on vit bientôt apparaître, au milieu de la cicatrice circulaire, la même surface rose, tomenteuse et chagrine, qui s'humectait du liquide que la famille du jeune malade reconnut bien. Il était acquis dès lors que, malgré son étendue et sa profondeur, la première ablation n'avait eu d'autre résultat que de confirmer le caractère rebelle de ces kystes congénitaux du cou.

Le 3 octobre 1868, M. Houel fit une deuxième tentative : une large incision circonscrivit en haut et en bas les limites de la tumeur et en commença l'ablation. Mais le fond était très-mince, le tissu très-friable et ce ne fut que par parties que le kyste fut encore une fois enlevé; la situation entre le menton et le sternum, qui se rapprochaient et rétrécissaient le champ de la manœuvre opératoire, l'indocilité de l'enfant, malgré son anesthésie par le chloroforme, rendaient l'opération difficile et un mouvement brusque pouvait pousser l'instrument vers le larynx. Une plaquette de pâte de Canquoin fut appliquée sur la plaie et maintenue douze heures. L'enfant repartit en province le lendemain.

Quand il revient à Paris, le 15 octobre 1868. à la consultation de

M. Houel, l'escharre est tombée, et la plaie présente l'aspect suivant :
une masse de bourgeons charnus occupe la partie supérieure et latérale
droite de l'ulcère ; mais, au-dessous, un cul-de-sac infundibulaire assez
profond apparaît avec la coloration tomenteuse et rose du kyste primitif. Le liquide filant continue a sourdre avec les caractères si souvent
constatés auparavant. La poussée inflammatoire rend encore (douze
jours après l'opération) les mouvements de déglutition un peu pénibles ;
mais l'enfant est, il faut le dire, très-douillet

M. Houel applique une petite plaquette de pâte de Canquoin, que l'on
maintiendra pendant environ douze heures. A la suite de ces cautérisations, la plaie se cicatrisa, et l'on put croire l'enfant guéri. Lorsque le
30 juin 1869, c'est-à-dire huit mois après l'opération, M. Houel reçut une
lettre qui lui annonçait qu'un gonflement etait de nouveau apparu dans
la région sus-hyoïdienne ; la fistule s'est reproduite de nouveau, et il est
probable que le jeune enfant la porte encore aujourd'hui.

OBSERVATION XVI.

Développement assez rapide. Volume d'une aveline. Augmentation
    pendant le repas. Ouverture spontanée. Ecoulement d'un liquide
    opalin, filant. Fistule à diverticule unique très-profond (épiglot-
    tique ?). — Trajet recouvert d'épithélium à cils vibratiles. Injections
    de chlorure de zinc. Guérison (1).

Une petite fille, âgée de 5 ans 1/2, est amenée par sa mère à la consultation de l'Hospice des Incurables (Ivry), pour une grosseur située
dans la région thyro-hyoïdienne, incolore et du volume d'une noisette.

Lorsque, il y a deux mois, la mère s'en aperçut, la tumeur était
extrêmement petite, du volume d'un très-petit pois. La mère ne peut
donner d'autres renseignements sur le début de la tumeur.

La situation de cette tumeur entre l'os hyoide et le cartilage thyroïde
(membrane thyro-hyoïdienne) et sur la ligne médiane, sa consistance
kystique, nous font immédiatement songer à la grenouillette sous-hyoïdienne de Nélaton. Elle n'est point adhérente à la peau : *elle ne suit pas
le larynx dans ses mouvements*, et, lorsqu'on cherche à la déplacer, on
sent qu'elle est fixée profondément par quelque prolongement ; elle ne
fait aucune saillie sur le plancher de la bouche. Des badigeonnages de
teinture d'iode sont prescrits.

Quinze jours après, la tumeur n'a point changé ; cependant la mère
de l'enfant a cru remarquer que *la grosseur paraît augmenter de volume
à certains moments, principalement après les repas.*

Il est en effet facile de s'assurer que la tumeur grossit et durcit sen-

(1) Thèse de V. Affre. Paris 1875, p. 36.

siblement quand on provoque une production de salive abondante pendant un certain temps. La tumeur, dans l'intervalle des repas, diminuait de volume et de consistance.

Peu à peu. la peau rougit, s'amincit sous l'influence de la teinture d'iode, et l'ouverture spontanée du kyste laisse échapper un liquide légèrement opalin et filant. La tumeur s'affaisse complètement, mais un petit trajet fistuleux est créé. (Si un travail analogue a eu lieu, en même temps ou précédemment, du côté de la bouche, rien n'a pu le faire soupçonner.)

Un stylet pénètre à près de 3 centimètres de profondeur et prend une direction obliquement ascendante vers la face inférieure de la base de la langue, au niveau de l'épiglotte. On ne sent pas l'extrémité du stylet sur le plancher de la bouche, exploration rendue difficile et incomplète par les efforts de vomissements faits par l'enfant. Il ne paraît pas exister plusieurs diverticules.

Dans l'intervalle des repas, l'orifice fistuleux laisse suinter un liquide muco-purulent en très-petite quantité; et pendant la mastication, l'écoulement est manifestement augmenté. (L'examen chimique du liquide n'a pas été fait.)

Des cautérisations à la teinture d'iode répétées deux fois par jour n'amènent aucune modification du trajet fistuleux.

Un petit bourgeon charnu faisant saillie à l'extérieur fut excisé et examiné au Collége de France : on y trouva sur des éléments embryonnaires nombreux un revêtement d'épithélium à cils vibratiles.

Quelques injections de chlorure de zinc provoquèrent un gonflement inflammatoire très-notable, et rapidement le trajet fistuleux se cicatrisa.

De ces quatre observations la dernière est certainement la plus remarquable ; elle peut être rapprochée de celle de Larrey, que nous avons citée dans notre premier chapitre, car il est probable que si l'on eût fait une injection dans la fistule, quelques gouttes du liquide seraient arrivées dans le pharynx. Cette circonstance, jointe à celle de la présence d'un épithélium cilié parfaitement constaté, eût rendu certain le diagnostic de fistule branchiale secondaire complète.

Nous connaissons deux observations absolument semblables. l'une de M. Fano (1), l'autre de M. le prof. Gos-

(1) Traité de pathologie chirurgicale, t. II, p. 475.

selin (1). Chez le malade de M. Fano, on a constaté la possibilité de faire refluer dans le pharynx quelques gouttes du liquide injecté par la fistule. Cet examen n'a pas été fait dans le cas de M. Gosselin; l'éminent chirurgien a constaté seulement que le liquide albumineux, filant, sécrété par la fistule coulait en bien plus grande abondance au moment des repas. Pour lui ce liquide est de la salive, quoique l'examen microscopique ou chimique n'en ait pas été fait et son augmentation au moment où la malade mâche est une preuve sinon certaine, mais probable de l'origine du kyste primitif dans les glandules salivaires pré-épiglottiques de Nélaton. Nous sommes obligé d'avouer que, dans l'hypothèse de M. Gosselin, nous ne nous expliquons pas comment ce kyste est venu s'ouvrir à la face antérieure du cou, en traversant nécessairement la membrane thyro-hyoïdienne, dure et résistante, plutôt que dans la bouche, au point même de son origine, là où il n'avait qu'une membrane muqueuse très-mince et probablement adhérente à perforer. Nous admettons volontiers le développement possible d'une tumeur kystique dans les glandules de Nélaton, mais nous ne pouvons croire, malgré la grande autorité de l'auteur de la théorie et celle de M. Gosselin dans ce cas particulier, à la marche ultérieure qu'ils indiquent.

Dupuytren, Giraldès, Broca, Panas ont cité des exemples de kystes dermoïdes vrais de cette région, qui nous montrent que l'enclavement peut simplement avoir lieu ici comme ailleurs du côté du feuillet externe. Voici ces observations.

(1) Clinique chirurgicale 1873, t. II, p. 613.

Observation XVII.

Kyste séreux (*dermoïde*) développé au cou entre l'os hyoïde et le
cartilage thyroïde, par Dupuytren (1).

Sous ce nom, Dupuytren décrit une tumeur dans laquelle il trouve à
l'opération de la matière mélicérique et des poils.

C'est une jeune fille de 13 ans, grêle, qui, depuis l'âge de 4 ans, présente cette tumeur dont l'accroissement a été lent. Actuellement c'est
une tumeur grosse comme une noisette, située à la partie antérieure et
supérieure du col, entre le corps de l'os hyoïde et l'échancrure du bord
supérieur du cartilage thyroïde; une partie soulève la peau en cet
endroit, l'autre partie se cache profondément entre l'hyoïde et le cartilage thyroïde ; on n'observe aucun changement de couleur à la peau
qui la recouvre; mobile par le sommet, elle semble adhérente par sa
base. Elle adhère en effet et on ne peut la déplacer, ni de haut en bas,
ni sur les côtés (2). Elle est arrondie et présente une fluctation manifeste.

Après l'ablation. qui n'est pas très-laborieuse, la tumeur est exami-
née : « c'est un kyste séreux à l'intérieur et contenant une matière
mélicérique dans laquelle le chirurgien *croit apercevoir quelques poils.* »

Dupuytren avait annoncé avant l'opération qu'on y
trouverait un liquide filant, comme l'albumine, et avait
fait remarquer, en se basant sur l'observation d'une vingtaine de cas de ce genre, que l'ablation complète était la
règle, sans quoi il persistait toujours une fistule presque
incurable. Il faisait sans doute allusion à ce genre de
kystes dont nous avons déjà parlé, mais l'opération vint
lui démontrer que, s'il avait parfaitement saisi l'indication
de l'ablation, il s'était tout au moins trompé sur la nature
de la tumeur.

Dans l'observation de Giraldès, le kyste est situé un
peu plus bas.

(1) Gaz. des hôp., 26 juillet 1831, p. 101.

(2) Ce qui semble indiquer qu'elle était attachée à l'os hyoïde (note
de l'auteur).

Observation XVIII.

M. Giraldès a extirpé sur un homme âgé de 20 et quelques années, un kyste au cou situé au milieu de la distance du cartilage thyroïde à la fourchette du sternum, et dont le malade ne se rappelle pas la première apparition

Cette tumeur, du volume d'une grosse noix, mobile sous la peau, fluctuante, aurait pu être prise en raison de son siége pour une affection du corps thyroide, si un examen attentif n'eût montré qu'elle ne suivait pas le mouvement d'ascension du larynx dans la déglutition. Une ponction exploratrice donna issue à du pus crêmeux, *mêlé de quelques poils blancs*, et dans lequel le microscope fit reconnaître des globules graisseux.

Après une injection de teinture d'iode non suivie de succès, Giraldès a extirpé la tumeur qu'il met sous les yeux de la Société. La cavité du kyste contient encore une petite quantité du liquide crêmeux indiqué ; la surface interne d'un blanc nacré, est lisse. sauf quelques mamelons réunis au lieu d'inplantation des poils. Deux de ces derniers, blancs et beaucoup plus longs que les autres, sont implantés sur la partie la plus profonde de la tumeur (1).

Dans ce cas, il est bien certain qu'on n'a pas eu affaire à une inclusion fœtale, mais à un simple kyste dermoïde, formé par le mécanisme indiqué ci-dessus, au point de réunion de la quatrième paire d'arcs branchiaux.

M. Broca en a observé deux cas, situés sur la ligne médiane immédiatement au-desssus de l'hyoide, qu'il ne fait qu'indiquer dans son Traité des tumeurs (2) —Voici le cas de Panas :

Observation XIX.

Kyste dermoide de la région hyoidienne, par M. Panas (lue à la Société de chirurgie, séance du 29 avril 1874 (3).

Un jeune garçon de 20 ans vient à la consultation pour se faire enlever une tumeur qu'il présente à la face anterieure du cou, et sur laquelle il donne les renseignements suivants :

(1) Bulletin de la Soc. anat., mars 1847, p. 96.
(2) Traité des tumeurs. Paris 1869, t. II, p. 78.
(3) Gazette des hôpitaux, 19 mai 1874, n° 57, p. 451.

Il affirme qu'elle ne s'est produite que depuis deux mois et que jamais personne ne l'avait remarquée auparavant. Elle ne lui cause, du reste, aucune douleur, à peine un peu de gêne dans les mouvements de la région.

C'est parce qu'il a remarqué qu'elle grossissait un peu dans ces derniers temps qu'il veut la faire enlever. La tumeur est à peu près du volume d'un œuf de pigeon ; elle siége exactement sur la ligne médiane, au niveau de la membrane thyro-hyoïdienne et occupe precisément le point où se développent les kystes de cette membrane ; elle suit les mouvements d'élévation du larynx dans les efforts de déglutition et adhère par conséquent aux parties profondes. On remarque seulement cette particularité *que la base se circonscrit d'une façon assez nette avec les doigts, ce qu'on n'observe pas de la même manière dans les kystes thyro-hyoïdiens*. La tumeur est indolente et non adhérente à la peau.

La ponction est faite avec un trocart d'abord, et le liquide sortant à peine, une petite incision est faite avec le bistouri. Il sort un peu de liquide séreux mélangé de matière sébacée, et bientôt après on extrait, avec des pinces, une certaine quantité de cheveux assez longs et de couleur blonde, ce qui contraste avec la couleur actuelle des cheveux du malade qui sont chatain foncé. La membrane du kyste est fort adhérente aux parties voisines, *surtout à l'os hyoide*, et l'on ne peut en enlever que quelques lambeaux avec les pinces.

L'incision est maintenue ouverte pendant quelque temps, puis se ferme au bout de quinze jours environ. Mais la tumeur se remplit de nouveau, et l'on est obligé de rouvrir la plaie recouverte par une croûte pour en faire sortir le liquide constitué surtout par du sang altéré. On y fait alors des injections de teinture d'iode, et malgré cela, près de trois mois après. l'affection n'est pas guérie, et la plaie menace de devenir fistuleuse.

Nous citons dans son entier l'observation de Bidder; elle est un exemple de développement d'un kyste athéromateux au point correspondant à la quatrième fente branchial.

OBSERVATION XX.

Kyste athéromateux profond du cou, par le Dr Alfred Bidder (1).

Thérèse Hauer, 25 ans, bonne santé antérieure, a remarqué, pour la première fois à l'âge de 12 ans, l'existence d'une petite tumeur du cou,

(1) Zur Casuistik und Behandlung der tiefen atheromcysten des Halses (avec une planche). Archiv. f. klin. chir. von Langenbeck 1876. Bd. XX Heft. 2, s. 434

siégeant immédiatement au-dessus du sternum. Cette tumeur ne fit des progrès sensibles qu'à partir de la première menstruation, qui eut lieu à l'âge de 18 ans. L'année dernière, les dimensions de la tumeur prirent un accroissement extraordinaire, et quoique la tumeur n'occasionna aucun malaise la patiente en conçut néanmoins du souci, ce qui la détermina à consulter un médecin de Dijon, ville qu'elle habitait alors. Ce médecin, croyant qu'il s'agissait d'une maladie dangereuse, conseilla à la malade, en prévision d'une opération, de s'en retourner dans son pays natal, à Mannheim. Dans le courant du mois de mars, 1876, la malade se présenta à moi dans l'état suivant : jeune fille bien bâtie, florissante de santé. La fossette, qui se trouve entre le bord semi-lunaire du sternum et l'extrémité du muscle sterno-mastoïdien, n'existe plus. A son niveau la peau est soulevée sous forme d'une tumeur demisphérique, qui recouvre à la fois la partie la plus supérieure de la poignée du sternum et les articulations sterno-claviculaires La tumeur mesure 6 cent. de haut en bas et 7 cent. de droite à gauche ; à son niveau, la peau se laisse facilement soulever: elle est parfaitement normale. Cette tumeur est insensible à la palpation, présente une surface uniforme et, pour le dire en peu de mots, donne la sensation d'un sac à paroi mince, contenant plus ou moins de liquide. La tumeur siége, comme il a été dit, au niveau même de la ligne médiane, moitié au-dessous, moitié au-dessus de l'incisure du sternum. Cette incisure, aussi bien que les articulations sterno-claviculaires sont parfaitement normales et peuvent être senties sans peine, quand on fait pénétrer la pointe du doigt au-dessous du bord inférieur de la tumeur. De même on peut faire pénétrer la pointe du doigt en arrière du bord supérieur, et l'on reconnaît alors que la tumeur se laisse un peu refouler en bas et qu'elle pénetre à une certaine profondeur en arrière de l'incisure du sternum.

Une ponction exploratrice, faite avec la seringue de Pravaz, donna un résultat parfaitement négatif. On eut pu croire dès lors qu'on avait affaire à une tumeur solide, si, après avoir retiré le petit trocart, il ne s'en était échappé une quantité minime de matiere épaisse et jaunatre. Dès lors le contenu du kyste était trop consistant pour pouvoir traverser la lumière etroite du trocart. La matière obtenue, lors de la ponction exploratrice, était constituée par des amas d'épithélium et des détritus graisseux. Il s'agissait donc là bien évidemment d'un kyste athéromateux profond du cou.

Le 28 mars 1876, je ponctionnai la tumeur avec un trocart à hydrocèle, sans que la compression des parois du kyste donna issue à une matière quelconque. Dès lors, on injecta dans le kyste une solution d'acide phénique à 0,01: des masses caséeuses jaunâtres, tenues en suspension dans le liquide injecté, s'échappèrent alors, en s'étalant sous forme de boudin. Des injections répétées permirent d'évacuer une certaine quantité de cette matière (une main pleine), mais cela fut si long et si pénible, qu'il ne fallut pas moins d'une heure pour mener à bout l'opération et que 400 grammes du liquide à injection furent nécessaires pour vider le kyste de tout son contenu; puis, pour finir, on injecta 15 grammes de la solution de Lugol (iode) et la plaie fut fermée à l'aide du sparadrap.

La guérison marcha rapidement; la réaction inflammatoire, produite par l'injection iodée, fut peu intense et le 12 avril, lorsque la patiente se présenta de nouveau à moi, la plaie était cicatrisée et il ne restait plus trace de la tumeur

(Suivent de longues considérations sur les heureux effets de la solution de Lugol.)

Pour expliquer le développement de cette tumeur athéromateuse à siége anormal, continue l'auteur, on sera bien obligé d'admettre que la quatrième paire d'arcs branchiaux, se rencontrant sur la ligne médiane, ne s'est soudée que par les bords des surfaces d'attouchement et non au centre, et que la réunion avec le premier rudiment de la paroi antérieure thoracique ne s'est pas faite d'une façon complète, d'où est résulté le germe d'une tumeur kystique.

Collenberg a cité également l'observation d'un kyste du médiastin qui avait eu son point de départ au cou, comme l'indiquait un pédicule qui reliait la tumeur à la région thyroïdienne (1). — Nous n'avons pas pu nous procurer cette observation.

C. — *Kystes branchiaux sus-hyoïdiens*. Ces kystes, qui pour la plupart ont une texture dermoïde bien nette et qui font saillie sous le plancher de la bouche, sont décrits dans les auteurs sous le nom impropre de *grenouillette congénitale*. Les anciens les ont appelés *mélicéris, athéromes, stéatomes*, etc.

Ils siégent le plus habituellement sur la ligne médiane,

____

(1) Inaug. disseit. Breslau 1869.

entre les deux génio-glosses. M. Verneuil les rapproche des kystes dermoïdes de la queue du sourcil et leur donne la même origine, c'est-à-dire une inclusion du feuillet externe dans la soudure de la deuxième paire d'arcs branchiaux. Aussi sont-ils toujours adhérents sur la ligne médiane soit au maxillaire, soit au corps de l'os hyoïde.

Le début de ces tumeurs a lieu pendant la vie intra-utérine ; leur développement est quelquefois extrêmement lent pendant les premières années et ce n'est le plus souvent que vers l'âge de la puberté qu'ils commencent à incommoder sérieusement le sujet qui en est porteur, de sorte que c'est vers l'âge de 20 à 22 ans que le malade vient réclamer les soins du chirurgien.

Ces tumeurs peuvent être facilement confondues avec des grenouillettes véritables. Cependant on aura pour se guider leur marche, l'absence de transparence, la sensation pâteuse signalée par Landeta (1) et enfin la ponction exploratrice.

Nous ne pouvons relater ici toutes les observations connues ; nous nous bornerons à donner celles qui nous semblent le mieux résumer les caractères de ces tumeurs, renvoyant le lecteur qui voudra prendre connaissance des autre aux sources indiquées à l'index bibliographique. Les observations anciennes, comme celles de Pierre de Marchettis (2), de Girard (3), de Jourdain (4), etc., sont du restes trop incomplètes pour avoir un intérêt pratique. Elles ne peuvent figurer qu'au point de vue historique ; aussi bien nous nous contentons de les mentionner.

(1) Thèse de Paris 1863, n° 40.
(2) Thèse de Warmont. Paris 1858, p. 69.
(3) Traité de lupiologie, 1775.
(4) Traité des maladies de la bouche 1778, t. II, p. 558.

Nous passons donc directement à l'énumération de faits récents.

OBSERVATION XXI.

Kyste dermoïde sublingual, incision et lavages de la poche. Récidive.
Opération par extirpation de la tumeur et guérison (1).

Le nommé Nisen (Jacob), âgé de 28 ans, journalier, entre le 8 décembre 1860 à l'hôpital Saint-Louis, salle Saint-Augustin, n° 2, pour une tumeur très-considérable, occupant le plancher de la bouche.

Cet homme fait remonter à son enfance le début de sa maladie.

A l'âge de 6 à 8 ans, il commença à remarquer une petite tumeur indolente située sur le plancher de la bouche, au-dessous de la langue, et occupant la ligne médiane.

Cette tumeur, qui avait d'abord le volume d'une noisette lorsque le malade s'aperçut de sa présence, grossit peu à peu et depuis deux ans elle a acquis le volume qu'elle présente aujourd'hui. Elle demeure stationnaire et n'a jamais été le siége d'aucune douleur.

Voici les caractères qu'elle offre à l'examen :

Elle occupe la totalité du plancher ; elle est du volume d'une petite orange, arrondie, globuleuse et s'élève beaucoup au-dessus du niveau de l'arcade dentaire inférieure, qui n'a subi aucune déviation. La langue est complètement rejetée en haut et en arrière, cachée par la tumeur, en sorte que lorsque le malade ouvre largement la bouche, on aperçoit seulement le bord antérieur de la langue tout à fait au sommet de la tumeur et très-rapproché de la voûte palatine.

Il est impossible au malade de projeter la langue plus en avant.

Les limites postérieures de la tumeur sont très-difficiles à apprécier, en raison de son volume considérable ; on peut cependant reconnaître qu'elle s'étend en arrière jusqu'à l'extrémité postérieure de l'arcade alvéolo-dentaire.

Il n'existe aucune saillie extérieure dans la région sus-hyoïdienne.

La muqueuse qui revêt la tumeur est rosée comme le reste de la muqueuse buccale ; elle présente cependant une coloration légèrement blanchâtre ; mais cette différence de teinte est peu marquée. La muqueuse est parfaitement mobile sur la tumeur et glisse facilement au devant de celle-ci. A sa surface on aperçoit les orifices des canaux de Warthon qui laissent s'écouler abondamment la salive sous-maxillaire. sous l'influence de l'excitation la plus légère. La tumeur presente dans toute son étendue une résistance très-marquée ; elle est manifestement fluctuante. Elle n'est le siége d'aucune douleur.

(1) Thèse de Landeta 1863, p, 47.

On comprend aisément combien l'articulation des sons, la mastication, la déglutition et même la respiration doivent être gênées par la présence d'une tumeur aussi considérable, repoussant la langue complètement en arrière et obstruant en partie l'ouverture de la cavité buccale.

M. Denonvilliers, après l'examen de la tumeur, diagnostique une grenouillette constituée par un kyste indépendant des canaux de Warthon. Tous les caractères extérieurs justifiaient pleinement cette opinion. Les commémoratifs seuls, si l'attention s'était portée de ce côté, auraient peut-être pu mettre sur la voie du diagnostic, en montrant que le malade portait cette tumeur depuis sa naissance, puisque, lorsqu'il s'en aperçut, elle avait déjà le volume d'une noisette.

Quoi qu'il en soit, M. Denonvilliers décida qu'on ferait une ponction suivie d'une injection vineuse.

Le 28 décembre, un trocart est enfoncé dans la tumeur, mais malgré des pressions assez fortes exercées sur le kyste, il est impossible de faire entrer aucun liquide par la canule. Celle-ci ayant été retirée, on aperçoit, remplissant la petite plaie de l'instrument et faisant saillie à l'extérieur, une matière concrète d'un blanc jaunâtre. On fait aussitôt une incision transversale de 2 centimètres, et en comprimant la tumeur, on extrait une quantité considérable d'une matière demimolle qui offre la plus grande analogie avec le contenu de certains kystes dermoïdes. Cette matière est d'un blanc jaunâtre, présentant à peu près la consistance de la châtaigne cuite, homogène, se laissant facilement écraser sous les doigts sans former de grumeaux.

On a extrait 100 grammes de cette substance, mais la totalité du contenu du kyste n'a pas été évacuée et l'extrémité du doigt introduit dans la cavité montre les parois de celle-ci couvertes de la même matière. Par cette exploration on sent une poche énorme, parfaitement régulière, séparée de la peau de la région sus-hyoïdienne par une grande épaisseur de parties molles.

A la suite de cette opération, une mèche de charpie fut introduite dans la cavité kystique.

Obligé de quitter le service, je n'ai pu suivre exactement le malade; j'ai appris par des collègues qui m'ont succédé qu'une inflammation très-légère avait suivi l'ouverture de la tumeur, qu'au bout de cinq à six jours la suppuration s'était établie et que des injections iodées avaient été faites dans l'intérieur de la poche.

Aujourd'hui, 15 février, la tumeur est considérablement diminuée; la langue peut être projetée au dehors. La cavité de la poche suppure encore en petite quantité.

Composition chimique de la matière contenue dans la tumeur. — L'analyse chimique de cette matière extraite de la poche a été faite par M. Lutz, pharmacien en chef de l'hôpital Saint-Louis.

Voici quels sont les résultats de cette analyse :

Eau..............................	82
Matières grasses	8
Matières albuminoïdes................	9
Sels inorganiques et pertes......	1

La matière grasse est constituée principalement par de la margarine.

La plus grande partie de la matière albuminoïde est formée par une substance ayant la plus grande analogie avec la caséine. On trouve également des traces d'albumine.

Parmi les sels inorganiques, on constate surtout la présence du chlorure de sodium et des traces de phosphates alcalins.

Ces renseignements s'arrêtent au mois de février, c'est là aussi que finit l'histoire du malade dans le Compendium de chirurgie.

A cet époque, en effet, tout portait à croire à la guérison du kyste, mais là comme ailleurs les kystes dermoïdes ont la fâcheuse propriété de récidiver, lorsqu'on se contente de les vider sans détruire complètement la poche. C'est ce qui arriva dans le cas actuel, ainsi que va le prouver la seconde partie de l'observation, due à M. le professeur Verneuil, qui opéra le malade l'été de l'année suivante 1861.

Pendant le printemps de l'année 1861, on avait cessé les injections iodées, vu la disparition de la tumeur. La plaie extérieure s'était cicatrisée, mais la tumeur grossissait peu à peu. Nisen commençait à perdre lentement ce qu'il avait gagné dans les mois précédents.

Enfin, au mois de septembre, alors que M. Verneuil remplaçait M. le professeur Denonvilliers, la tumeur (que ce chirurgien avait vue plusieurs mois auparavant) avait acquis le même volume que la première fois.

Le bord alvéolaire, dit M. Verneuil, est déformé ; il est projeté en avant, devenu presque horizontal, les incisives inférieures sont très-écartées.

Opération. « Je soulève un pli de la muqueuse sur la ligne médiane et je fais à cet endroit une petite incision de 2 centimètres, puis je procédai à l'énucléation de la tumeur, au moyen d'une sonde canelée qui glisse sans difficulté entre la face profonde de la muqueuse et la face externe de la tumeur, en contournant celle-ci doucement. J'agrandis alors l'incision primitive, qui présenta alors une étendue de 3 centimètres. Ceci fait, je substitue à la sonde cannelée mon doigt, et je complète sans peine l'énucléation. En refoulant les lèvres de l'incision de la muqueuse, la tumeur sort d'elle-même.

Elle était isolée dans presque toute son étendue, cependant je constate à sa partie inférieure une adhérence solide que je suis obligé de détruire en glissant des ciseaux courbes vers le plancher de la bouche et en coupant à petits coups.

Ces adhérences sont fibreuses et assez résistantes, larges de 7 à 8 millimètres environ, longues de près de 3 centimètres, allant par conséquent depuis le bord postérieur de la symphyse du menton en avant jusqu'au voisinage de l'os hyoïde en arrière.

Elles occupent très-exactement la ligne médiane, au niveau de l'interstice des génio-hyoïdiens, que je puis reconnaître à nu au fond de la plaie.

Sauf un très-léger écoulement sanguin produit par la plaie faite à la muqueuse buccale, aucun vaisseau considérable n'a été lésé, et l'opération se fait sans hémorrhagie considérable. La tumeur enlevée tout entière n'a pas été ouverte pendant l'opération. Elle présente le volume d'un petit œuf de poule. Les canaux de Warthon n'ont pas été intéressés, ils étaient probablement refoulés vers les parties inférieures.

La cavité qui résulte de l'énucleation est très-spacieuse. Sa paroi inférieure est constituée par les muscles du plancher de la bouche, la paroi supérieure par la face inférieure de la langue. La face profonde de la muqueuse du plancher buccal constitue la paroi antérieure. La paroi postérieure est formée par la rencontre de la face inférieure de la langue avec le plancher buccal.

Caracteres de la tumeur. — Elle est très-régulière, parfaitement pleine et constituée par deux tuniques et un contenu.

La tunique externe est fibreuse, blanche, résistante et d'une épaisseur de près de 1 millimètre.

La tunique interne, bien séparée de la précédente par une couche de tissu cellulaire lâche, est beaucoup plus mince, légèrement lisse, présentant quelques plis après l'évacuation du contenu ; légèrement rosée et munie d'un réseau vasculaire délié; après avoir débarrassé cette paroi de la matière qu'elle contient, j'y reconnais très-distinctement:

1° Un revêtement épithélial pavimenteux stratifié.

2° Une quantité notable de poils follets avec leurs follicules.

Quant à la matière contenue, dont les caractères physico-chimiques ont été donnés plus haut, voici maintenant quels en sont les caractères microscopiques :

1° Des cellules d'épithélium pavimenteux à divers âges, avec ou sans noyau, avec ou sans infiltration graisseuse ;

2° Des granulations jaunes libres ;

3° Des corpuscules granuleux ;

4° D'une quantité de poils follets, longs de 2 à 4 ou 5 millimètres, en tout semblables à ceux qui adhèrent à la paroi. »

Suites de l'opération. — « J'applique des boulettes de charpie au fond

de la poche. Malgré l'exubérance de la muqueuse, la cicatrisation ne se
fait pas trop attendre. Il est resté au plancher de la bouche un bourrelet assez volumineux qui s'est atrophié petit à petit.

J'ai revu le malade plusieurs mois après, et j'ai pu constater une
guérison radicale.

Les fonctions buccales s'étaient rétablies ; sauf la déviation des dents
et de la mâchoire, ces organes n'avaient pas repris leur place normale,
lors de la dernière observation. »

OBSERVATION XXII.

Kyste sébacé de la région sublinguale chez un enfant âgé de quelques
jours. Observation recueillie à l'hôpital Saint-Louis dans le service
de M. le Dr Richet, en 1861, par de Landeta (1).

A la fin du mois d'octobre dernier 1860, madame X... vient consulter
M. Richet à l'hôpital Saint-Louis pour son enfant âgé de quelques jours ;
il est né le 2 octobre 1860.

La mère de cet enfant raconte qu'il a toutes les peines à prendre le
sein depuis quelques jours ; à mesure que l'enfant avance en âge, cette
difficulté augmente, et la mère inquiète, voyant son enfant dépérir,
désire en connaître la cause.

M. Richet, en examinant la bouche du petit malade, vit la langue
soulevée par une tumeur de la grosseur d'une petite noix située sur le
plancher buccal qu'elle remplit presque en entier. Cette tumeur donne
la sensation de fluctuation ; elle est lisse et oblongue d'avant en arrière,
à surface arrondie. M. Richet pensa à une grenouillette ordinaire. Le
siége, la forme de la tumeur et la sensation de fluctuation lui firent
porter ce diagnostic. M. Richet traversa la tumeur avec une aiguille
conduisant un fil qu'il laissa en place. Mais lorsque le séton fut passé,
il ne s'écoula pas de liquide, et, à sa place, le kyste donna lieu à la
sortie d'une matière solide semblable à la matière sébacée.

L'enfant garda son séton jusqu'au mois de janvier 1861, sans grande
diminution de la tumeur. A cette époque, M. Richet retira devant nous
le premier séton et en appliqua un nouveau avec un fil plus gros, l'enfant était très-amaigri. Vers la fin du mois de janvier, la mère revint avec
son enfant et la tumeur avait un peu diminué de volume, elle était encore
molle ; mais la guérison ne faisant pas de progrès jusqu'au 15 février.
époque à laquelle elle ramena l'enfant de nouveau, M. Richet retira le
séton, excisa une portion de la paroi du kyste et cautérisa le fond avec
le nitrate d'argent. Cette opération ne fut pas suivie d'accidents sérieux,
et le 2 mars, nous revoyons de nouveau l'enfant qui a beaucoup repris,

(1) Loc. cit., p. 45.

et tette facilement. L'examen local fait constater l'absence de la tumeur. Nous croyons tous à une guérison.

Presque tout le mois se passe sans revoir l'enfant. Vers la fin du mois de mars la mère le ramène, et nous constatons une légère saillie arrondie du plancher buccal, la tumeur se reproduit. M. Richet demande à la mère quelques jours encore avant de tenter une nouvelle opération.

Depuis ce moment, celle-ci n'a plus conduit son enfant et nous n'en avons plus entendu parler.

OBSERVATION XXIII (1).

La nommée Chapoteau (Louise), âgée de 17 ans, entre à l'hôpital de la Charité (Sainte-Rose n° 8) pour une tumeur considérable occupant la partie latérale gauche du plancher de la bouche et faisant saillie à la région sus-hyoïdienne. Cette jeune fille fait remonter à cinq ans le début de sa maladie. Elle remarqua à cette époque, à la région sous-maxillaire gauche, une petite grosseur du volume d'une noisette, laquelle, depuis un an, a acquis progressivement le volume qu'elle a aujourd'hui. Cette tumeur n'a jamais été le siége d'aucune douleur ni spontanée, ni provoquée. Au mois de janvier dernier, la malade a consulté un chirurgien de l'Hôtel-Dieu, qui après avoir fait une ponction avec le bistouri, à la région sous-maxillaire, ne voyant rien sortir qu'un peu de sang, lui prescrivit des frictions iodurées.

Voici les caractères actuels de la tumeur : elle occupe toute la partie gauche du plancher buccal; elle a le volume d'un gros œuf de dinde ; elle refoule la langue en haut et à droite, mais elle n'imprime aucune déviation à l'arcade dentaire inférieure. La langue peut être difficilement tirée en avant, et dans les mouvements de déglutition, la malade la sent parfaitement former une gouttière latérale droite, dans laquelle glissent les boissons et les aliments. La saillie qui existe à la région sus-hyoïdienne est arrondie, lisse, sans trace de bosselures, n'adhère pas à la peau, bien qu'elle n'offre que peu de mouvements de latéralité. La muqueuse qui recouvre la saillie buccale est rosée, bleuâtre ; elle ne présente pas la transparence de la grenouillette, ni la couleur blanchâtre qu'on a donnée comme signe de kystes dermoïdes-subliguaux; mais une turgescence assez marquée des veines, par la compression qu'exerce la tumeur sur les vaisseaux circonvoisins. On aperçoit à sa surface l'orifice du conduit de Warthon, et l'excitation de cet orifice fait sourdre un jet de salive. La malade ne se plaint d'aucune douleur, mais de la gêne de l'articulation des sons, de la mastication et de la déglutition, gêne produite par l'immobilisation de toute la partie gauche de la lan-

(1) Archives gén. de méd. 1867, t. II, p. 27.

gue. Notons enfin l'existence d'un fluctuation franche et l'absence d'empâtement sur tous les points qu'occupe la tumeur. A ces divers caractères, M. Denonvilliers crut reconnaître une grenouillette développée aux dépens d'un cul-de-sac glandulaire, et constituée par un kyste indépendant du canal de Warthon ; mais se fondant sur l'âge et la lenteur du développement de la tumeur, il rapprocha ce fait d'un cas de kyste sébacé, sublingual, observé par lui à l'hôpital Saint-Louis il y a sept ans, et après avoir recherché en vain quelque signe physique qui lui permit de distinguer cette tumeur d'une grenouillette proprement dite, il la ponctionna par l'intérieur de la bouche : rien ne sortit par la canule du trocart; en la retirant, on vit qu'elle était bouchée par de la matière sébacée.

La certitude était dès lors acquise que l'on avait affaire, non pas à une grenouillette ordinaire, mais à un de ces kystes dermoïdes décrits par Pierre de Marchettis, Benjamin Bell, Linhart, Ed. Cruveilhier, etc. Dès lors, la seule méthode curative était l'extirpation complète du kyste. Par une incision de 4 centimètres, parallèle au bord inférieur du maxillaire, et à un travers de doigt au-dessous de ce bord, M. Denonvilliers arriva facilement sur le kyste, et en pratiqua l'énucléation, pendant que, avec l'indicateur introduit dans la bouche, je refoulais la tumeur vers l'incision cutanée. Elle fut facilement isolée dans toute son étendue ; mais quand M. Denonvilliers voulut la faire basculer pour favoriser la sortie, elle roula sur elle-même et autour du doigt, de sorte qu'il fallut la saisir avec une pince pour faciliter son engagement à travers l'incision faite au muscle mylo-hyoïdien et à la peau ; néanmoins elle fut retirée tout entière et sans ouverture de la poche. La perte de sang fut insignifiante.

La tumeur était constituée par une enveloppe composée de deux tuniques, et elle renfermait un contenu analogue à celui de tous les kystes sébacés. Au microscope, on y voyait :

1° De grosses cellules sébacées, polyédriques par pression réciproque sans noyaux, à parois transparentes, épaisses et en petit nombre, infiltrées de granulations graisseuses.

2° Des granulations graisseuses agglomérées.

3° Des corpuscules granuleux, produits par l'accumulation de ces granulations.

4° Quelques cristaux de cholestérine.

L'épaisseur totale de l'enveloppe était, après dessication, de 2/5 de millimètres. Nous avons fait, à l'aide du rasoir, des coupes minces que nous avons traitées par le carmin et l'acide acétique. Ce précieux moyen, généralement employé en histologie, nous a permis de distinguer nettement deux couches d'une épaisseur à peu près égale : l'une externe, constituée par un tissu connectif lâche, riche en fibres élastiques fines et en vaisseaux ; l'autre, interne, composée de couches en nombre variable, de 6 à 12, d'épithélihum pavimenteux stratifié, finement granulé, à noyaux très-apparents, dont les couches profondes étaient en voie de prolifératioh très-active. L'ensemble de ces couches stratifiées présentait la plus grande analogie avec les diverses couches de l'épiderme et du corps muqueux de Malpighi.

Dans aucun point de la poche nous n'avons pu trouver ni glandes, ni poils.

(Guérison complète le 10 avril.)

OBSERVATION XXIV.

Kyste dermoide sous la langue. Extirpation. Guérison (1).

Un homme, âgé de 28 ans, entre à l'hôpital Julius le 7 janvier 1858, présentant sur le plancher buccal une tumeur hémisphérique, dont la face convexe touchait la voûte palatine qui empêchait le rapprochement complet des mâchoires et gênait la mastication et l'articulation des sons. Cette tumeur était recouverte par la muqueuse du plancher de la bouche, sous laquelle on voyait le trajet oblique derrière en avant et de dehors en dedans, des canaux excréteurs des glandes sublinguales. Une veine assez volumineuse passait sur le milieu de la face convexe.

La pression du doigt aplatissait cette tumeur, y produisait des depressions qui ne disparaissaient que par les mouvements de la langue. Le kyste avait une consistance pâteuse et était complétement indolent.

Quand on disait au malade de tirer la langue, la pointe de l'organe atteignait la partie culminante de la tumeur, où elle touchait à la voûte palatine.

On diagnostiqua un kyste dermoïde ou à contenu athéromateux; la situation précise sur la ligne médiane, entre deux saillies longitudinales formées par les bords des muscles génio-glosses, permit d'en déterminer exactement le siége.

Le 10 janvier, on en pratiqua l'extirpation par la bouche : une incision longitudinale faite sur la ligne médiane n'intéressant ni la veine mentionnée plus haut, ni les conduits excréteurs, permit de détacher et d'énucléer la tumeur dont les adhérences étaient extrêmement lâches. Cette séparation fut faite en partie avec le doigt et avec le manche du scalpel. Il s'écoula très-peu de sang pendant l'opération; et pour prévenir les hémorrhagies secondaires, on mit fréquemment au malade de petits morceaux de glace dans la bouche.

Une bandelette de linge fut placée entre les lèvres de l'incision faite à la muqueuse pour empêcher leur accolement.

La tumeur enlevée dépassait en volume un œuf d'oie, et contenait une

____

(1) Gaz. hebd. 1851, p. 502.

matière épaisse et blanche, dans laquelle étaient disséminés de nombreux poils courts et incolores.

Il ne survint point d'accidents, et le malade put être considéré comme guéri complètement dès le huitième jour après l'opération.

M. Verneuil (1) a extirpé une tumeur semblable chez une jeune fille de 18 ans ; l'époque de début du kyste est restée incertaine.

M. Blachez, en 1856, a publié l'observation très-remarquable d'une tumeur congénitale de la région sus-hyoïdienne, ayant eu son point de départ dans l'absence de soudure sur la ligne médiane des deux arcs maxillaires inférieurs, chez un fœtus mort-né. Les deux branches du maxillaire flottent librement dans la tumeur et présentent en outre un arrêt de développement notable ; on observe aussi un prolongement du kyste dans la base de la langue. Si l'on songe que la première paire d'arcs branchiaux est la première à se réunir ; il faut admettre que le début de cette affection remonte très-loin dans la vie intra-utérine du fœtus. Voici cette observation :

OBSERVATION XXV.

Kyste congénital du cou chez un fœtus. Observation recueillie par M. Blachez (2).

Madame M... n'avait jamais senti remuer pendant sa grossesse ; son ventre était très-volumineux et était distendu par une tumeur globuleuse dépassant de beaucoup l'ombilic. On diagnostiqua une hydropisie de l'amnios, fait qui se confirma au moment de l'accouchement.

Le fœtus expulsé porte à la partie antérieure du cou une énorme tumeur offrant le volume d'une noix de coco. La paroi de cette tumeur fut largement déchirée pendant l'accouchement. Voici quelles sont les limites de cette tumeur : en haut, elle descend du pourtour de la mâchoire inférieure qui est flottante et comprise dans l'épaisseur de la paroi ; le plancher de la bouche et la langue la limitent dans ce sens. En bas, elle descend jusqu'à la partie moyenne du sternum ; il est pro-

(1) Bull. de la Soc. anat., mars 1872, p. 110.
(2) Bull. de la Soc. anat., mars 1856, p. 286.

bable que, quand elle était pleine, elle devait saillir fortement en avant du cou. En arrière, elle repose sur les organes du cou, qui n'ont avec elle que des rapports de contiguité. La tumeur est sous-cutanée et comprend toute la peau de la région mentonnière, sous-hyoïdienne et cervicale antérieure. La paroi est formée par la peau, sans altération aucune, mais largement distendue, sans amincissement appréciable. Au-dessous d'elle existe une membrane d'apparence séreuse, et de sa face interne partent des cloisons incomplètes, fortement adhérentes, de même nature que la membrane dont elles dépendent. Ces cloisons ne sont nulle part assez développées pour former à l'intérieur de la poche des cavités indépendantes. En suivant la paroi supérieure de la poche, formée par le plancher buccal, on arrive dans une espèce de cul-de-sac au-dessous de la muqueuse linguale, doublé par le lingual superficiel. Quant aux autres muscles linguaux, on en distingue à peine quelques fibres qui viennent se perdre dans les parois de la tumeur. La mâchoire inférieure, flottante dans les parois de la poche, est formée de deux pièces séparées sur la ligne médiane par un intervalle de deux travers de doigt. Chacune de ces pièces est ossifiée. Le tissu osseux, friable et mince, présente un aspect rayonné. L'échancrure sigmoïde est bien marquée, les condyles dessinés, et l'apophyse coronoïde mousse est peu saillante. Les condyles ne présentent pas de surface articulaire proprement dite; ils sont dépourvus de cartilage et distants de plus de 2 centimètres de l'apophyse zygomatique.

Au moment du passage de la tête, une partie du contenu de la poche, formé par du sang liquide et des caillots, s'est échappé; mais il reste encore cinq ou six caillots ayant le volume d'un œuf, et dont les uns sont mous, rouges, peu consistants, les autres fermes, blanchâtres, formés de fibrine presque exclusivement. C'est dans l'intérieur de ce derniers que se rencontrent cinq ou six corps durs, amorphes, évidemment constitués par du tissu osseux. Le plus gros de ces petits corps est placé au voisinage de la mâchoire du côté droit; il a le volume d'une aveline; il est très-dur, comme éburné. Les autres sont beaucoup plus petits.

La poche, à part la large déchirure déjà notée, est complètement fermée, sans communication avec les organes et les vaisseaux voisins.

Les parotides sont bien développées. On distingue des vestiges de la glande sous-maxillaire droite. Quant à la gauche et aux glandes sub-linguales, on n'en distingue pas de traces. Elles se sont probablement atrophiées par suite du développement de la tumeur.

M. le professeur Neumann a fait connaître dans le dernier fascicule des archives de Langenbeck (1) une

(1) Ein beitrag zur kenntniss der Ranula (Archiv. fur klin. chir. 1877, d. XX. Heft. 4, s. 825.

nouvelle forme de grenouillette congénitale. Il s'agit d'un homme de 52 ans, chez qui on a extirpé un kyste sublingual congénital. La tumeur était revêtue à son intérieur d'un épithélium vibratile analogue à celui des voies respiratoires et de certains kystes branchiaux. Au-dessous de cet épithélium existait un réseau de fibres élastiques réunies en membrane mince, laquelle se laissait séparer facilement de la portion externe de la paroi; celle-ci était nettement fibreuse, peu serrée et irrégulière, et contenait des ramifications vasculaires assez nombreuses. Le liquide contenu était rougeâtre, sale et visqueux, avec globules de pus et cellules épithéliales de même nature que celle de la paroi.

M. Neumann fait remarquer qu'il ne peut être question ici d'un fait d'hétérotopie plastique, attendu que la tumeur date de la naissance. Il considère cette tumeur comme une ectasie d'un diverticulum muqueux, décrit pour la première fois, en 1866, par M. Bachdalek. Suivant cet auteur, ce diverticulum serait tapissé par un épithélium vibratile, aurait son siége au-dessous de la langue et s'enfoncerait profondément vers sa racine. Nous n'avons pu savoir si la présence de ce canal était normale ou accidentelle, mais tout nous porte à croire qu'on ne le rencontre pas à l'état normal et qu'il prend son point de départ dans un vice de soudure des arcs branchiaux. Quoiqu'il en soit, le fait de Neumann est très-intéressant; nous le croyons unique dans la science, c'est pourqoi nous avons tenu à le signaler.

Nous ne pouvons, à cause des limites nécessairement restreintes de cette monographie, insister sur les symptômes des diverses tumeurs du cou; ils sont du reste suffisamment indiqués dans les observations qui précèdent.

Le diagnostic de ces tumeurs est toujours facile en tant que kyste, mais il faut reconnaître qu'il devient toujours très-difficile, chaque fois qu'il faut établir leur véritable nature, car, par l'inspection extérieure, souvent le chirurgien ne peut déterminer quel en est le contenu. Cependant, de même que pour les fistules branchiales, on devra tenir le plus grand compte du siége, de la direction et des connexions qu'elles affectent, surtout quand il sera question d'une tumeur des parties latérales. On aura aussi pour se guider la ponction exploratrice, suivie de l'examen attentif, à l'œil nu et au micro-scope surtout, du liquide ou de la matière évacuée, la marche de l'affection et enfin la persistance indéfinie de la fistule qui succède à l'ouverture du kyste.

Nous arrivons maintenant aux kystes branchiaux de la face, mais auparavant nous allons donner un résumé du traitement des kystes du cou que nous venons de passer en revue.

Traitement des kystes du cou. — Nous avons cru devoir présenter en un seul chapitre les méthodes curatives qui s'adressent aux kystes congénitaux du cou d'origine branchiale, car, soit qu'il s'agisse de ceux des régions latérales ou de ceux de la ligne médiane, les procédés restent les mêmes.

Nous passons sous silence les remèdes internes, les topiques de toute nature, qui n'ont jamais eu aucune espèce d'action sur ces sortes de tumeurs, pour ne parler que du traitement chirurgical.

La lecture des observations que nous avons relatées donne d'abord ce résultat brut : l'extirpation complète de la tumeur est le seul procédé qui ait toujours amené la guérison. Tous les autres procédés (incision simple, ponction, injections irritantes ou caustiques, séton, excision partielle, etc.) n'ont le plus souvent donné que des insuccès ou des guérisons qui ne se sont pas maintenues.

Nous dirons donc immédiatement, en nous basant sur les faits publiés, que la méthode qui paraît l'emporter sur toutes les autres est l'*extirpation*. Elle seule peut donner, dans les cas spéciaux qui nous occupent, une guérison complète et durable.

Mais alors une première question se présente. En face d'un kyste congénital de nature dermoïde, simple ou composé, doit-on intervenir immédiatement ou attendre une époque où l'enfant sera suffisamment fort et développé pour offrir assez de résistance aux suites de l'opération ?

De prime abord, lorsque le kyste détermine des accidents sérieux de compression, on est tenté de résoudre la question en faveur de l'intervention immédiate, mais, dans ce cas, les faits nous apprennent encore que ces tumeurs, par les prolongements qu'elles offrent vers la profondeur — prolongements dont il est impossible de déterminer à l'avance toute l'étendue, — nécessitent pour leur extirpation complète des délabrements considérables. Ceux-ci exposeront à leur tour le petit être, en vertu même de sa faiblesse native, aux plus graves accidents d'une suppuration longue et étendue. On est fatalement ramené de la sorte à l'idée de ne tenter l'opération que plus tard, après un an et plus.

Mais, pour parer aux accidents redoutables du moment, la chirurgie est-elle donc impuissante? Heureusement non. Divers moyens, qui cependant ne sont pas complètement exempts de danger, trouvent ici leur application. Nous allons les passer rapidement en revue.

En première ligne, il faut placer *la ponction*, qui présente ici trois conditions avantageuses : diminuer les phénomènes de compression, mettre le chirurgien à même de mieux apprécier la nature de la tumeur, faire gagner du temps si l'indication d'une opération radicale ultérieure se trouve nettement posée. Mais il y a un inconvénient : la consistance de la matière contenue s'oppose à son issue à travers la canule ; dans ce cas, on pourrait peut-être suivre l'exemple de Bidder, qui délaya le contenu au moyen d'injections phéniquées abondantes. Il est bien entendu qu'on s'entourerait alors, pour pratiquer cette ponction, de toutes les conditions favorables que nous présentent les appareils modernes ; ce qui n'empêche pas que cette pratique est peut-être dangereuse à cause de l'inflammation secondaire.

L'*incision pure et simple* n'est pas non plus exempte de dangers, et ne donne pas de résultats plus positifs que la ponction.

Quant à l'*excision partielle*, nous croyons devoir la bannir complètement, car elle expose gratuitement, sans aucun avantage véritable, à tous les dangers de la suppuration.

Dans les cas simples, c'est-à-dire dans ceux où aucun accident ne vient forcer la main au chirurgien, la première condition du succès, quelle que soit la méthode qu'on se propose d'appliquer, est de savoir attendre. Une sage expectation, dont la durée sera basée sur la gravité de l'opération ultérieure, doit être observée, car le chirurgien a le devoir d'éviter, autant que possible, les opérations sanglantes à cet âge de la vie.

La ponction suivie de l'injection iodée a donné de bons résultats dans les cas de kystes athéromateux simples. Le moment venu d'opérer, nous ne pouvons donc qu'approuver cette méthode, à condition qu'on se tiendra prêt à ouvrir largement dans le cas d'inflammation secondaire étendue et diffuse ; si l'on est assez heureux pour

obtenir ainsi l'oblitération du kyste par adhésion de ses
parois, le malade sera exempt d'une cicatrice toujours
désagréable dans cette région ; de plus, cette pratique
n'empêchera pas de recourir plus tard à l'extirpation
complète qui, lorsqu'elle sera possible, amènera sûre-
ment la guérison définitive. Nélaton, ayant remarqué
que, le plus souvent, l'injection iodée n'échouait que
parce qu'il restait une couche de mucus ou de matière
athéromateuse adhérente aux parois de la poche, qui
empêchait la teinture d'iode d'agir sur celle-ci, proposa
de laver préalablement le kyste à grande eau, et obtint
ainsi des succès durables. Cependant, nous devons dire
que l'indication de cette méthode ne se trouve nettement posée que dans les cas de kyste athéromateux superficiel ; car, d'après les observations de Max Schede,
l'injection iodée, en amenant une inflammation profonde
de la paroi et des parties qui sont immédiatement en
contact avec elle, peut déterminer des adhérences toujours gênantes si, n'ayant malheureusement pas réussi
dans cette première tentative, on est obligé de recourir
ensuite à la méthode curative par excellence, l'extirpation complète. Celle-ci devra toujours être faite avec
grande prudence, en se servant le moins possible de
l'instrument tranchant, et en ayant sans cesse présents
à l'esprit les rapports importants que ces tumeurs affectent soit avec les nerfs, soit avec les gaînes vasculaires.

En résumé, temporisation si l'enfant est trop jeune ;
au besoin, recourir à la ponction, et s'il ne s'écoule rien,
nous croyons qu'il est préférable d'ouvrir largement ou
même de drainer la poche, qui sera lavée avec des substances désinfectantes. Mais jamais de cautérisations,
afin de ne pas provoquer d'inflammation diffuse d'abord,

et plus tard des adhérences qui ne manqueraient pas de gêner pour l'extirpation ultérieure.

§ 2. — *Kystes branchiaux de la face.*

Les kystes branchiaux de la face ont, pour la plupart, une texture dermoïde complète (kystes dermoïdes), et sont tous situés dans les points où existait auparavant une fente branchiale, points que nous avons pris soin d'indiquer d'une façon aussi exacte que possible par des figures schématiques. Parmi les nombreux faits que nous avons compulsés, nous n'avons pu trouver une seule exception à cette règle.

Nous ne ferons ici que relater quelques-uns de ces faits à propos de chacune des fentes que nous avons décrites, renvoyant le lecteur, pour une connaissance plus ample de la texture, de la symptomatologie et du diagnostic de ces tumeurs, aux traités spéciaux de Demarquay, Théophile de Foresta, Régnier, etc. (1).

La fente branchiale *fronto-maxillaire* ou *fronto-orbitaire*, est celle de toutes les fentes de la face qui produit le plus souvent des kystes dermoïdes ; ceux-ci siégent surtout à son extrémité externe (Verneuil) ; d'autres, mais plus rarement, siégent à l'extrémité interne (Broca). On en a également vu sur sa partie moyenne, en dedans et sur le plancher de l'orbite. — Dans un cas unique, que nous devons à l'extrême obligeance de M. Daniel Mollière, chirurgien de l'Hôtel-Dieu de Lyon, un kyste siégeait en même temps sur l'angle externe et sur l'angle interne de l'orbite.

Ces kystes dermoïdes présentent, à peu près dans tous les cas, un pédicule qui les relie au squelette ; il est

---

(1) Voir l'index bibliographique.

même à remarquer que, depuis qu'on a signalé sa présence, il a presque toujours été possible de le rencontrer. Ce pédicule, le plus souvent plein, quelquefois creux, peut s'enfoncer plus ou moins profondément dans l'intérieur de l'os, jusqu'à constituer dans certains cas de véritables kystes bilobés, dont un lobe se trouve du côté des téguments et l'autre du côté de la face interne, dans les fosses nasales ou dans la cavité crânienne.

Les cas les plus remarquables que nous ayons trouvés parmi les kystes orbitaires ou péri-orbitaires, sont les suivants. En les relatant, nous insisterons sur les caractères anatomiques et symptomatiques de ces tumeurs ; il nous sera par suite facile d'en présenter le diagnostic.

OBSERVATION XXVI.

Kyste dermoïde du sourcil, par Bouchard (Bulletin de la Soc. anat. 1863). Résumé.

Il s'agit d'un jeune homme de 23 ans, ayant à la partie externe du sourcil gauche, un kyste gros comme une noix, indolent, assez adhérent à la peau et aux tissus sous-jacents. Depression en godet de l'os frontal. Ablation. Paroi épaisse d'un demi à deux tiers de millim., présentant à sa face interne, lisse et brillante, de nombreux poils follets, identiques à ceux de la peau, c'est-à-dire qu'ils étaient entourés d'un follicule pileux, dans la cavité duquel débouchait le canal d'une glande sébacée. La face externe du kyste adhérait au périoste. Contenu sébacé, caséeux, où le microscope montrait de nombreuses cellules épithéliales, infiltrées de graisse.

Boyer, dans son *Traité des maladies chirurgicales*, t. IV, 5e édition, cite un cas analogue.

OBSERVATION XXVII.

Kyste dermoïde congénital du sourcil, par Richet, chirurgien de l'Hôtel-Dieu (Thèse de Régnier, p. 32). Résumé.

Petite fille, âgée de 10 ans, portant depuis sa naissance, à l'extrémité du sourcil gauche, une tumeur de la grosseur d'une noisette. Téguments normaux et sans adhérences. Accroissement progressif et lent. Par la pression on ne réveille aucune douleur et la tumeur ne change pas de volume. On constate seulement une fluctuation, avec mollesse pâteuse.

Ablation. Pendant l'opération, on remarqua, non sans surprise, que non-seulement le kyste adhérait à l'os d'une manière intime, ce dont on se doutait bien, mais qu'encore il s'engageait dans son épaisseur par une sorte de pédicule, dont le diamètre pouvait bien avoir de 2 à 3 millimètres. La poche ouverte laissa échapper une matière blanchâtre, de consistance crêmeuse, ressemblant parfaitement à de la matière sébacée demi-concrète. En enlevant cette matière avec une curette, on pénétra dans l'os frontal, ce qui put faire croire un instant qu'on avait affaire à un encéphalocèle. Le microscope en montrant que cette matière ne contenait aucun élément nerveux trancha la question en faveur du kyste dermoïde simple.

Ne pouvant réussir à attirer au dehors tout le prolongement osseux, on se contenta de le vider avec soin et de le cautériser énergiquement avec le crayon de nitrate d'argent. Douze jours après, la malade était complétement guérie. Depuis dix ans la guérison persiste.

En 1838, M. Lawrence, cité par Lebert (1), publia dans le *London médical Gazette*, un petit travail fort curieux sur ces sortes de kystes, dans lequel il rapporte les faits suivants :

OBSERVATION XXVIII.

Un jeune enfant portait une petite tumeur près de l'angle externe de l'œil, du volume d'une feve, faisant une saillie incolore et laissant la peau mobile au-dessus d'elle. La tumeur était congénitale. En faisant l'extirpation on put se convaincre que la tumeur était situee sous le muscle orbiculaire, et que par sa base elle adhérait intimement à la surface de l'os, *à l'apophyse externe du frontal.* Ce kyste renfermait de la graisse et des poils d'une couleur foncée.

Lawrence fait ensuite remarquer que les tumeurs de cette region ne sont pas rares chez les jeunes enfants, qu'elles sont ordinairement *congéniales* et qu'elles restent quelquefois stationnaires pendant toute la vie. A ce sujet il cite le cas d'un homme qui a toujours porté à

(1) Mémoire de la Soc. de biologie 1852, p. 207.

l'angle externe de l'œil, sans avoir jamais été incommodé, une tumeur de cette nature.

Lebert rapporte le fait suivant (*loc. cit.*, p. 204).

OBSERVATION XXIX.

En séjour à Berlin, au commencement de l'année 1846, M. Dieffenbach me proposa, un jour, d'extirper à sa clinique une tumeur enkystée, qui avait son siége au-dessus de la paupière supérieure gauche. Un jeune homme, âgé de 24 ans, d'une bonne constitution, portait cette tumeur depuis sa naissance. Il n'en avait été incommodé que depuis peu de temps; elle était située au-dessus du bord supérieur de l'orbite, et bien que peu à peu la tumeur eût atteint le volume d'un œuf de pigeon, les mouvements de la paupière n'étaient proportionnellement que peu troublés. La peau extérieure était mobile sur la tumeur, tandis que celle-ci ne l'était que partiellement sur l'os sous-jacent.

Je pratiquai l'opération en faisant une incision semi-lunaire sur toute sa longueur. Après avoir disséque la peau des deux côtés, je la fis écarter par des aides, et je séparai ensuite le kyste avec le bistouri et avec des ciseaux, mais je rencontrai des adhérences si intimes avec le périoste frontal que j'ai été obligé de laisser une très-petite partie de la base, qui, en effet, plus tard se détruisit par la suppuration et ne mit point obstacle à la cicatrisation complète.

Le contenu de cette tumeur était composé d'une graisse jaune de la consistance du suif, montrant au microscope de la graisse granuleuse et des vésicules, sans véritables cellules adipeuses et sans cristaux gras. La paroi interne du kyste, close de toutes parts avant l'opération, présentait tous les caractères d'une organisation cutanée complète. Bien qu'il ne fut point facile d'enlever l'épiderme isolé, on put cependant bien aisément constater son existence sur des coupes verticales qui, traitées par l'acide acétique, firent reconnaître les feuillets et les noyaux des cellules épidermiques. Le derme lui-même était composé d'un tissu fibro-aréolaire, semblable à celui de la peau. Toute la surface interne du kyste était recouverte de petits poils blanchâtres, fins, courts, solidement implantés, et dont le bulbe et la gaîne étaient nettement visibles. A côté de chaque poil se trouvaient deux glandes sébacées, en forme de grappe, dont le conduit excréteur se rapprochait de la surface du poil; elles étaient gorgées de leur produit de sécrétion identique tout à fait à la graisse contenu dans le kyste.

Comme on le voit, il ne manquait que les glandes sudoripares pour que la nature cutanée de la paroi fût aussi complète que possible. Ces glandes, en effet, existent plus rarement ; cependant nous avons pu les constater dans la paroi d'un kyste dermoïde extirpé, en 1873, par M. Ollier. Sur des préparations faites dernièrement au laboratoire du Collége de France, par M. Augagneur, interne des hôpitaux, on distinguait très-nettement ces glandes avec leur canal excréteur en spirale. Le jeune homme qui portait cette tumeur depuis sa naissance, au-dessus du sourcil gauche, était âgé de 22 ans, et disait avoir observé un cas semblable chez son oncle maternel. Quatre ou cinq ans auparavant un médecin l'avait incisé horizontalement sans pouvoir l'énucléer, le jeune malade s'y étant opposé à cause de la douleur ; la récidive avait été rapide.

Kerst (1) a observé une tumeur située à côté de la glande lacrymale, au côté externe de la paupière supérieure droite, qui émettait un prolongement assez profond dans l'orbite ; elle était sphérique, du volume d'un marron et contenait de la matière ressemblant à du pus coagulé, ainsi qu'une infinité de petits poils, ayant beaucoup de ressemblance avec les cils.

Il peut également se faire que les kystes dermoïdes de l'angle externe de l'œil émettent un prolongement du côté de la cavité buccale, comme c'est le cas dans l'observation suivante.

Observation XXX.

Kyste de la région externe de l'orbite avec prolongement buccal. (Observation communiquée par M. Daniel Mollière, chirurgien en chef désigné à l'Hôtel-Dieu de Lyon).

La nommée Lucie A..., âgée de 14 ans, entra le 11 avril 1876, dans le service de M. Daniel Mollière, salle Sainte-Catherine, n° 3.

Cette jeune fille, qui paraît jouir d'une robuste santé, porte sur le côté

(1) Annales d'oculistique, t. XII, p. 41.

droit de la face, à 3 centimètres environ au-dessous de l'angle externe de l'œil, une tumeur fluctuante, douloureuse, avec rougeur des téguments, et qui se serait développée depuis peu de jours, à ce que disent les personnes qui ont amené l'enfant à l'hôpital. Nous n'avons pas d'autres renseignements.

Une incision est pratiquée sur la tumeur, incision qui donne issue à un pus liquide, renfermant des grumeaux blanchâtres. Le doigt dirigé dans la plaie sent à nu l'os malaire, au niveau du bord externe de l'orbite et du point où cet os s'articule avec l'apophyse malaire du frontal. L'os est extrêmement rugueux. Malgré de nombreuses injections détersives ou astringentes et des cautérisations fréquentes avec le nitrate d'argent, la plaie resta fistuleuse jusqu'au 28 juillet, époque à laquelle la petite malade, qui avait eu un érysipèle de la face, peu grave, il est vrai, fut envoyée à la campagne.

Elle rentra à l'hôpital le 30 août. Il persistait encore une fistule, au fond de laquelle on sentait toujours l'os malaire dénudé. La malade fut alors anesthésiée par l'éther, et en explorant avec un stylet le fond de la plaie, M. Mollière trouve un prolongement de la cavité morbide se dirigeant *en bas et en arrière du côté de la cavité buccale*, au niveau de l'apophyse zygomatique. Une contre ouverture fut alors pratiquée dans la bouche, au niveau de la dernière molaire du maxillaire supérieur et un tube à drainage fut placé dans ce trajet.

Pendant un mois, on fit tous les jours, à travers ce tube, une injection avec une solution de permanganate de potasse. Au bout d'un mois et demi, le tube fut définitivement enlevé. La cicatrisation fut alors rapide. Néanmoins, M. Mollière garda la malade dans son service jusqu'au 11 novembre, afin de s'assurer de ce que la guérison était bien définitive. Elle ne laissait rien à désirer lorsque la malade quitta l'hôpital.

Dans ce cas il s'agissait bien évidemment, non d'une nécrose de l'os malaire, mais d'un kyste congénital, à parois épaisses et présentant du côté de la région zygomatique un prolongement anormal.

OBSERVATION XXXI.

Kyste dermoïde double de l'orbite gauche. (Observation communiquée, par M. Quioc, interne de M Daniel Mollière).

Lucie Bellna, née à Lyon, âgée de 6 ans. Il y a un mois, les parents de cette malade remarquèrent une petite tumeur, située au niveau de la queue du sourcil gauche, tumeur qui était survenue spontanément (on n'avait absolument rien remarqué d'anormal auparavant). Cette tumeur alla en augmentant assez rapidement de volume, des douleurs s'y manifestèrent, et aujourd'hui, 20 mars, la malade entre à l'hôpital de la Croix-Rousse, dans le service de M. Daniel Mollière.

On constate, au siége précité, une tumeur grosse comme une noix, aplatie, déjetant le globe oculaire en bas et en dedans, faisant saillie sur la région sourcilière et s'étendant dans un rayon de 3 centimètres sur les régions frontale et temporale. La tumeur est nettement fluctuante et ne paraît pas adhérente aux parties voisines ; on ne peut y constater de pédicule, la peau est rouge et chaude. On diagnostique un abcès; mais vient-il de l'os ou d'un dermoïde enflammé? le siége de la tumeur, l'âge de la malade, l'absence de traumatisme et de tout antécédent scrofuleux, antérieur ou actuel, font penser à M. Mollière, qu'il s'agit d'un kyste dermoïde enflammé. On fait une incision dans le pli de la paupière supérieure, ce qui donne issue à du pus assez crêmeux, au milieu duquel on ne constate aucune autre substance. On s'assure alors que le kyste contourne l'arcade orbitaire en bas pour pénétrer dans l'orbite, et que les adhérences qu'il affecte avec le squelette, n'existent qu'au niveau de la queue du sourcil. En ce point, il y a des rugosités osseuses très-sensibles au doigt et au stylet, quoique l'os ne paraisse pas dénudé. La membrane kystique donne au doigt une sensation molle, analogue à celle d'une membrane pyogénique. On place un drain dans l'ouverture. Au bout de quelques jours, la suppuration est abondante et s'écoule librement par le tube à drainage.

Pendant ce temps, M. Mollière remarque à l'angle interne de l'orbite du même côté une autre petite tumeur, située exactement au point de réunion de l'os unguis et du frontal. Cette tumeur est très-nettement fluctuante et déborde sur la face antérieure de la racine du nez, qu'elle élargit; elle est complètement indolente; la peau ne présente pas de coloration anormale et glisse au-dessus de la tumeur, qui est absolument fixée au squelette de la région, sur lequel on ne parvient pas à la mobiliser. La malade ne s'était jamais douté de quelque chose d'anormal dans cette région.

On traverse la tumeur avec un fil métallique fin ; il s'en échappe un liquide peu abondant, légèrement louche et renfermant quelques flocons graisseux en suspension; il n'a surtout pas les caractères du pus et ne renferme pas de poils. L'examen microscopique n'a pas pu être pratiqué.

Aujourd'hui, 13 avril, la tumeur de l'angle interne de l'œil ne donne presque plus de liquide; la suppuration de celle de l'angle externe a considérablement diminué et la malade est en voie de guérison.

Cette jeune fille, ainsi que ses parents, ne présente aucun autre vice de conformation.

Nous ne connaissons pas de cas de kyste dermoïde double, l'un à l'angle externe, l'autre à l'angle interne de l'orbite, qui ait été signalé dans les auteurs. C'est pourquoi nous avons voulu publier cette observation, malheureusement incomplète, attendu que la malade est encore en traitement dans les salles de M. Mollière.

Les kystes de l'angle interne de l'orbite ou de la racine du nez sont plus rares. Voici en résumé les cas que nous avons trouvés dans les auteurs ; nous y ajoutons les deux que nous avons observés chez M. Léon Tripier.

En 1817, on conduisit à Cruveilhier une petite fille âgée de 9 à 10 ans, qui présentait à la partie moyenne du nez une croûte du volume 'd'une épingle à friser. Il souleva cette croûte, introduisit un stylet dans la petite ouverture qu'elle oblitérait, et fut tout étonné de voir que le stylet s'enfonçait de bas en haut à la profondeur de un pouce et demi, en se dirigeant d'abord sous la peau, ensuite profondément dans l'épaisseur des os du crâne. Le stylet retiré, son étonnement fut bien plus grand, lorsqu'en pressant de haut en bas, il fit sortir plusieurs poils noirs de 5 à 6 lignes de long. Il n'existait aucune communication entre le trajet fistuleux et les fosses nasales (1). Il s'agissait très-probablement dans ce cas d'un kyste dermoïde devenu fistuleux, qui avait pour siége la partie supérieure de la fente naso-maxillaire.

Dans le mémoire déjà cité de Lawrence, on trouve deux cas analogues : Une jeune personne portait une tumeur pareille à la racine du nez, entre les deux paupières ; on en fit l'ablation, mais la cicatrisation ne devint jamais complète. Lawrence incisa alors la fistule

(1) Essai sur l'anat. path., t. III, p. 498.

et trouva au fond de la plaie un fragment de kyste, sur lequel les poils étaient implantés. L'excision fut pratiquée et la guérison ne tarda point à s'accomplir. Le deuxième fait est semblable à celui-ci. Une tumeur existait également à la racine du nez ; incomplètement opérée, elle avait laissé une ouverture fistuleuse. Une incision fut pratiquée, et on mit également à nu un morceau de kyste couvert de poils, dont l'excision fut suivie d'une guérison complète (1).

La conséquence pratique qui ressort de ces deux faits et que l'auteur anglais ne manque pas de faire remarquer, c'est que si on laisse persister une partie du kyste la plaie ne se cicatrise point.

Dans une leçon clinique, recueillie par M. A. Bergeron, M. le professeur Richet a rapporté le fait suivant (1) :

OBSERVATION XXXII.

Kyste dermoïde occupant l'angle interne de l'œil droit.

Jules Fourniet, âgé de 16 ans, porte depuis son enfance une tumeur de petit volume, située à l'angle interne de l'œil droit, au niveau de la paupière supérieure. Elle avait à la naissance de l'enfant le volume d'une lentille ; son développement a été lent pendant la première enfance, mais depuis 5 ans il s'est fait avec une grande rapidité. L'enfant étant demeuré longtemps dans les salles, les explorations fréquentes ont augmenté encore le volume de sa tumeur.

Indolente, grosse comme une aveline, sans changement de couleur à la peau, cette tumeur est obliquement couchée sur le bord libre de la paupière supérieure droite, à l'angle interne de l'œil, au-dessus du sac lacrymal et au-dessous de la peau, qui glisse librement sur elle. Les voies lacrymales et nasales sont libres, le globe oculaire n'est pas dévié et la vision distincte. L'enfant en somme n'en éprouve pas de gêne et ne se décide à la faire enlever que pour eviter le surnom de *chique-à-l'œil* que lui ont donné ses camarades.

Cette tumeur est très-molle, pâteuse même, mais *non fluctuante*, irréductible, uniformément arrondie et ne présente à sa surface aucune

(1) Lebert. Loc. cit., p. 207.
(2) Journal d'Ophthalmologie de Galezowski 1872, t. I, p. 299.

saillie, aucune bosselure, qui puisse traduire l'existence de lobes ou lobules. Les fibres de l'orbiculaire passent librement au devant d'elle. On constate une légère excavation creusée au-dessous de l'arcade sourcilière.

L'examen des symptômes cérébraux, fait avec la plus scrupuleuse exactitude, est resté négatif ; de plus, la tumeur n'augmente pas de volume, lorsqu'on fait pencher la tête au malade pendant un certain temps.

Si l'on veut ébranler la tumeur, on constate qu'une sorte de pédicule s'enfonce assez profondément vers le squelette de la région, mais il est à peu près impossible de dire quelles sont les dimensions de ce pédicule, ainsi que son point exact d'implantation.

M. Richet porta le diagnostic de kyste dermoïde, en se ralliant à la théorie de MM. Verneuil et Broca ; mais il insista sur la nécessité qu'il y avait de rechercher avec le plus grand soin si la cavité du kyste ne communiquait pas avec la cavité du crâne, attendu que l'angle interne de l'œil et la racine du nez sont des points d'élection du méningocèle et que le kyste dermoïde lui-même peut présenter une pareille communication. Cet éminent chirurgien parle, à ce sujet, d'une dame, qu'il vit avec M. Gosselin, et chez laquelle ils ne voulurent pas pratiquer l'extirpation d'une semblable tumeur, parce que la malade accusait une augmentation dans le volume de sa tumeur lorsqu'elle se tenait penchée, fait que les deux chirurgiens n'avaient cependant pas constaté par eux mêmes. La tumeur du malade en question fut opérée par énucléation et l'on constata alors qu'il s'agissait bien d'un kyste dermoïde, sur les parois duquel étaient implantés des poils ; on y trouva des pellicules épidermiques en abondance. Les parois avaient une grande épaisseur et l'on y reconnut la présence des éléments du derme et du corps papillaire. La dissection dut être continuée jusque dans une anfractuosité osseuse, qu'on fut même obligé de ruginer et de cautériser pour éviter la récidive. La cicatrisation fut complète et sans difformité, dix jours après.

En 1874, M. Richet eut de nouveau l'occasion d'extirper une tumeur congénitale absolument semblable, située du même côté chez un homme déjà âgé, qui, 22 ans auparavant, avait été opéré par Bonnet, de Lyon. L'illustre chirurgien s'était contenté de pratiquer l'écrasement de la tumeur et d'y appliquer ensuite une pince à pression pour faire adhérer les parois du kyste, mais la tumeur ne tarda pas à reparaître et à grossir davantage. Il fut définitivement guéri par M. Richet, qui, pendant l'opération, fut obligé de poursuivre le pédicule jusque dans l'épaisseur de l'os frontal et de le cautériser avec le chlorure de zinc liquide, caustique qu'il recommande comme le plus sûr dans ce cas (1).

M. Fano cite l'observation suivante, que nous reproduisons à cause de l'anatomie pathologique très-complète (2).

OBSERVATION XXXIII.

Kyste dermoïde sous-musculaire congénital de la région orbitaire gauche. Extirpation de la tumeur. Examen histologique du kyste.

Voirin, âgé de 15 ans, doreur, demeurant faubourg Saint-Martin, 168, est conduit à ma clinique le 7 mai dernier. La mère de l'enfant rapporte qu'on s'est aperçu de l'existence de la tumeur dont ce dernier est affecté alors qu'il avait 6 mois. C'est seulement depuis 15 jours, dit-elle, que la grosseur a augmenté.

Nous reconnaissons qu'il existe, à la partie interne de la région orbitaire gauche, immédiatement au-dessous de la tête du sourcil, une tumeur du volume d'une amande de noisette, très-bien circonscrite, de forme sphérique, mobile en tous sens, rénitente et élastique. Cette tumeur est plus saillante quand la paupière supérieure est relevée que quand les deux voiles sont fortement rapprochés. La peau qui recouvre la production morbide glisse sur celle-ci et ne présente aucun changement de coloration. La tumeur n'est douloureuse ni par elle-même ni

(1) Recueil d'Ophthalmologie de Galezowski 1874.
(2) Journal d'oculistique et de chirurg. 1873-1874, t I, p, 42.

par la pression qu'on exerce sur elle. Elle est une simple difformité dont le jeune homme désire être débarrassé.

Le 8 mai, je procède à l'extirpation de la tumeur de la façon suivante : le petit malade est couché, la tête maintenue par un aide. Après avoir engagé ce dernier à rapprocher les paupières, je tends la peau qui recouvre la tumeur avec le pouce et l'index de la main gauche, puis, avec un petit couteau à lame convexe, je pratique une incision transversale, dépassant de chaque côté les limites de la tumeur et comprenant d'abord la peau, puis le muscle orbiculaire. Les lèvres de la plaie ayant été écartées par des crochets mousses, je sépare la tumeur des tissus qui l'entourent, en me servant pour faire cette dissection de pinces à griffes et de ciseaux. Pendant ces dernières manœuvres, la paroi antérieure du kyste est entamée et il s'écoule un liquide louche. Aucun vaisseau important n'a été ouvert. La plaie est pansée à plat avec de petites boulettes de charpie fine, par dessus lesquelles on dispose un gâteau de charpie et des compresses, le tout assujetti par un bandage monocle.

Cet appareil est renouvelé toutes les 24 heures ; la suppuration s'établit et est de bonne nature, mais le fond de la plaie conserve un aspect grisâtre. Les petites boulettes de charpie sont imbibées d'une faible quantité de teinture d'iode. Sous l'influence de ce pansement, des bourgeons charnus apparaissent bientôt ; la plaie se remplit du fond vers la surface et elle est cicatrisée le 24 mai.

Examen de la tumeur par Ch. Perchant. — A l'œil nu, la tumeur est formée par une cavité close. La membrane d'enveloppe est excessivement mince. De l'extrémité inférieure et des côtés de l'extrémité supérieure de la poche émergent un certain nombre de poils blonds, très-fins, formant aux endroits indiqués de véritables pinceaux.

Au microscope, la membrane d'enveloppe est uniquement constituée par un feutrage de fibres lamineuses, irrégulièrement disposées et enchevêtrees les unes avec les autres. A la face interne de cette membrane se voit, à l'œil nu, un tissu d'un blanc jaunâtre duquel naissent les poils. Ce tissu, examiné à un grossissement de 350 diam., présente la structure du tissu dermo-papillaire, derme, épiderme et glandes pileuses. Il constitue une production *hétérotopique* se rapportant à la période fœtale. Dans la couche la plus superficielle de ce tissu blanc jaunâtre, on trouve d'abord un plan très-serré, formé de cellules aplaties, puis de petites cellules cylindres et enfin de cellules polygonales (épiderme). Plus profondément, on rencontre des fibres élastiques, quelques fibres lamineuses, quelques fibres cellules, des noyaux embryoplastiques, ainsi que des vaisseaux capillaires sanguins C'est dans cette dernière couche que naissent les bulbes pileux, qui ne présentent rien de spécial ; les poils qui en émergent renferment de très-petites quantités de pigment.

Voici maintenant les deux cas que nous avons observé chez M. Léon Tripier.

OBSERVATION XXXIV.

Kyste dermoïde de l'angle interne de l'orbite du côté droit, avec pédicule s'attachant au squelette. Ablation. Guérison. (Pl. II, fig. 2).

M. R..., étudiant vétérinaire à Lyon, âgé de 19 ans, doué d'une bonne constitution, porte à l'angle interne de l'orbite, du côté droit, une tumeur, d'origine congénitale, dont il désire être débarrassé. Voici les détails qu'il donne sur son affection :

Immédiatement après la naissance, son père, vétérinaire (circonstance bonne à noter), s'aperçut que son très-jeune fils portait, au point indiqué ci-dessus, une petite tumeur du volume d'un grain d'orge. Elle était située sous la peau, qui était normale et nullement adhérente.

Jusqu'à l'âge de 16 ans, cette tumeur resta, peur ainsi dire, stationnaire, mais à partir de cette époque et sans cause connue, elle commença à grossir, de façon à doubler de volume en l'espace de deux ans. Ce développement se fit sans douleur ; tout au plus le malade éprouvait-il parfois une légère démangeaison à ce niveau.

Au moment où le malade fut soumis à l'examen de M. Léon Tripier, il existait à l'angle interne de l'orbite, au-dessus du tendon de l'orbiculaire, une tumeur faisant à la fois saillie en avant, en dehors et en bas. Elle était arrondie et possédait le volume environ d'une grosse noisette, si bien qu'en regardant le malade obliquemeut, on voyait la partie saillante de la tumeur se profiler en avant de la racine du nez, faisant une courbe en sens contraire. La peau ne présentait pas de coloration anormale ; toutefois, on apercevait de petites dilatations variqueuses, qui devenaient beaucoup plus marquées après l'examen ; du reste la peau, naturellement mince en ce point, était encore plus amincie, ce qui tenait à la distension produite par la présence de la tumeur. Le phénomène qui frappait tout d'abord, lorsqu'on saisissait la tumeur entre les doigts, c'était son extrême mobilité dans trois sens : en dedans, en dehors et en bas. Au contraire, lorsqu'on voulait la refouler par en haut, on sentait une résistance invincible ; comme il était difficile de la fixer d'une façon absolue, on ne pouvait sentir d'une façon bien nette la fluctuation, mais on constatait que la tumeur était comme élastique, rénittente, de sorte qu'on ne pouvait hésiter qu'entre une tumeur solide très-molle (lipôme, myxôme, lipôme myxômateux) ou un kyste. Ce qui fit abandonner l'idée d'une tumeur solide, ce fut plutôt le développement et surtout l'absence d'adhérence entre les parties profondes de la peau et la tumeur. Au surplus, lorsqu'on faisait fermer l'œil au malade, il semblait que les fibres de l'orbiculaire comprimassent la tumeur, caractère important, qui démontrait clairement que celles-ci étaient situées en avant et que, dès lors, le développement n'avait pas eu lieu dans la couche sous-cutanée, mais bien dans le tissu cellulaire sous-musculaire. Les caractères du lipôme furent recherchés avec le plus grand soin, mais, soit qu'on comprimât la tumeur entre deux doigts, pour la faire saillir en avant, soit qu'on se servît seulement de la palpation, jamais on ne put constater la présence de lobules multiples. On revint donc à l'idée d'un kyste ou d'un kystôme.

Tout d'abord, on crut devoir exclure une tumeur développée dans les glandes sébacées ou sudoripares, précisément parce que la peau n'était adhérente en aucun point et qu'on ne trouvait aucune dilatation, comme il arrive en pareille circonstance à la surface de la peau. Du reste, la tumeur était congéniale et il n'était possible d'admettre qu'une cavité en communication avec le sac lacrymal ou bien encore un kyste dermoïde : relativement à la première hypothèse, bien que certains symptômes pussent faire croire à une communication avec les voies lacrymales, à une certaine époque, il était impossible de rien admettre de semblable pour le moment, attendu que, en relevant la tumeur par en haut, on pouvait parfaitement l'isoler du tendon direct de l'orbiculaire, qui passait au-devant d'elle ; on ne trouvait plus en ce point qu'un prolongement, une sorte de corde fibreuse, venant s'implanter sur la lèvre antérieure de la gouttière de l'unguis ; il n'existait du reste aucun trouble dans la circulation et l'excrétion des larmes.

On avait également pensé à un prolongement pouvant faire communiquer ce kyste avec la cavité crânienne ou les méninges, d'autant plus qu'il semblait que le squelette fût un peu déprimé à ce niveau, mais le malade n'avait jamais observé de troubles de ce côté et, à part quelques névralgies migraineuses assez fréquentes à la puberté, il n'y avait rien qu'on pût rattacher à la présence de la tumeur. D'un autre côté, en comprimant celle-ci, le malade n'accusait aucune sensation pouvant faire croire à pareille communication ; enfin, dans aucun cas la tumeur ne diminuait de volume. Force était donc d'admettre une tumeur dermoïde, et cela d'autant mieux, qu'elle existait dans un point, où se trouve une fente branchiale, et que, de plus, on pouvait constater la présence d'un pédicule rattachant la tumeur au point où l'os unguis se soude à l'apophyse montante du maxillaire.

L'examen dirigé du côté des appareils des sens supérieurs fut complètement négatif. Hérédité nulle.

Opération. — En mars 1874, avec le concours de M. le Dr Gayat et de M. Pétaux, chef de service à l'Ecole vétérinaire, on endort le malade avec du chloroforme ; puis on fait une incision courbe, suivant la direction des fibres de l'orbiculaire, passant par la partie la plus élevée de la tumeur et, par suite, commençant, suivant une courbe très-allongée, eu dehors pour se terminer en crochet en dedans. La peau, le tissu cellulaire étant incisés, on aperçoit les fibres très-pâles de l'orbiculaire, que l'on isole avec la plus grande facilité au moyen de la sonde cannelée ; ensuite sur les côtés, et particulièrement en dedans, on trouve un tissu cellulaire plus adhérent, qui oblige à se servir du bistouri, mais ce qu'il y a de remarquable, c'est qu'on arrive à isoler complètement la tumeur, qui ne tient plus alors que par le pédicule constaté avant l'opération. Ce dernier pouvait avoir 4 ou 5 millimètres ; il passait en arrière du tendon de l'orbiculaire, et certainement ou aurait p u le poursuivre plus profondément, sans la crainte d'ouvrir le sac lacrymal. On le coupe à son insertion à la gouttière de l'unguis, en évitant de se reporter trop en dehors. On place deux points de suture métallique en dehors et une mèche de charpie en dedans ; enfin on commande au malade de se coucher sur le côté gauche, de façon à favoriser autant que possible l'écoulement des liquides de la poche. Au bout de quarante-huit heures, on enlève les points de suture. Vers le cinquième ou sixième jour, la plaie était granuleuse en dedans ; cependant on y entretint des mèches, de façon à avoir une cicatrisation parfaitement régulière des parties profondes aux parties superficielles ; le bourgeonnement de la plaie fut modéré, en fin de compte, par le nitrate d'argent, et la guérison fut complète au bout de quinze jours. On voyait alors, dans les deux tiers externes, une cicatrice à peine apparente (*première intention*), et en dedans, une cicatrice blanchâtre, plus épaisse, qui, à la longue, devint plus amincie et perdit sa coloration rougeâtre.

Actuellement on ne peut constater à ce niveau (*deuxième intention*) qu'un état plus luisant de la peau et peut-être une dépression un peu plus accusée des téguments, mais cela est tellement peu marqué, qu'on ne se douterait vraiment pas de l'opération qui a été pratiquée. En plaçant l'index de chaque côté, à droite et à gauche, il semble qu'on constate une dépression un peu plus marquée de la voûte orbitaire, du côté correspondant. Quant à la gouttière lacrymale elle-même, elle est aussi marquée d'un côté que de l'autre, de sorte que, si l'on ne savait pas ce qui a été fait, on ne se douterait de rien.

Examen anatomique de la tumeur. — Les parois du kyste étaient très-minces et laissaient voir le kyste par transparence. Nous ne reviendrons pas sur le prolongement qui s'en dégageait et allait s'implanter sur la lèvre antérieure de l'unguis. Après l'avoir incisée, il s'est écoulé un liquide séreux analogue à du blanc d'œuf ; puis ce liquide est devenu louche, blanchâtre. Enfin on a retiré, mais en petite quantité, une sorte de bouillie tout à fait analogue à de la matière sébacée, et en fait au microscope on trouvait de larges plaques épidermoïdales mélangées à de la graisse (gouttelettes, gouttes et cristaux). On voyait en outre, çà et là, de petits poils follets. Sur des coupes après durcissement. M. Léon Tripier a retrouvé la structure de la peau.

Cette observation résume assez bien la conduite que doit tenir le chirurgien en face d'une tumeur de ce genre; elle est aussi une preuve de l'innocuité presque absolue d'un opération faite dans de bonnes conditions, après un diagnostic certain. Le résultat définitif est également très-remarquable puisqu'il ne persiste aucune difformité.

Nous faisons remarquer qu'on n'a pas voulu faire de ponction exploratrice, de peur d'amener une inflammation et des adhérences. De là l'importance de données rationnelles au point de vue du diagnostic et plus encore au point de vue pratique.

Nous rapportons le fait suivant identique à celui-ci, sauf l'intervention qui, par suite de circonstances particulières, n'a pu encore avoir lieu.

OBSERVATION XXXV.

**Kyste dermoïde de l'angle interne de l'orbite, du côté droit,
avec pédicule s'attachant au squelette.**

M. X...., engagé volontaire à Grenoble (Isère), âgé de 20 ans, est porteur d'une tumeur de l'angle interne de l'orbite. Sur l'indication de M. le Dr Léon Tripier, nous nous sommes rendu, le 31 janvier 1877 auprès de ce jeune homme et voici ce que nous avons pu constater :

La tumeur, qu'il porte depuis sa naissance, est située à l'angle interne de l'orbite, du côté droit, immédiatement au-dessous de la tête du sourcil, empiétant même un peu sur elle. Le malade ne peut pas préciser absolument le volume qu'elle avait à la naissance, mais il assure qu'elle était beaucoup plus petite et qu'elle n'est arrivée que progressivement et lentement au volume qu'elle présente actuellement et qui est à peu près celui d'une grosse noisette. Il ajoute même qu'il lui semble qu'elle ait grossi davantage depuis un an. Son développement a toujours été indolent. Elle ne gêne la vision qu'en ce sens qu'elle produit un léger abaissement de la paupière supérieure, ce qui rétrécit un peu l'orifice palpébral ; par sa présence, elle intercepte quelques rayons lumineux, lorsque le malade veut regarder obliquement à gauche et en haut.

Cette tumeur est arrondie, molle, rénittente ; elle donne, sous le doigt qui la presse, une sensation de fluctuation, mêlée à un certain degré d'élasticité. On ne constate la présence d'aucun corps dur dans son intérieur, non plus que celle de lobules multiples. De plus, en cherchant à la faire saillir entre deux doigts, on n'aperçoit aucune de ces petites dépressions cutanées, signe d'adhérences profondes et de cloisonnement particulières au lipôme.

La compression, pratiquée pendant un certain moment, ne cause aucune douleur, aucun vertige et ne produit pas de diminution de volume, de même, les efforts d'inspiration et d'expiration n'y provoquent aucun phénomène particulier, ce qui permet d'exclure toute communication avec les méninges (nous avons pratiqué cet examen avec le plus grand soin).

La peau qui recouvre la tumeur est normale comme aspect et comme coloration; on sent en la pinçant qu'elle est notablement amincie, mais elle glisse parfaitement sur les parties profondes. Nulle part on ne constate la moindre adhérence, le moindre point noir, ce qui fait exclure l'hypothèse d'un kyste par rétention, sébacé ou sudoripare. Le cours des larmes est et a toujours été absolument normal.

Lorsqu'on cherche à mobiliser la tumeur, on s'aperçoit qu'elle se laisse déplacer sur les parties profondes, dans tous les sens, excepté de bas en haut et de dedans en dehors. Dans cette direction, elle est tout à fait fixée et les manœuvres aboutissent à faire constater la présence d'un *pédicule aplati* qui relie la tumeur à la face interne de l'orbite, dans un point qui correspond à la lèvre antérieure de la gouttière de l'unguis. On constate de plus, pendant que la tumeur est ainsi soulevée, que le tendon direct de l'orbiculaire passe en avant et au-dessous d'elle; il établit en quelque sorte sa limite inférieure, tout en restant complètement indépendant. La contraction de l'orbiculaire fixe et durcit la tumeur, signe évident de sa situation sous-musculaire.

L'examen, dirigé du côté du squelette, a semblé révéler une légère excavation creusée au-dessous de l'arcade sourcilière, mais si peu prononcée que vu la difficulté qu'on éprouve à manœuvrer dans un champ aussi restreint, on ne peut être sur ce point que peu affirmatif.

Quant aux symptômes subjectifs, le malade éprouverait parfois une sensation légère de picotement, à l'intérieur même de la tumeur, et cela surtout à la suite d'une fatigue, ou lorsqu'il a le corps en sueur. Il fait dit-il, cesser cette sensation incommode par la compression, ou plutôt par une manœuvre tendant à porter la tumeur en avant et à l'écarter des parties profondes.

Examen des sens supérieurs absolument négatif. Aucune autre difformité des os ou des parties molles. Rien du côté des fosses nasales. Dentition normale. Antécédents héréditaires nuls.

L'ensemble de ces symptômes, le caractere congénital de la tumeur, sa situation dans un point correspondant à une fente branchiale et surtout la présence d'un pédicule attaché au squelette, tout cela autorise à porter, par voie d'exclusion, le diagnostic de *kyste dermoïde*.

L'observation suivante montre qu'une tumeur, qui, au premier aspect, semble n'avoir aucun rapport comme siége avec une fente branchiale, ne fait cependant pas exception à la règle générale lorsqu'on veut bien rechercher avec soin son point exact d'implantation.

OBSERVATION XXXVI.

**Kyste dermoïde congénital de la région sous-orbitaire à siége anormal.
Ablation. Guérison (1). (Résumé).**

Une jeune femme portant une tumeur congénitale de la région moyenne du rebord orbitaire inférieur, entra à l'hôpital des cliniques dans le service de M. Broca. Il fut facile de reconnaître un kyste dermoïde de la région.

Pour obtenir la cure de cette affection dont le développement avait été lent et graduel, plusieurs moyens de traitement, ponctions avec ou sans injections, avaient été vainement mis en œuvre. La tumeur s'était reproduite chaque fois. M. Broca se décida à en faire l'ablation ; la cicatrisation de la plaie fut complète au bout de peu de temps et la malade débarrassée pour toujours de sa tumeur.

Avant l'opération, M. Broca se trouvait quelque peu embarrassé d'assigner un point de départ à cette tumeur, qui, située au niveau de la partie moyenne de la région sous-orbitaire, ne paraissait avoir aucun lien, ni avec la partie externe, ni avec la partie interne de la fente branchiale fronto-orbitaire. Mais l'opération même, en lui faisant découvrir une sorte de prolongement caudal de la tumeur qui allait s'insérer sur le rebord de l'os unguis, lui montra que ce cas, qui d'abord avait paru constituer une exception, rentrait dans la loi formulée par M. Verneuil.

Des kystes dermoïde peuvent encore siéger sur la partie moyenne ou intra-orbitaire de la fente fronto-maxil-

(1) Gaz. des hôp. 1874, p. 242.

laire sans faire exception à cette règle, mais la tumeur, siégeant alors sous l'orbite même, amène des troubles plus ou moins graves du côté de l'appareil de la vision; elle produit un déplacement de l'œil, avec diplopie et diminution considérable de la vision, qui force le chirurgien à intervenir le plus vite possible. Les exemples de tumeurs ainsi placées, sans être aussi fréquents que ceux de tumeurs situées à l'angle interne et externe de l'orbite, ne sont cependant pas d'une rareté extrême. M. Spencer Watson (de Londres) en a rapporté dernièrement trois cas très-remarquables (1). Le premier concerne une femme de 49 ans, qui portait une tumeur siégeant sur le plancher de l'orbite droit, qui avait amené la saillie et le déplacement de l'œil en dedans, avec diplopie. Trente ans auparavant, cette malade se rappelait avoir eu une ouverture suppurante, située au côté interne de l'orbite, qui avait fini par se cicatriser. Il n'y avait pas eu d'abord de saillie du globe; un coup reçu sur l'œil, il y a quelques mois, avait déterminé l'inflammation et le gonflement de cette tumeur presque ignorée de la malade jusqu'à ce moment. On pratiqua une ponction qui amena un liquide athéromateux, opaque, jaune, mêlé de quelques poils, le diagnostic était fait. On extirpa alors la face antérieure de la tumeur, se contentant de faire suppurer, avec de la charpie, la partie restante. Quelques jours plus tard, l'établissement de la suppuration permit l'enlèvement de la charpie, et l'on vit bientôt la cavité revenir sur elle-même, et le globe rentrer graduellement dans l'orbite, laissant une poche qui suppura encore quelques temps, puis se ferma. — Cette observation, dit l'auteur, démontre à l'évidence le véritable caractère dermoïde de ce kyste, qui subsista

(1) Congrès d'Ophth. de Londres, compte-rendu par Warlomont, 1873, p. 151.

sans presque produire de douleurs, pendant des années, jusqu'au moment où un traumatisme étant survenu, il en résulta vraisemblablement une inflammation, et par suite la saillie et la déviation de l'œil. La profondeur et les dimensions de la membrane kystique, et les conséquences de l'inflammation, auraient rendu difficile et même dangereuse l'extirpation complète du kyste.

Le deuxième cas, qui n'est pas sans analogie avec le premier, se rapporte à un enfant de 12 ans, qui, depuis sa naissance, avait un écoulement séreux se produisant de temps en temps par un petit orifice situé près du centre du tiers interne de la paupière supérieure; on y pouvait introduire une sonde de petit calibre; trois ou quatre poils environnaient cet orifice. A la suite d'un coup, une violente inflammation survenue dans la tumeur avait repoussé l'œil en avant, en dedans et en bas. Une incision pratiquée d'abord fit cesser ces accidents, ne laissant subsister qu'un gonflement nodulaire circonscrit et dur, dont on pratiqua l'extirpation plus tard. Il s'agissait d'un kyste à parois épaisses, dont la poche contractée était unie, mucoïde et couvert de poils fins. La guérison fut définitive. Ici, comme dans le premier cas, la présence du kyste ne causa aucun inconvénient jusqu'à l'explosion d'une inflammation accidentelle, ce qui démontre l'opportunité d'extirper un tel kyste avant le développement de semblable accident, surtout si l'on songe à la difficulté de le séparer du tissu cellulaire environnant devenu induré. C'est la pratique suivie par M. Taylor dans un troisième cas, chez un petit garçon âgé de 13 ans. Il entreprit la dissection d'un kyste semblable de l'orbite gauche avant le développement des symptômes inflammatoires. L'absence d'adhérences permit l'extirpation complète et la guérison s'obtint sans difformité.

De ces trois observations et d'autres analogues, il résulte que les kystes dermoïdes peuvent être intra-orbitaire par deux mécanismes différents : ou bien situés d'abord au bord de l'orbite, ils peuvent, sous l'influence de certaines circonstances, progresser dans sa cavité ; ou bien le kyste est intra-oculaire dès l'origine de son développement.

« Plus d'une fois. dit M. Watson, il m'a été donné d'observer une échancrure et même une cavité, creusées profondément sous le kyste dans le bord de l'os, comme si le développement constant et la pression toujours croissante en avaient amené l'absorption. Cette sorte de migration, alors que l'ouverture orbitaire est en voie de développement continu (et chez l'enfant en croissance cela est toujours le cas), prouve qu'une tumeur, *externe* au début, peut à la fin devenir *interne* par rapport aux parois de l'orbite. »

Une absorption des bords de l'orbite, analogue à celle des os du crâne par les stéatômes, peut encore, d'après M. Watson, permettre, dans certains cas, la descente des kystes dermoïdes à travers une trappe dans la cavité orbitaire, mais ce fait est plus rare.

Barnes a signalé la présence d'une dent dans un kyste dermoïde primitivement intra-orbitaire (1). La dent qui constituait en quelque sorte le pédicule de la tumeur, puisqu'elle était embrassée par ses parois et qu'elle faisait une légère saillie dans sa cavité, prenait son point d'implantation à plus d'un pouce du rebord orbitaire, vers la jonction de l'ethmoïde avec le prolongement du maxillaire supérieur. Le jeune malade de 17 ans la portait depuis sa plus tendre enfance: c'était alors une tumeur du volume d'un petit pois, placée sous la paupière

---

(1) Méd. chir. transact. 1813. London, t. IV, p. 319.

inférieure, mais à partir de la douzième année, elle s'accrut tellement que, lorsqu'on en pratiqua l'extraction, elle remplissait la majeure partie de l'orbite. On trouva cette tumeur composée de deux sacs, dont l'un contenait des masses calcaires et une substance jaunâtre, coagulée, et l'autre, plus gros une dent unie au plancher de l'orbite par un canal, qui renfermait des vaisseaux sanguins distincts; cette dent baignait dans un iquide laiteux et un coagulum jaune. — La guérison eut lieu et la vision fut conservée.

Qu'il s'agisse dans ce cas de la migration anormale d'un follicule dentaire et du pincement du feuillet interne de l'axe maxillaire supérieur, puisque le kyste était double, c'est toujours dans la fente branchiale intra-orbitaire, et à une époque probablement très-éloignée de la vie embryonnaire, que le trouble du développement a eu lieu.

Les kystes dermoïdes ont été rarement observés sur d'autres points de la face. M. le professeur Verneuil nous a communiqué l'observation suivante, qui est très-remarquable et peut-être unique dans la science.

OBSERVATION XXXVII.

Kyste dermoïde profond de la face, situé au niveau de la commissure intermaxillaire et accolé à la face externe du maxillaire supérieur droit. Extirpation. Guérison (1).

Madame A..., âgée de 24 ans, d'une bonne constitution et qui s'est toujours bien portée dans sa jeunesse, me fait appeler en 1858 pour une affection ancienne de la joue droite, sur laquelle elle me donne les renseignements suivants :

Depuis plusieurs années, elle a remarqué une légère augmentation

______

(1) Cette observation remarquable ayant été égarée n'a pu être reconstituée qu'à l'aide de notes malheureusement incomplètes, mais qui suffisent toutefois pour établir nettement le siége et la nature de l'affection.

de la joue droite, qui consistait en un soulèvement, situé au-dessous de l'arcade zygomatique, au devant du maxillaire. A l'intérieur de la bouche, saillie dans le cul-de-sac génio-gingival, sur l'os malaire et au niveau de la commissure inter-maxillaire.

Cette affection était survenue sans cause connue et n'avait produit jusque-là aucune gêne, aucune douleur. Cependant la malade me dit qu'elle avait remarqué depuis fort longtemps une certaine asymétrie des deux côté de la face.

Il y a deux ans, le gonflement de la joue subit une augmentation notable, en même temps que des phénomènes inflammatoires apparaissaient. Les douleurs ressenties dans la bouche étaient très-vives, intermittentes, à forme névralgique, et s'irradiaient dans toute la moitié droite de la tête. — Le côté gauche n'a jamais rien présenté d'anormal. — La tumeur grossit alors tout d'un coup pour arriver au volume d'une petite noix ; elle était située sur la partie moyenne de la joue devenue rouge et tendue. En un mot, fluxion aiguë, qu'on ne pouvait mettre sur le compte d'une dent, attendu que toutes étaient saines. La mastication devint alors impossible, de sorte que la malade en était réduite à ne prendre que du bouillon pour toute nourriture.

Il y a quinze mois, on ponctionna pour la première fois la tumeur avec un trocart ; il en sortit un liquide analogue à du blanc d'œuf, dont la quantité fut estimée à trois cuillérées environ. Le soulagement fut immédiat, et la joue diminua de volume ; néanmoins le gonflement général inflammatoire persistait encore d'une façon notable et ce n'était guère que vers la profondeur que la diminution de volume s'était opérée. L'ouverture se boucha très-rapidement, de sorte que l'écoulement du liquide albumineux ne dura que 2 ou 3 jours, puis la tumeur recommença à grossir. Le soulagement apporté par cette ponction n'en eut pas moins une durée de 6 semaines à 2 mois. sans que cependant les douleurs eussent cessé d'une manière complète. C'était surtout la nuit, de 2 heures du matin jusqu'à 6 heures, qu'elles se faisaient sentir.

La malade, dans cet intervalle, s'étant exposée à un courant d'air, vit l'inflammation récidiver et les phénomènes douloureux devenir beaucoup plus intenses. On fut alors obligé de recourir à une ouverture franche et large de la tumeur avec le bistouri, le gonflement étant beaucoup plus considérable que la première fois. Issue du même liquide filant et albumineux. Même soulagement immédiat, sans être complet. Au bout de 2 ou 3 jours, malgré une mèche de charpie introduite dans l'ouverture, l'écoulement cessa et la tumeur se reproduisit.

Troisième ponction au bistouri ; écoulement de liquide albumineux très-abondant. On introduisit une mèche de charpie imbibée de teinture d'iode et au bout de quinze jours, comme le gonflement persistait et que les douleurs n'avaient pas beaucoup diminué, on fit une contre-ouverture un peu plus en arrière ; celle-ci donna issue à une matière

purulente, ne ressemblant pas à la première. Il survint alors une inflammation de la joue et de toute la poche, s'étendant à la boule graisseuse, à la fosse temporale et produisant une tuméfaction bridée en son
milieu par l'arcade zygomatique. Les douleurs, qui avaient revêtu jusqu'alors un caractère névralgique, devinrent continues. La bouche
s'ouvrait très-difficilement et le toucher réveillait des douleurs dans
toute la région. Fièvre, frissons, malaise, état général assez grave.

C'est à ce moment que la malade vient me consulter. Je constate que
le gonflement inflammatoire de la joue s'étend au nerf sous-orbitaire,
à la fosse temporale et qu'il envahit même les parties molles de l'orbite,
en produisant de l'exophthalmie. On sent parfaitement la tumeur du
cul-de-sac gingival, qui existe déjà depuis longtemps ; elle est molle en
avant. La consistance de sa partie postérieure reste indéterminée. Il
s'en écoule un liquide purulent qui répand une odeur infecte.

Les arcades alvéolaires ne sont plus en rapport, la tumeur ayant
déjeté en dehors le maxillaire inférieur. Sur le maxillaire supérieur, on
sent une dépression manifeste. Les deux dents de sagesse inférieures
sont normalement développées ; en haut, celle de gauche existe et celle
celle de droite manque. De ce côté, le rebord alvéolaire interne est
comme tranchant. On ne trouve rien d'anormal à la voûte palatine, si
ce n'est une légère augmentation de sa concavité. Rien dans la gorge, ni
dans les narines.

Les deux ouvertures faites en dernier lieu ne sont pas complétement
fermées ; l'une se dirige dans la joue, l'autre dans une cavité adossée
au maxillaire. Le liquide qu'elles donnent est différent de l'une à l'autre ;
il est toujours filant et albumineux d'un côté, franchement purulent de
l'autre ; il y a même des signes de rétention du pus.

Je diagnostique une lésion osseuse profonde et je conseille de débri-
der largement pour atteindre la partie malade.

Deux mois après, je revois la malade, à qui on avait recommandé
d'entretenir l'orifice béant au moyen d'un instrument mousse. Elle me
raconte que la veille, en introduisant le stylet plus profondément que
d'habitude, elle avait vu sortir une matière jaunâtre plus épaisse, ainsi
qu'une certaine quantité de cheveux blonds (la malade avait les yeux et
les cheveux noirs), dont quelques-uns paraissaient libres et sans racine,
tandis que d'autres s'engageaient et se brisaient sous l'influence de la
traction. Elle avait également constaté un fin duvet blond au milieu de
la matière évacuée.

Je vois, en effet, s'engager par une des ouvertures une mèche de ces
cheveux que je tire avec une pince et dont quelques-uns avaient plus de
dix centimètres de longueur.

Je fus très-surpris de ce singulier phénomène, mais je portai alors le
véritable diagnostic de kyste dermoïde. Je proposai l'extirpation
de la tumeur, qui fut acceptée et pratiquée de la manière suivante :

Incision à la joue, allant de la commissure droite de la bouche jusqu'à l'os malaire ; excision de la partie antérieure et externe de la tumeur. Enucléation avec des instruments mousses, et section avec des ciseaux courbes des brides adhérentes. Dissection laborieuse parce que la tumeur s'enfonçait profondément entre la face externe du maxillaire supérieur et la face interne de l'apophyse coronoïde. Néanmoins pas d'accidents.

La cavité fut remplie de boulettes de charpie en queue de cerf-volant. Suture de la joue. Guérison lente, mais complète. Les douleurs n'ont jamais reparu. Cicatrice géniale linéaire. Récupération des mouvements complets des mâchoires.

Examen de la pièce. — Elle se compose de plusieurs fragments : d'abord le kyste principal divisé en deux moitiés, qui réunies forment une poche dont la capacité égale une très-grosse noix. Les parois en sont très-inégales, formées par un tissu rougeâtre filamenteux très-résistant, comme feutré. D'un côté la surface externe est lisse et revêtue par une bourse séreuse, qui correspond à la partie antéro-externe ; en bas elle est recouverte par la muqueuse buccale dont un petit lambeau, qui adhérait à la tumeur, a été excisé, en dehors on trouve des flocons adipeux épars cà et là ; en arrière, la tumeur est surmontée d'un certain nombre de bosselures, que je reconnais vite pour des kystes secondaires, translucides, à parois minces, mais résistantes : indépendamment de cela, paroi grossière et sur laquelle le bistouri a pratiqué plus d'une entaille.

La paroi interne du grand kyste est tapissée par une membrane bien distincte, épaisse d'un demi-millimètre à un millimètre environ, facile à séparer de la paroi principale, à laquelle elle n'est réunie que par un tissu cellulaire lâche. Cette membrane propre est tomenteuse, analogue à une muqueuse ; elle présente des plis et des sillons, des saillies papilliformes disposées en séries flexueuses, qui ne s'effacent pas par la distension. La coloration est d'un rouge assez vif, sa vascularité assez grande ; un enduit muqueux, épais, visqueux, assez adhérent, la tapisse.

Cet enduit renferme une très-grande quantité de cellules d'épithélium pavimenteux, bien développées et régulières. Elles sont tout à fait semblables à celles de l'épithélium-buccal, mais plus petites, ici groupées en amas, là flottantes, et munies d'un noyau bien distinct. Ces cellules sont de dimension et d'âge très-différents, ce qui se juge par la différence des proportions entre le noyau et la paroi de l'utricule. Il n'y a pas trace de poils follets, ni sur la paroi ni dans le liquide qui est muqueux et non pas semblables à celui des tannes. Je ne trouve dans la paroi, outre un derme fibreux, que des saillies papilliformes, avec réseau vasculaire, que j'incline cependant à considérer comme de véritables papilles. Pas de traces de glandes sudoripares ni sébacées.

Matière caséeuse, analogue à du fromage, entièrement constituée par des cellules épidermiques tout à fait semblables à celles de l'épiderme cutané; elles n'ont pas de noyaux et contiennent seulement quelques goutelettes graisseuses.

On constate également de petits amas de la même matière caséeuse, dispersés au milieu de la matière muqueuse du grand kyste. Ces petits amas sont constitués par des amas d'épithélium à larges cellules, remplies de graisse, et sont tout à fait analogues à la secrétion accumulée dans les follicules sébacés. Dans ces amas, on trouve beaucoup de petits poils follets.

Je ne retrouve plus de longs poils, vu qu'ils avaient été tous enlevés avant l'opération ; ils formaient par leur réunion une petite mèche du volume d'une grosse plume de corbeau, que la malade a conservée pendant bien longtemps.

Les petits kystes secondaires, très-nombreux, renferment tous de la matière muqueuse et un revêtement d'épithélium pavimenteux.

M. Verneuil explique la formation de ce kyste dermoïde par une inclusion de la peau, faite au niveau de la fente branchiale intermaxillaire (Pl. II, fig. 1, 5) dans un point correspondant à l'angle formé par le bourgeon secondaire maxillaire supérieur (Pl. I, fig. 1, 3) et son générateur, le premier arc branchial ou maxillaire inférieur (*ibid.*, 2) — Le caractère congénital, quoiqu'il n'ait pas été directement constaté, ne peut rester douteux, attendu que la malade dit avoir observé depuis fort longtemps une certaine difformité du côté correspondant de la face, et que, de plus, à considérer le petit volume habituel des kystes dermoïdes pendant la première enfance, il n'y a rien d'étonnant à ce que le noyau inclus primitif ait pu passer inaperçu dans une région aussi profonde et aussi peu accessible que l'est cette partie de la cavité buccale. On a vu également que les adhérences constantes que ces tumeurs présentent avec le squelette ne faisaient pas défaut, mais qu'il a été impossible, à cause de la grande difficulté des manœuvres opératoires, d'en préciser exactement le siége. — La formation de ce kyste n'est donc pas une exception à la règle générale de l'inclusion cutanée embryonnaire, elle vient au contraire la confirmer.

Nous ne parlerons pas des kystes dermoïdes, qui ont été observés dans le conduit auditif externe ou la caisse du tympan, et qui reconnaissent pour origine un vice de soudure de la première fente branchiale. Nous renvoyons cependant le lecteur à une observation très-intéressante de M. Renault, concernant une tumeur kystique du conduit auditif externe, contenant des cavités à épithélium cilié (1).

On a également signalé des kystes dermoïdes ou athéromateux de la voûte palatine, qui siégent sur la ligne médiane (Cruveilhier). Développés sur le trajet de la fente cruciale médio-palatine, ils peuvent émettre un prolongement sur le plancher des fosses nasales.

M. Clerault (2) a rapporté un fait qui n'est pas sans analogie avec les kystes dermoïdes de cette région et que nous rapportons comme unique dans la science. Il s'agit d'un enfant qui vint au monde avec une tumeur de la région moyenne de la voûte palatine. Cette tumeur, bilobée à sa partie postérieure, avait un pédicule qui s'insérait dans une sorte de gouttière de la ligne médiane de la voûte, sans qu'il y eût cependant communication avec les fosses nasales. Nous laissons l'auteur décrire cette singulière tumeur qui tient le milieu entre les kystes et les tumeurs solides :

OBSERVATION XXXVIII.

Description de la tumeur. — Elle est bilobée dans sa partie inférieure, rosée, couverte de poils soyeux, beaucoup plus developpés sur le lobe gauche, aplatie d'avant en arrière, ayant à peu près 1 cent. 5 d'épais-

(1) Arch. de physiologie 1872, p. 762.
(2) Bull. de la Soc. anat. 1874, p. 083.

seur, 6 cent. de long et autant de hauteur, le pédicule a la même épaisseur et entre au moins pour 1 cent. dans la hauteur. Le plus grand diamètre est placé transversalement dans la bouche. la direction générale est oblique d'arrière en avant, le pédicule étant inséré sur la voûte palatine et la partie antérieure de la tumeur faisant saillie par la bouche entr'ouverte. Elle est molle dans toute son étendue; sur le côté droit du pédicule, on voit un appendice charnu de la grosseur d'une plume d'oie et d'une longueur de 2 cent environ. Il paraît recouvert d'une muqueuse analogue à la muqueuse buccale dont il a la couleur.

Sur une coupe faite transversalement suivant le grand diamètre. on constate que cette tumeur est constituée par un tissu cellulaire contenant de la graisse en abondance. Au centre du pédicule on aperçoit un gros faisceau fibreux, rougeâtre, dont les fibres se dissocient et s'en vont en divergeant vers toute la périphérie de la tumeur jusqu'où l'on peut les suivre, sous forme de stries très-fines. A la surface on voit la section d'une membrane tout à fait analogue à la peau, mais beaucoup plus mince ; au centre on aperçoit un gros vaisseau.

A l'examen histologique, on reconnaît que la superficie de la tumeur est formée par une enveloppe qui a tous les caractères de la peau ; on y rencontre un épiderme assez mince, et la couche muqueuse de Malpighi existe à peine ; il y a absence complète de papilles vasculaires ou nerveuses. Au-dessous se trouvent de petits poils avec des glandes sébacées volumineuses qui leur sont annexées. Le derme est formé de faisceaux fibreux assez épais, entrecroisés dans tous les sens. La masse de la tumeur est formée d'un tissu cellulo-adipeux, absolument semblable au tissu cellulaire sous-cutané, c'est-à-dire qu'il est composé comme lui de lobules adipeux circonscrits par des travées fibreuses. Le faisceau fibreux central, qui s'épanouit en stries divergentes vers la périphérie, est formé de faisceaux de fibres musculaires *striées*. Sur des coupes parallèles à ces fibres, on reconnaît que les faisceaux sont peu distincts les uns des autres et ne sont pas séparés par une enveloppe conjonctive (pérymisium) bien nette. Les fibres elles-mêmes sont volumineuses et pourvues de stries caractéristiques ; sur des coupes transversales, la diffusion des faisceaux s'accuse encore davantage. On peut suivre les fibres musculaires jusqu'au voisinage du derme où on les perd complètement. Le petit appendice charnu est absolument semblable à un polype fibro-muqueux. Son centre est formé de faisceaux de tissu conjonctif lâche et à la surface existe une muqueuse semblable à la muqueuse buccale. Il renferme en outre de nombreux vaisseaux.

Pour notre part, en nous reportant à ce qu'on sait de l'origine de la muqueuse qui tapisse le plancher des fosses nasales, il nous semble qu'il s'agissait là d'une hernie embryonnaire de cette muqueuse, étranglée à sa base par le rapprochement et la soudure des deux lames palatines du maxillaire supérieur. Cependant cette hypothèse ne peut expliquer la présence des fibres musculaires striées, à moins qu'on ne les fasse dériver du voile du palais, ce qui est peu probable. — D'un autre côté, cette tumeur ne pouvait provenir de l'os incisif, puisque l'existence de cet os était normale et que la partie antérieure de la bouche était bien conformée.— Nous n'avons trouvé aucun fait semblable dans les auteurs.

On a observé des kystes dermoïdes dans l'épaisseur même du maxillaire inférieur ; En donner l'histoire, nous entrainerait trop loin ; nous nous contenterons d'en citer une belle observation de Mikuliez, publiée dernièrement, et de faire remarquer que, ici encore, la théorie de M. Verneuil n'est pas en défaut, le point de départ de ces kystes ayant lieu, soit sur la soudure médiane des deux branches, soit dans l'espace qui sépare à un moment donné le cartilage de Meckel de l'arc maxillaire.

OBSERVATION XXXIX.

Kyste dermoïde du maxillaire inférieur, par Mikuliez (1).

Le 13 juin de cette année entrait à l'ambulance de la Clinique, une jeune fille de 19 ans, native de Hongrie, affectée d'une tumeur du volume d'une noix, siégeant dans la moitié droite du maxillaire inférieur. Cette tumeur existait depuis 2 ans et n'avait jamais provoqué de douleur, mais la difformité qui en résultait, surtout depuis quelque temps, avait decidé la malade, sur le conseil de son médecin, à se rendre à Vienne pour se soumettre à des soins chirurgicaux. Voici quel fut le résultat de l'examen à ce moment.

La patiente était issue de parents débiles, peut-être tuberculeux ; réglée à 15 ans, elle avait eu depuis des troubles fréquents de la men-

____

(1) Wiener med. Wochenschrift, nᵒˢ 39 et 40 1876.

struation ; jamais de maladie manifeste. La première, ainsi que la deuxième dentition avaient été normales. Ce n'est qu'il y a 2 ans qu'elle remarqua pour la première fois que le maxillaire inférieur se tuméfiait au niveau de la première molaire droite, mais comme toute douleur faisait défaut, la malade, pendant plus d'un an, ne prêta aucune attention à cette tuméfaction qui allait toujours en augmentant. Ce n'est que lorsqu'elle s'aperçut que l'os se tuméfiait également en dedans et en bas, et que la tumeur devenait apparente à l'extérieur, que la jeune fille inquiète alla consulter un médecin. Des applications de teinture d'iode pendant plusieurs mois ne donnait aucun résultat ; la tumeur grandissait toujours et le médecin, voyant la nécessité d'une opération, conseilla à la malade de s'adresser au professeur Billroth.

En examinant avec soin la bouche de la malade, la seule chose anormale qui se voyait était la tumeur en question. Les 32 dents étaient entièrement saines. Le rebord alvéolaire du maxillaire inférieur était intact ; le corps de l'os dans sa portion comprise entre l'incisive et la deuxième molaire, proéminait seul en avant, en bas et en dedans, de telle sorte qu'il semblait former en avant une tumeur ayant le volume d'une châtaigne, en bas et en dedans une tumeur beaucoup plus petite et plus aplatie. La muqueuse était intacte à ce niveau et la consistance de la tumeur ne différait pas beaucoup de celle de l'os, aussi le professeur Billroth s'arrêta-t-il au diagnostic d'une tumeur solide, siégeant dans la substance osseuse, sans se prononcer catégoriquement pour un ostéo-fibrôme ou un chondrôme.

Il procéda immédiatement à l'opération..... Lorsque le bistouri arriva sur l'os, le périoste ayant été fendu, on n'éprouvait plus la résistance que ressentait antérieurement le doigt ; l'os semblait céder. Le chirurgien prit alors une gouge, dont il enfonça la pointe au niveau de la grande courbure de la tumeur ; puis il excisa un morceau ovale de sa paroi, laquelle avait à ce niveau l'épaisseur environ d'une carte à jouer. A notre grand étonnement il existait là une cavité du volume d'un œuf de pigeon, comblée par une masse à stratifications concentriques très-minces, assez sèche, de couleur blanche avec un léger éclat perlé ; il n'était pas douteux qu'il s'agissait là d'un kyste dermoïde. A l'aide d'une cuillère, on retira une certaine quantité de cette masse blanchâtre, mais il restait une membrane fibreuse tapissant la cavité creusée dans l'os, qu'on fut obligé d'arracher à l'aide d'une pince. La guérison se fit sans peine aucune 32 jours après.

Examen microscopique. — Le microscope confirma le diagnostic porté pendant l'opération. La structure de la paroi du kyste était celle du tégument externe ; le contenu était constitué par des masses épithéliales formant des stratifications juxtaposées. On y voyait un tendre réseau formé par de fines lignes de cellules à noyau ; entre les couches

existaient des granulations graisseuses incolores, réunies en groupes
et disparaissant par l'éther. Cholestérine en petite quantité.

La membrane kystique avait une épaisseur non uniforme qui variait
entre un demi et un millimètre. Elle était constituée par des couches
distinctes : une couche conjonctive et un chorion, une couche épithéliale avec *rete* de Malpighi. La couche externe, qui adhérait à l'os, était
formée par un tissu conjonctif très-lâche, à fibres souvent peu distinc-
les, mais très-riche en cellules, puis venait une couche plus ou moins
épaisse, constituée par des fibres conjonctives droites ou ondulées, entre
lesquelles on distinguait un très-petit nombre de cellules fusiformes.
Entre cette dernière couche et le *rete* de Malpighi, existait une [couche
conjonctive très-lâche, à fibres mal dessinées, qui en certains points
présentait une épaisseur égale du *rete* de Malpighi. Celui-ci était constitué par 10 ou 12 couches de cellules épithéliales dans ses parties les
plus minces; les 2 ou 3 couches les plus profondes avaient des cellules
à noyau relativement considérable, placé au milieu d'un protoplasma
peu abondant, que le carmin rendait très-visible.

L'auteur de cette observation, partant de ce principe
que l'épithélium ne se développe que là où existait préalablement de l'épithélium, admet que cette tumeur
dermoïde, développée loin de la superficie, au milieu
d'un os, doit être rapportée à un enclavement du feuillet
tégumentaire, enclavement qui aurait eu lieu à une
période embryonnaire précoce; puis il en rapproche
plusieurs observations connues de kystes de la ligne
médiane de la tête ou du corps, de la queue du sourcil, etc.

Résumé anatomique et diagnostique. — De tous ces faits
nous pouvons conclure que les kystes dermoïdes de la
face ont tous un siége constant, qui correspond à une
fente branchiale antérieure. On a vu qu'ils sont constitués par une paroi propre présentant à peu près la
même composition et la même structure que la peau, le
plus souvent même une ressemblance parfaite.

Leur début ayant toujours eu lieu pendant la vie embryonnaire, il est tout naturel de les observer immédia-

tement après la naissance. Si cette constatation n'a pas toujours été faite, c'est que les personnes qui entourent l'enfant ne sont pas souvent aptes à cela, surtout si l'on songe au siége quelquefois profond de ces tumeurs dont le volume ne dépasse pas habituellement, à cette époque, celui d'un petit pois. Le petit enfant n'en est nullement incommodé et cette période d'indolence et de stagnation, qui pourrait dans certains cas faire douter de leur congénialité, dure plus ou moins longtemps. C'est surtout de 8 à 10 ans que, sous l'influence d'un traumatisme ou d'une cause excitatrice inconnue, la deuxième phase commence et que leur développement s'opère de façon à éveiller l'attention. L'arrivée de la puberté paraît avoir une grande influence sur ce développement plus rapide; cela n'a rien qui doive étonner. Ces kystes, ayant la même structure que la peau, en possèdent nécessairement les mêmes propriétés physiologiques, c'est-à-dire que leur surface interne est le siége d'un double travail d'exhalation et d'absorption. Or, pendant l'enfance, le rapport fonctionnel qui existe entre la paroi et son contenu reste à peu près constant, le premier ne l'emportant que d'un très-faible degré sur l'autre, si une cause quelconque ne vient pas troubler cette harmonie; mais, à mesure qu'on avance en âge, les phénomènes d'exhalation ou de désassimilation deviennent prédominants, dans tout l'organisme, sur ceux d'absorption ou d'assimilation, la peau ne peut échapper à cette loi générale et il en résulte, dans ces kystes de même nature, une tendance beaucoup plus grande à l'augmentation de volume. Nous ne connaissons qu'un seul cas, cité par Lawrence, dans lequel ce développement est resté stationnaire, sans incommoder le malade jusqu'à la fin de ses jours.

Les adhérences que ces kystes présentent avec le

squelette sont quelquefois tellement intimes que le chirurgien en pratiquant leur ablation est obligé de laisser une partie de la base sans pouvoir la détacher, à moins de ruginer l'os.

Assez souvent on les a vus s'enflammer d'une façon spontanée ou accidentelle, suppurer et s'ouvrir au dehors, en donnant lieu à des fistules intarissables qus ne peuvent guérir que par l'extraction complète de la paroi. Cependant M. Broca admet que dans quelquei cas très-rares la paroi du kyste peut être détruite complètement par la suppuration, au prix quelquefois d'une nécrose superficielle, puis tout rentre dans l'ordre, la cicatrisation se fait et la guérison spontanée reste définitive. Il devient possible dans ces cas de confondre un kyste dermoïde enflammé avec une névrose, si l'on ne tient pas compte de la marche antérieure de l'affection.

Il nous reste maintenant à passer en revue les diverses tumeurs de la face qui peuvent être confondues avec le kyste dermoïde.

En première ligne, nous devons placer le lipôme qui, par sa consistance et sa pseudo-fluctuation, peut facilement donner le change, mais heureusement une semblable erreur de diagnostic ne sera jamais grave attendu que l'intervention chirurgicale reste la même dans les deux cas. On peut dire cependant que le lipôme est habituellement plus superficiel, qu'il adhère à la peau et qu'il est possible de le mobiliser dans tous les sens sur les parties profondes. — De plus, lorsqu'il siége immédiatement sous la peau, celle-ci soumise à une tension forcée présente des dépressions lobulées très-visibles, indices d'adhérences profondes. — On a signalé également ment une crépitation spéciale. Lorsque le lipôme est sous-muqueux, comme à la voûte palatine et à la base

de la langue, on peut assez souvent apercevoir sa couleur jaune par transparence.

Nous citons pour mémoire les tumeurs myxomateuses
ou les myxômes lipomateux, et de même les sarcômes
ou les myxo-sarcômes, dont le diagnostic sera fait
plutôt par voie d'exclusion. Au surplus, la ponction
trancherait la question.

La tumeur érectile nous paraît prêter difficilement à
la confusion. — Pour les kystes hydatiques, la chose
est plus facile et dans ces cas la ponction exploratrice
seule, suivie de l'examen histologique et chimique du
liquide, permettra de se prononcer.

Les abcès chroniques présentent une fluctuation plus
nette et plus franche, la peau est adhérente, le plus
souvent d'une rougeur vineuse uniforme; de plus ils
sont accompagnés de douleurs et d'empâtement des
tissus environnants.

Lorsqu'il s'agit de kystes dermoïdes situés dans la
région orbitaire ou à la racine du nez, ces deux points
étant des siéges d'élections du méningo-encéphalocèle,
le diagnostic devient dans ces cas d'une extrême déli-
catesse et l'on comprend facilement toute la gravité
d'une erreur possible. Cette tumeur, qui n'existe guère
que chez les très-jeunes enfants, est plus étalée, moins
saillante et présente des battements isochrones aux pulsations artérielles. Ce dernier phénomène est le plus souvent si peu prononcé qu'on est obligé de recourir à un
procédé ingénieux, proposé par Régnier, et qui consiste
à mouiller la surface de la tumeur; on a ainsi une surface miroitante qui trahit aux yeux de l'observateur les
moindres mouvements qui se passent au-dessous. —
En exerçant une pression soutenue sur une pareille
tumeur, il est presque toujours possible d'en réduire en
partie le volume; si l'on fait prendre au malade une

position telle que la tumeur soit placée au point le plus déclive, et cela pendant un certain temps, on verra la communication avec la cavité encéphalique s'accuser par une augmentation de volume. — Toutefois, dans les cas restés douteux, le chirurgien devra imiter la conduite prudente de M. Richet et Gosselin et s'abstenir de toute intervention.

On pourrait encore confondre les kystes dermoïdes de l'angle externe de l'orbite avec une tumeur kystique ou une fistule de la glande lacrymale; le seul symptôme pathognomonique dans ces cas est l'augmentation de volume de la tumeur ou de sécrétion de la fistule alors qu'on provoque le larmoiement.

Notons aussi la confusion possible avec les kystes huileux décrits l'année dernière par M. le professeur Verneuil à la Société de chirurgie.

Une dernière question est celle de savoir s'il est possible de reconnaître extérieurement, lorsqu'un kyste dermoïde émet un prolongement dans l'os. Nous ne le croyons pas; on ne peut que le soupçonner, à moins d'avoir recours à l'exploration de la cavité kystique au moyen d'un trocart fin.

Traitement des kystes de la face. Les topiques de toutes sortes n'ont aucune action sur ces tumeurs. Les injections irritantes, le séton ne peuvent que donner des résultats douteux, la paroi épaisse de ces kystes étant très-réfractaire à l'inflammation adhésive.

Une méthode meilleure, sans être parfaite, est l'incision ou l'excision partielle du sac, suivies de l'application à demeure de bourdonnets de charpie ou d'une cautérisation énergique au nitrate d'argent, chlorure de zinc, etc.; mais le succès n'est jamais assuré dans ces cas, puisque la moindre portion de la paroi laissée au fond de la plaie produit la récidive. Cette conduite du chirurgien ne sera justifiée que lorsqu'il aura affaire à un kyste dermoïde avec un prolongement qu'il serait dangereux de poursuivre par la dissection ; dans tous les autres cas, la seule méthode qui donne une guérison certaine et durable, c'est l'extirpation complète de la tumeur et de son pédicule.

On procédera donc à une dissection minutieuse du kyste, en évitant autant que possible de l'ouvrir. Si le pédicule est creux et qu'il s'enfonce dans le squelette, sans qu'il soit possible de l'extraire, M. Richet recommande de le cautériser énergiquement avec le chlorure de zinc liquide, mais en ayant toujours soin, comme Nélaton le recommandait pour les kystes athéromateux du cou, de vider préablement sa cavité de la matière solide qu'elle peut contenir, au moyen de la curette d'abord, des lavages ensuite. La réunion immédiate sur toute l'étendue de la plaie n'est pas indiquée, c'est s'exposer bénévolement à une inflammation secondaire diffuse ; il vaut mieux laisser une issue à la suppuration, qui achèvera de détruire les parcelles échappées au bistouri et qu'on aura cautérisées.

En général, cette opération est exempte de danger ; néanmoins on devra toujours compter avec les complications des plaies, l'érysipèle soutout. Les auteurs du Compendium rapportent également que Tyrrel, au dire de Rognetta, vit l'ablation d'une tumeur dermoïde péri-orbitaire suivie d'une nécrose complète de l'os frontal, qui mit la dure-mère à découvert.

L'indication de l'opération est nettement posée lorsqu'il s'agit d'un kyste intra-orbitaire par exemple, qui par son développement produit le déplacement d'un organe important, tel que l'œil.

CONCLUSIONS

Des faits qui précèdent, il est permis de tirer les convulsions suivantes :

1° — La face et la portion du cou située en avant de la colonne vertébrale se développent, chez tous les vertébrés, aux dépens d'un appareil tout particulier (appareil branchial), composé d'une série d'arcs parallèles, séparés les uns des autres par des espaces ou fentes (fentes branchiales) analogues à celles des poissons. — Chez l'homme, cette disposition n'est que transitoire : peu à peu les arcs en question se développent et finissent par se souder entre eux, de sorte que les espaces ou fentes qu'ils interceptaient disparaissent complètement.

2° — Ces changements morphologiques sont soumis à des règles invariables et toutes les causes qui agissent de façon à empêcher le développement et la soudure des arcs entre eux ont pour résultat de rendre permanent ce qui n'était que transitoire ; de là, des variations très-grandes, depuis les monstruosités proprement dites jusqu'aux simples difformités dans lesquelles il faut faire rentrer certaines fistules, certains kystes d'origine congénitale.

3° — Comme l'origine congénitale n'est pas toujours facile à établir, attendu que ces fistules ou ces kystes n'attirent souvent l'attention que longtemps après la naissance, le fait de la localisation doit être pris en très-sérieuse considération et permettre à lui seul d'établir le diagnostic; par conséquent, *toutes les fois qu'une fistule ou un kyste siégera sur une des lignes correspondant aux anciennes fentes branchiales, il y aura de fortes présomptions pour admettre qu'il s'agit d'une fistule ou d'un kyste d'origine branchiale.* A plus forte raison, si l'affection a été constatée immédiatement après la naissance.

4° — Les fistules et les kystes branchiaux présentent une structure particulière et surtout des connexions qui intéressent au plus haut point le chirurgien.

5° — L'extirpation, lorsqu'il n'y a pas de contre-indication, est la seule méthode rationnelle pour arriver à une cure radicale.

INDEX BIBLIOGRAPHIQUE.

I. Embryogénie.

BAER (de). — Des branchies et des vaisseaux branchiaux dans les embryons des animaux vertébrés, *in* Meckel's Archiv. 1827, S. 556; 1828, S. 143, ou Répertoire général d'anatomie de Breschet,1828.T.VI, p. 41, ou Annales des sciences naturelles, 1re série, T. XV, p. 266 et 280. — De ovi mammalium et hominis genesi; cum tabula œnea; Lipsiœ, 1827. — Entwickelungsgeschichte Bd. I et II.

BARRY. — Researches on Embryology, *in* Philos. Transact. 1838, 1839, 1840.

BAUDEMENT. Observations sur les analogies et les différences des arcs viscéraux de l'embryon des deux sous-embranchement, des vertébrés, *in* Ann. des sciences nat.,3e série, 1847, T. VIII, p. 73.

BERTRAND, C. — Conformation osseuse de la tête chez l'homme et les vertébrés, thèse de Montpellier 1862, n° 21.

BIDDER. — De cranii conformatione. Dorpati, 1847.

BISCHOFF. — Traité du développement de l'homme et des mammifères, *in* Encycl. anat; Paris 1843, trad. Jourdan, T. VIII, avec atlas. — Fœtus du chien, *in* Ann. des sc. nat., 3e série. T. III, p. 367. Entwickelungsgeschichte des Kanincheneies; Braunschweig, 1842. Entwickelung. des Hundeeies; id.1845. — Entwickelung. des Meerschweinchens; Giessen, 1852. — Entwickelung. des Rehes; Giessen, 1854.

BOJANUS, L. — Observatio anatomica de fœtu canino 24 dierum ejusque velamentis; cum tabula œnea, in Nova acta nat. curios. 1820, T. X, 1re partie, p. 139, fig. 5 et 7.

BURDACH. — De fœtu humano; Lipsiœ, 1828, fig. 1. — Traité de physiologie, trad. Jourdan, Paris 1838, T. III, p. 497.

COSTE. — Histoire du développement, avec atlas, Paris 1847. — Embryogénie comparée, avec atlas 1837.

Dumeril. — Métamorphoses des batraciens, *in* Ann. des sciences nat. 5e série, T. VII, p. 229.

Duvernoy. — Développement des poissons, *in* Ann. des sciences nat., 3e série, T. I p. 313.

Erdl. — Die Entwickelung des Menschen und des Hühnschens; Leipzig 1846.

Filipi. — Développement des poissons, *in* Ann. des sc. nat.,3e série, T. VII, p. 65.

Gegenbauer. — Grundriss der vergleichenden Anatomie; Leipzig, 1874.

Gœthe. — Œuvres d'histoire naturelle, trad. Martins, Paris 1837.
— Gœthœs Briefe an Soret, herausgegeben von Hermann Uhde, Stuttgart, 1877.

Guéniot. — Œuf abortif de 28 à 30 jours, *in* Bull. de la soc. anat. 1861, p.44.

Gunther, F. — Beobachtungen ueber die Entwickelung des Gehœr-organes bei Menschen und hœheren Saugethieren; Leipzig 1842, in 8°, Mit. 1, Kopfertafel.

Haeckel. — Entwickelungsgeschichte des Menschen; Leipzig 1874.

Hamy. — Os intermaxillaire de l'homme, thèse de Paris, 1868, n° 250.

Huschke. — Développement des oiseaux, Isis 1826, p. 401 ; 1827, p. 102.

Huxley (Th. H.). — Anatomie comparée des animaux vertébrés trad. de Mme Brunet, Paris, 1875.

Kölliker. — Entwickelungsgeschichte der Menschen und der hoheren Thiere, zweite Auflage, Erste Hälfte; Leipzig, 1876.

Lereboullet. — Recherches d'embryologie comparée sur le développement de la Truite, du Lézard et du Limnée, *in* Ann. des sc. nat., 1861. T. XVI, p. 113 ; 1862, T. XVII, p. 89, T. XVIII, p. 87. — Recherches sur le développement du Brochet, de la Perche et de l'Ecrevisse, *in* Mém. de l'Acad. des sciences, savants étrangers, 1862, T. XVII, p. 626.

Leuckart. — Untersuchungen über das Zwischenkieferbein des Menschen und seiner normalen und abnormen metamorphose, mit 9 lith. taf.; Stuttgart, 1840.

Longet. — Traité de physiologie, T. III, p. 846.

Meckel. — Traité d'anatomie comparée, T. X, p. 435. — Manuel d'anatomie, Paris 1825, T. III.

Muller. — Manuel de physiologie, 1845, T. II, p. 723. — De gland

sec. str., tab. X. fig. 13.— Meckel's Archiv, 1836,tab.XI,fig.2.
— Bildungsgeschichte der Genitalien, tab. III, fig. 1.

Prévost et Lebert. — Mémoire sur la formation des organes de la circulation dans les batraciens, *in* Ann. des sciences nat., 3° série, 1844, T. I, II, III.

Rathke. — Entwickelungsgeschichte der Natter; Konigsberg, 1839. — Ueber die Entwickelung der Schildkröten ; Braunschweig, 1848. — Entwickelungsgeschichte der Wirbelthiere ; Leipzig, 1861.—Ueber die Entwickelung der Krokodile; Braunschweig, 1866. — Isis, 1825, p. 747 et 1100; 1827, p. 84; 1828,p.108. — Ueber die Entwickelung der Arterien Welche bei den Saügethieren von den Bogen der aorta Ausgehen, in Muller's Archiv, 1843. — Ueber die Carotiden der Krokodile und der Vœgel, in Muller's Archiv, 1850. Ueber den Kiemenapparat und das Zungenbein, 1834. — Abhandl. zur Bildungs-und Entwickelungsgeschichte, T. I, tab. VII, fig. 1 et 3; T. II, tab. I, VII. — Untersuchungen über die Aortenwurzeln und die von hinen ausgehenden Arterien der Saurier, in Denkschriften der Kaiserl. Acad. der Wissensch, Bd. XIII; Wien, 1857. — Ueber die Entwickelung der Athmwerkzeuge bei den Vögeln und Saugethieren, in Nova acta nat. curios.1828, T. XIV, 1ʳᵒ partie, p. 159, Pl. I.

Reichert. — De arcubus sic dictis branchialibus ; dissert. inaug., Berol, 1837 ; *ibid in* Muller's Archiv, 1837. p. 120. — Ueber die Entwickelungsgeschichte des Kopfes der nackten Amphibien ; Kœnigsberg, 1838. — Das Entwickelungsleben im Wirbelthierreiche ; Berlin 1840.

Remak. — Untersuch. über die Entwick. der Wirbelthiere ; Berlin 1850-55.

Robin (Charles). — Leçons sur l'origine embryogénique des éléments et des systèmes organiques, *in* Ecole de médecine 1875.

Robin et Magitot. — Mémoire sur un organe transitoire de la vie fœtale, désigné sous le nom de cartilage de Meckel, *in* Ann. des sc. nat., 1862, p. 213.

Rusconi. — Histoire naturelle, développement et métamorphoses de la salamandre terrestre ; Paris 1864.

Sabatier. — Transformations du système aortique dans la série des vertébrés, *in* Ann. des sciences nat., T. XIX.

Sœmmering. — Icones embryon. human., Tab, I, fig. 2.

Stricker. — Untersuch. über die Entwickelung des Kopfes der Batrachier. Eiern. *in* Zeitschr. f. Wissenschaftl, Bd. XI, 1861.

Valentin. — Handbuch der Entwickelungsgeschichte des Menschen, Berlin 1855.

Velpeau. — Embryologie humaine, Paris 1833.

Vogt (Karles). — Embryologie des Salmones, *in* Hist. nat. des poissons d'eau douce d'Agassiz, 1842, avec atlas.

Vrolik.—Tabulæ ad illustrandam embryogenesin hominis et mamm., 1849.

Wolf (C. F.). — Ueber die Bildung der Darmcanals, T. II, fig. 5 et suiv.

Traités classiques d'anatomie et de physiologie de Cruveilhier, Sappey, Richet, Beaunis et Bouchard, Béclard, Kuss, etᵒ

II. Fistules branchiales.

Ascherson. — De fistulis colli congenitis, Berlin 1832. — Phœbus Preuss ver. Zeitung 1834, S. 127.

Aubry. — Recueil de méd. vétérinaire, 1863, p. 694.

Bednar. — Die Krankheiten der Neugeborenen, Wien, 1850.

Bœrens. — Mittheilung, auss. dem Archiv. d. Ges. pract. Aerzte zu Riga, Bd. I, S. 5.

Dzondi. — De fistulis trachecœ congenitis, Haloœ 1829, ou Berlin 1832.

Duncan. — Case of branchial fistula *in* Edinburgh med. Journal, vol. I p. 126.

Duplay (Simon). — Fistules branchiales *in* Arch. gen. de méd., janvier 1875, ou Traité de path. externe, T. IV, fasc. I, p. 37, 1876. Progrès médical, avril 1877, p. 321.

Faucon et Broca. — Note sur deux cas de fistules branchiales *in* Bull. de la soc. de chirurgie, 22 avril 1874.

Gass. — Des fistules branchiales, thèse de Strasbourg, 1867, n° 977.

Georges Fischer. — Angeborne Halsfisteln *in* Handbuch der Allg. und spec. chir., von Pitha et Billroth, T. III, p. 35, 1871.

Heine (J.) — Dissert. de fistula colli congenita, Hamburg, 1849.

Heusinger. — Halskiemenfisteln *in* Virchow's Archiv, Bd. XXIX, 1854, p. 358.

Holmes. — Fistules congénitales de la trachée *in* Thérap. des mal. chir. des enfants, trad. Larcher, Paris, 1870, p. 189.

Houel. — Fistule prélaryngée thyro-hyoïdienne *in* Gaz. des hôpitau 1874, p. 491.

Hyrtl. — Fœtale Kiemenoffnung in Erwachsenen *in* OEsterr. med. Wochenschrift, Bd. I, S. 53.

Kersten. — Comment. de fistulis colli congen., Magdeburg, 1835.

Leuckart. — Briefliche Mittheilung.

Manry. — Gazette méd. de Paris, 1832, T. III, p. 339.

Manz. — Virchow's Archiv, Bd. XXXIII, S. 177.

Mayr. — Jahrbuch der Kinder heilkunde, Bd. IV, p. 209, 1851.

Meinel. — Beitr. z. path. anat. *in* Nov. act. nat. curios., vol. XXIII, p. 787.

Münchmeyer. — Fist. colli cong. *in* Hannovers's Annal. N. F. Bd. IV, p. 14.

Mygge. — Fistule cong. du cou, *in* Hygica, 1875, T. XXXVI, p. 137. — 2e cas, *in* Ugeschrift for Läger, septembre 1875.

Neuhöfer. — Ueber die angeborene Halsfistel, Munschen 1847.

Noll. — Deutsche Klinik, J. 1852, Bd. IV, S. 207.

Nutten. — Preuss, ver. Zeitung, J. 1850, Bd. XXV, S. 114.

Phafontaki. — Fistule bronchiale, etc., *in* Union médicale 1874, T. XVII, p. 1036.

Plieninger. — Zeitschrift für Wundarzte und Geburtshelfer, Bd. VI, 1854.

Pluskal. — OEsterr. med. Wochensschrift, J. 1840, S. 911.

Rehn. Beitrag zur anat. des Halskiemenfisteln, *in* Virchow's Archiv, 1875, Bd. LXII p. 269.

Sarazin. — Nouveau dict. de méd. et de chir. pratiques, art. Cou, 1869, T. IX, p. 659. — Bull. de la société de chirurgie, décembre, 1866, p. 472.

Serres (d'Alais). — Fistules pharyngiennes bilatérales, *in* Bull. de la soc. de chirurgie, 1866, p. 10.

Virchow. — Ein neuer Fall von Halskienenfisteln *in* Virchow's archiv, 1865, Bd. XXXII, S. 518.

Weinlechner. — Jahrbucher der Kinderheilkunde, 1862, Bd. V, S. 172.

Zeis. — V. Ammon's Monatsschrift, Bd. II, S. 361.

III. — Kystes congénitaux et kystes branchiaux du cou.

Affre (Victor). — Kystes thyro-hyoïdiens, th. de Paris, 1875.

Arnold (Julius). — Zwei Falle van Hygroma colli cysticum congenitum, *in* Virchow's. Archiv, 1865, Bd. XXXIII, s. 209.

Arnott. — London medical Gazette, 1839.

BIDDER (Alfred). — Atheromcysten des Halses, *in* archiv f. Klin. chir. v. Langenbeck, 1876, Bd XX, Heft. 2, s. 434.

BLACHEZ. — Tumeur cong. du cou, *in* Bull. de la soc. anat., 1856, t. I, 2° série, p. 286.

BOECKEL. — Kyste sanguin cong. du cou, *in* Gaz. méd. de Strasbourg, oct. 1876.

BOUCHER. — Kystes congénitaux du cou, thèse de Paris, 1868.

BROCA. — Kyste cong. du cou, *in* Bull. de la soc. anat., 1855, p. 240.

BOYER. — Maladies chirurgicales, 1849, t. V, p. 423.

BUFFON. — Hist. naturelle (observ. de Daubenton), 1766, t. IV, p. 381.

BUROW jun. — Zur Lehre van den serosen Halscysten, *in* Archiv. f. Klin. chir. von Langenbeck, 1870-71, Bd. XII, s. 976, ou Arch. gén. de méd. 1872, t. II, p. 355.

BUSCH. — Progr. de nexu inter hygromata cyst., tum. cavern. et cyst. sang., Bonn, 1856, p. 3.

BUSSE. — Hufeland's Journal, 1839, st. 10.

CELSE. — De re medica libri octo. lib. VII.

CRUVEILHIER. — Parasites maxillaires *in* Anat. path., t. I, p. 368.

DEBOUT. — Kystes séreux cong. du cou *in* Bull. de thérapeutique, 1856, t. LI, p. 447.

DELPECH. — Kystes séro-muqueux du cou, *in* Clin. chir. de Montpellier, 1823-28, t. II, p. 79.

DEMOULIN. — Productions hétérotopiques à épith. à cils vibratiles, thèse de Paris, 1866.

DEVALZ. — Kyste cong. du tissu cellulaire du cou, Bull. de la soc. de chir., 1876, p. 762.

DUPUYTREN. — Kyste sébacé du cou, par Rognetta, *in* Revue médicale, 1834, t. I, p. 379.

DUPUYTREN. — Kystes dermaïde du cou, *in* Gaz. des hôpitaux, 1831, p. 101.

EBERMAIER. — Casper's Wochenschrift, 1836, s. 13, ou thèse de Boucher, p. 101.

ESMARCH. — Vierter Congress in Berlin, 1875, s. 129. — Trait. der kystes athéromateux profonds du cou, *in* Archir f. Klin. chir v. Langenbeck, 1876, Bd XIX, s. 224.

FANO. — Kyste thyro-hyoïdien, *in* Traité de path. ext. t. II, p. 475.

FERGUSSON. — A syst. of. pract. surgery, London, 1857, édit. 4, p. 576.

Fleury et Marchessaux — Tum. enkystées du cou, *in* Arch. gén.
de méd. 1839, t. V, 3° série, p. 269 et 427.

Friis. — De tumoribus cysticis singularibus, Helmstadii, 1754. —
Auch. in Haller's collection.

Gangee. — Hydrocèle du cou *in* the Lancet, 27 février 1875.

Geoffroy-Saint-Hilaire (I.). — Hist. des anom., t. III, p. 250.

Gilles. — De hygrom. cysticis congenitis, Diss. Bonn 1852, p. 6, ou
Archiv. gén. de méd., 1853, 5° série, t. I, p. 81.

Giraldès. — Tum. dermoide du cou, *in* Bull. de la soc. anat., 1847,
p. 96.

Gosselin. — Kyste thyro-hyoidien, *in* Clin. chir., t. II, 1873, p. 613.

Grassii. — Conceptus prodigiosus, *in* Ephem. acad. nat. curios.
1691, p. 102.

Guérin. — Kystes congénitaux du cou, thèse de Paris, 1876, n° 392.

Gurlt. — Die cystengeschwülste des Halses, Berlin, 1855.

Hakes. — Medical Times and Gaz., vol. XXV, 1852, p. 201.

Hardie (James). — Congenital cystic tumour of the neck, *in* the
Lancet, 1872, t. II, p. 667.

Hawkins (César). — Congenital tumour of the neck, *in* Med, chir.
transact., 1839, 2° série, t. IV, p. 231, et Gaz. méd. de Paris,
1840, t. VIII, p. 166.

Heschl. — Kyste dermoïde du cou, *in* Prager Vierteljahrerschrift,
1860.

Heusinger. — Zu den Halskiemonbogen-Resten, *in* Virchow's Archiv.
1865, t. XXXIII, p. 177, 441.

Hogg (Jabez). — Kyste multiloc. congénital du cou, *in* the Lancet, 1873, t. II, p. 812.

Holscher. — Hannov. Annalen, Bd IV, 295.

Izokalski. — Tumeur parasitaire du cou, *in* Arch. gén. de méd.,
3° série, t. VII, p. 307.

Joube. — Hist. de l'Acad. royale des sciences, 1754, p. 62.

Langenbeck. — Extirp. einer Dermoidcyste von der Scheide der
grossen Halsgefùsse, *in* Arch. f. Klin, chir., 1861, Bd I,
p. 14 et 25. — Behandlung der tiefen atheromcysten dessel-
ben, *in ibid*, 1875, Bd XIX, s. 225.

Larrey. — Kyste canaliculé du cou, *in* Bull. de la soc. de chir. 1853,
t. III, p. 489, 503, 607.

Lorain. — Kyste congén. du cou, *in* Comptes-rendus de la soc. de
biologie, 1853-54, t. I, ou Gaz. méd. de Paris, 1853, 3° série,
t. VIII, p. 507.

Lucke. — Ueber atheromcysten der Lymphdrusen, *in* Arch. f. Klin. chir., Bd I, 1861, s. 356. — Handbuch der chir. von Pitha-Billroth, Bd III, Abth I, Liefer 6, 1875.

Luschka.— Das hygroma|hyo-epiglotticum, *in* Virchow's Archiv, 1864, Bd XXX, s. 234.

Mac-Mahon. — Congenital cyst of the Neck, *in* American med. and surg. Reporter, 27 juillet 1872, ou Rev. des sc. méd. 1873, t. I, p. 340.

Magitot. — Polygnathie chez l'homme, *in* Ann. de gynécologie, t. IV, p. 81 et 161.

Max-Schede. — Athéromes profonds du cou, *in* Archiv. v. Langenbeck, 1872, t. XIV, p. 1, ou Arch. gén. de méd. 1874, t. I, p. 236.

Mazuttini. — Mem. della soc. med. chirurg. di Bolagna, t. III, p. 319.

Michaux. — Hématocèle du cou, *in* Bull. de l'Acad. de méd. de Belgique, t. XI, n° 7 et 8, et Gaz. des hôpit. 1853, n° 33 35 et 36.

Mondini. — De bronchocele in fœtu fere octo mensium, *in* Nov. comment. Acad. scient. Institut., t. III, 1839, p. 343.

Monti (Luigi). — Hygroma congen. du cou, *in* Bolletino delle scienze Mediche, 1873.

Mossel (Emile). — Kystes séreux du cou, thèse de Paris, 1868.

Nélaton. — Kyste congén. du cou, *in* Gaz. des hôpit. 1854, n° 78.

Neumann et Baumgarten. — Zwei Falle von Fistula colli congenita cystica, *in* Arehiv. f. Klin. chir. v. Langenbeck, 1877, Bd XX, Heft 4, s. 819.

Nicod. — Bull. de thérapeutique, t. XIX, p. 54.

O'Beirne. — The Dublin Journ. of med. science, vol. VI, sept. 1834, ou Arch. gén. de méd., 1834, 2° série, t. VI, p. 415.

Otto. — Monstrorum sexcent. descriptio, n° 585.

Panas. — Kyste dermoïde de la région hyoïdienne, in Gaz. des hôpitaux, 1874, p. 451.

Petrali. — Gazetta med. Italiana Lombard, 1851, ser. 3, t. II, p. 89.

Pixier. — Kyste dermoïde du cou chez un bœuf, *in* Rapport des travaux de la Soc. méd. de Gannat, 1852, p. 6.

Pole. — Mem. of the med. soc. of. London, 1792, t. III, p. 546.

Richard (Adolphe). — Kystes du cou, *in* Mém. de la Soc. de chir., 1849, t. III, p. 38.

Roser. — Handbuch der anatom. chirurg. 1859, p. 175.

Roux. — Bull. de l'Acad. de méd., 1855-56, t. XXI, p. 1057.

Rutz. — Arch. gen. de med., 1839, t. IV, p. 479.

Trendelenburg. — Vier Falle von Congenitale Halscysten, in Arch. f. Klin. chir. v. Langenbeck, Bd XIII, s. 404.

Verneuil. — Kystes de la partie sup. et médiane du cou (Recherches anatom.), in Arch. gén. de méd., 1853, t. I, p. 185. — Tumeur congén. du cou, in Arch. de tocologie, 1875, t. II, p. 502.

Virchow. — Ein. tiefes auriculares dermoïd des Halses, in Archiv, Bd XXXV, s. 208.

Virlet. — Kystes congénitaux du cou, thèse de Paris, 1854, n° 150.

Voillemier. — Kystes du cou, thèse de concours, Paris, 1851.

Wernher. — Die Angeborenen Cystenhygrom., Giessen, 1843, s. 3.

Winiwarter. — Macroglossie congénitale avec kystes congénitaux du cou, in Arch. f. Klin. chir., Bd XVI, Heft 3, 1874, ou Arch. gén. de méd. 1874, t. II, p. 235.

Wutzer. — Congen. cystic tumour of the Neck, in the Lancet, 1872, t. II, p. 667. — Casper's Wochenschrift, 1836, s. 257.

IV. — Kystes branchiaux sus-hyoïdiens èt Grenouillettes dermoïdes.

Benjamin-Bell. — Traité des mal. chirurg., trad. Bosquillon, 1796, t. IV, p. 193.

Bertherand. — Tumeurs sub-linguales, thèse de Strasbourg, 1845. n° 151.

Callisen. — De cystide sub-lingua, etc. Dissert. inaug., Altonaviac, 1845.

Celse. — Observ. méd. cent., I.

Chassaignac. — Tum. de la rég. sus-hyoïdienne, in Bull. de la soc. anat., 1857, p. 274.

Clérault. — Tum. congén. de la voûte palatine, in Bull. de la Soc. anat., 1874, p. 380.

Cruveilhier (Ed.). — Bull. de la Soc. anat., 1862, 2° série, t. VII, p. 43.

Dassen. — Nature et siége de la grenouillette, thèse de Paris, 1857, no 221.

Demons. — Kystes du plancher de la bouche, thèse de Paris, 1868

Fleischmann. — De novis sublingua bursis, Nuremberg 1841, in Arch. gén. de médecine, 1842, p. 360.

Girard. — Traité de lupiologie, 1775.

Gosselin. — Observ. de kyste muqueux du plancher de la bouche, par Gaillet, in Gaz. des hôpit., 1851, p. 171.

JOURDAIN. — Traité des maladies de la bouche, 1778, t. II, p. 558, et Dict. raisonné d'anatomie, t. I.

HEISTER. — Opera chirurgica, sectio 2, caput LXXXIX.

LANDETA (de). — Kystes dermoïdes du plancher de la bouehe, thèse de Paris, 1863, n° 40.

LINHART. — Œsterreische zeitung, 1857, n° 3 et 1858 n° 14, ou Gaz. hebdomadaire, 1857, p. 134, 1858, p. 502.

LODER. — Journal de chirurgie, t. III.

MARCHETTIS (Pierre de). — Recueil d'observ. de méd. et de chir., 1670, trad. Warmont, thèse de Paris, 1858, p. 69.

MONTFUMAT (de). — Kyste buccal, *in* Bull. de la Soc. anat. 1865, p. 301.

NEUMANN. — Ein Beitrag zur Kenntniss der Ranula, *in* Arch. f. Klin. Chirurgie, 1877, Bd. XX, Heft 4, s. 825.

PAQUET. — Grenouillette sébacée ou kyste dermoïde sub-lingual, *in* Bull. de la Soc. anat. 1867, p. 428, ou arch. gén. de méd. 1867, t. II, p. 27.

PERROUD. — Recherches sur la grenouillette, thèse de Paris, 1858, n° 187.

RAILLARD. — Grenouillettes et tumeurs sub-linguales, thèse de Paris, 1871.

RECKLINGHAUSEN. — Ein Fall von Ranula, *in* Virchow's Arch., 1866, t. XXXV, p. 314.

REDENBACHER. — De Ranula sub lingua, Dissert. inaug., Monachii, 1828.

SICHERERD. — Comptes-rendus de l'hôpital d'Heilbronn, 1837-1838.

VERNEUIL. — Kyste dermoïde du plancher de la bouche, *in* Bull. de la Soc. anat., 1872, p. 110.

VIRCHOW. — Path. des tumeurs, trad. Aronssohn, Paris 1867, t. I, p. 270.

Compendium de chirurgie, t. III (kystes derm. du plancher de la bouche).

Nouv. dict. de méd. et de chir. prat., art. Grenouillette, par Desprès, t. XVI, p. 720.

V. — Kystes dermoïdes de l'orbite.

BARNES. — Tum. enkystée de l'orbite, *in* Méd. chir. transact., London, 1813, t. IV, p. 319.

BEER. — Lehre von den Augenkrankheiten, 1817, t. II, p. 608.

BEULLAC. — Thèse de Montpellier, prairial, an IX (1801).

BEYLIER. — Tumeurs intra-orbitaires, thèse de Strasbourg, 1845.

BOUCHARD. — Kyste derm. du sourcil, *in* Bull. de la Soc. anat., 1863, p. 339.

BROCA. —Kyste derm. de la région sous-orbitaire, *in* Gaz. des hôpit., 14 mars 1874.

CAUDEMONT. — Kyste mélicérique de l'orbite, *in* Bull. de la Soc. anat., 1844, p. 203.

COLLENBERG. — Zur Entwicklung der Dermoidcysten, inaug. dissert., Breslau, 1869.

COOPER (Astley). — Œuvres chirurg. trad. par Chassaignac et Richelot, Paris, 1835, p. 589.

CRAMER. — Tum. pileuse du sourcil, *in* Prager Vierteljahrschrift, t. VIII; Analecten, p. 102, 1846.

CRUVEILHIER. — Traité d'anat. path., Paris, 1856, t. III, p. 498.

DEMARQUAY. —Traité des tum. de l'orbite, Paris, 1860.

DUFOUR. — Kyste pileux du sourcil, *in* Bull. de la Soc. anat., 5 novembre 1853.

ESMARCH. — Cholesteatom im Stirnbein, *in* Virchow's Archiv., t. X, p. 307.

FANO. — Kyste dermoïde de l'angle int. de l'orbite, *in* Journ. d'ocul. et de chir. 1873-74, t. I, p. 42.

FORESTA (Théophile de). — Des orbitocèles enkystées, thèse de Paris, 1854, n° 210.

GIRALDÈS. — Maladies chirurg. des enfants, Paris, 1868-69, p. 338.

HAFFTER. — Ueber dermoïde, *in* Archiv. für Heilk, 1875, t. XVI, p. 26.

HUNTER. — Kystes dermoïdes, *in* Transact. philos., vol. XVI, 1789, p. 535.

KERST. — Tum. dermoïde de l'orbite, *in* Ann. d'oculistique, t. XII, p. 41.

KOHLRAUSCH. — Muller's Archiv., 1843.

LAMPS. — Kystes derm. du sourcil, thèse de Paris, 1874.

LANG. —Ein Beitrag zur kenntniss sog. dermoïdcysten, *in* Virchow's Archiv. 1876.

LAWRENCE. — Encysted tum. of the eyelids, *in* London med. Gaz. 1838, t. XXI, p. 471.

LEBERT. — Des kystes dermoïdes et de l'hétérotopie plastique, *in* Mém. de la Soc. de biologie, 1852.

Leblanc. — Kystes dermoïdes chez les herbivores, *in* Journ. de méd. vétérinaire, 1831, t. II, p. 23.

Mackensie. — Traité prat. des maladies des yeux, trad. Warlemont et Testelin, Paris, 1858, t. I.

Marchettis (Pierre de). — Kyste mélicérique du grand angle de l'œil, observ. 21, thèse de Warmont, Paris, 1858, p. 57.

Meckel. — Kyste derm. du conduit auditif externe, *in* Journ. complém. du dict. des sciences médicales, 1819. — Etude sur la formation anormale des cheveux, *in* Meckel's Archiv, 1815.

Middlemore. — Kystes mélicériques de l'orbite, t. II, p. 613.

Mikuliez. — Beitrag z. genese der dermoïde am Kopfe, *in* Wiener med. Wochenschrift, nᵒˢ 39, 40, 41, 42, 43, 1876.

O'Ferral. — Des tumeurs de l'orbite, *in* Dublin hospital Gaz., 1846, t. II, p. 161-241, ou Union médicale, 15 janv. 1848.

Podrazky. — Ein Beitrag zu dem dermoïden, in Œsterr Zeitsch. für prakt. Heilk. 1871, nᵒ 19 und 20.

Regnier. — Kystes dermoïdes de la queue du sourcil, thèse de Paris, 1869.

Remack. — Ein Beitrag zur Entwicklung Krebshafter Geschwülste, *in* Deutsche Klinik, 1854, nᵒ 16.

Remy. — Kyste dermoïde de la tête du sourcil, *in* Recueil d'ophth. de Galezowski, janv. 1874.

Renault. — Tumeur hystique dn conduit auditif ext., *in* Arch. de physiologie, 1872, p. 762.

Richet. — Deux observ. de kyste dermoïde de l'angle interne de l'orbite, *in* Journ. d'ophth. de Galezowski, 1872, t. I, p. 299 et *in* Recueil d'ophth. du même auteur, 1874.

Rosas. — Kyste athéromateux de l'orbite, *in* Schmidt's Jahrbücher, t. XXXV, p. 103.

Ryba. — Tumeur du sourcil, *in* Prager Vierteljahrschrift, 1844, t. II, p. 261, ou Journal de Walther et Ammon, Neue Folge, Bd II, p. 93.

Szymanowsky. — Tumeurs kystiques de la cavité crânienne, *in* Archiv. f. Klin. chirurgie, Bd VI, S. 777.

Verneuil. — Mémoire sur l'inclusion scrotale et testiculaire, *in* Arch. gén. de méd. 1855, 3ᵒ série, t. VI, p. 24, 191 et 299.

Virchow. — Ueber Perlgeschwulste (Cholesteatoma Joh. Muller's), *in* Archiv, Bd VIII, S. 371.

Watson (Spencer). — Kystes dermoïdes intra-orbitaires, *in* Compte-

rendu du Congrès d'ophth. de Londres, 1872, trad. française
par Warlomont et Duwez, Paris, 1873, p. 151.
Kyste stéatomateux orbitaire congénital, *in* the Lancet, 1826-27, t. XI
p. 718.
Discussion à la Soc. de chirurgie, *in* Bulletin, etc., 1859.

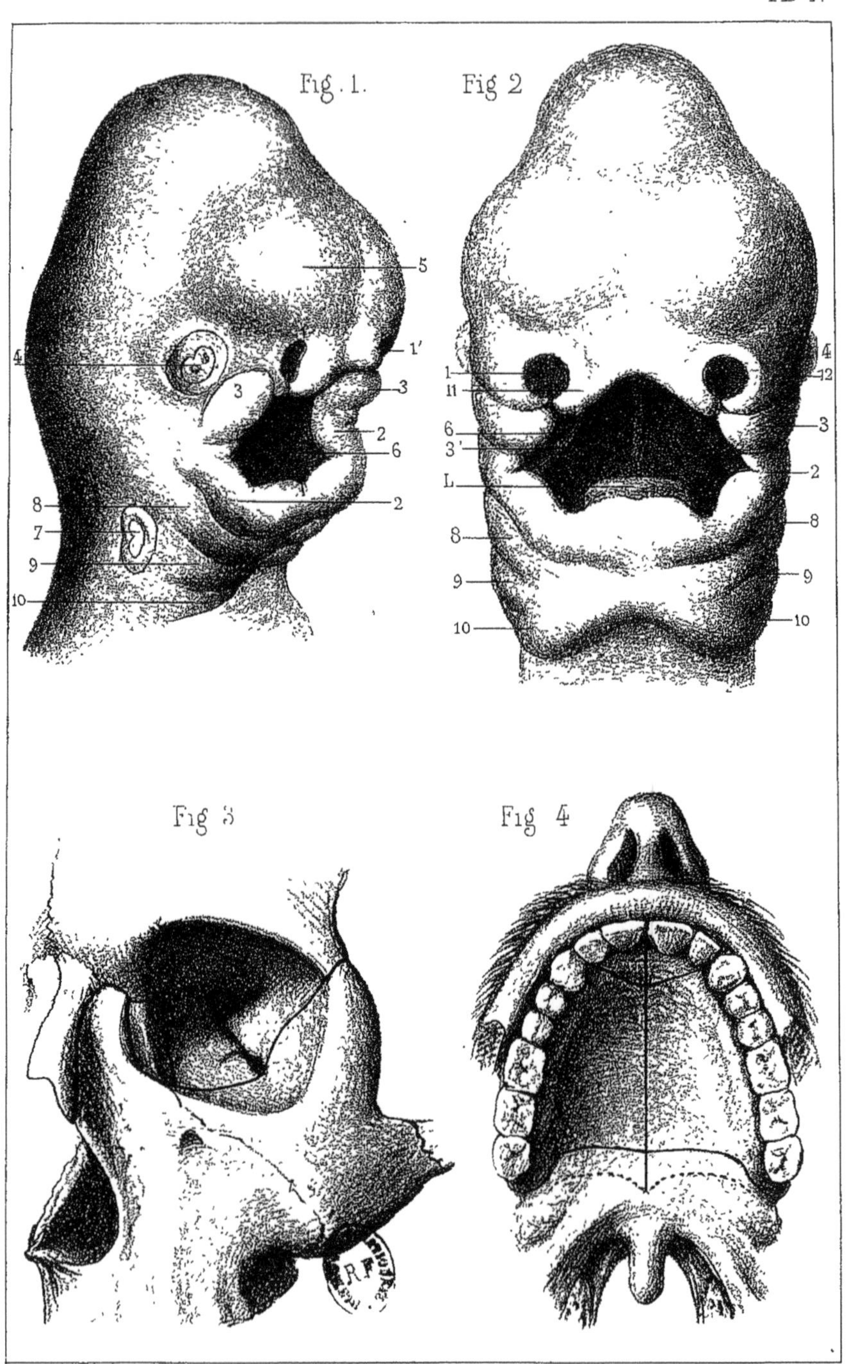

Fig. 1.
Fig 2
Fig 3
Fig 4

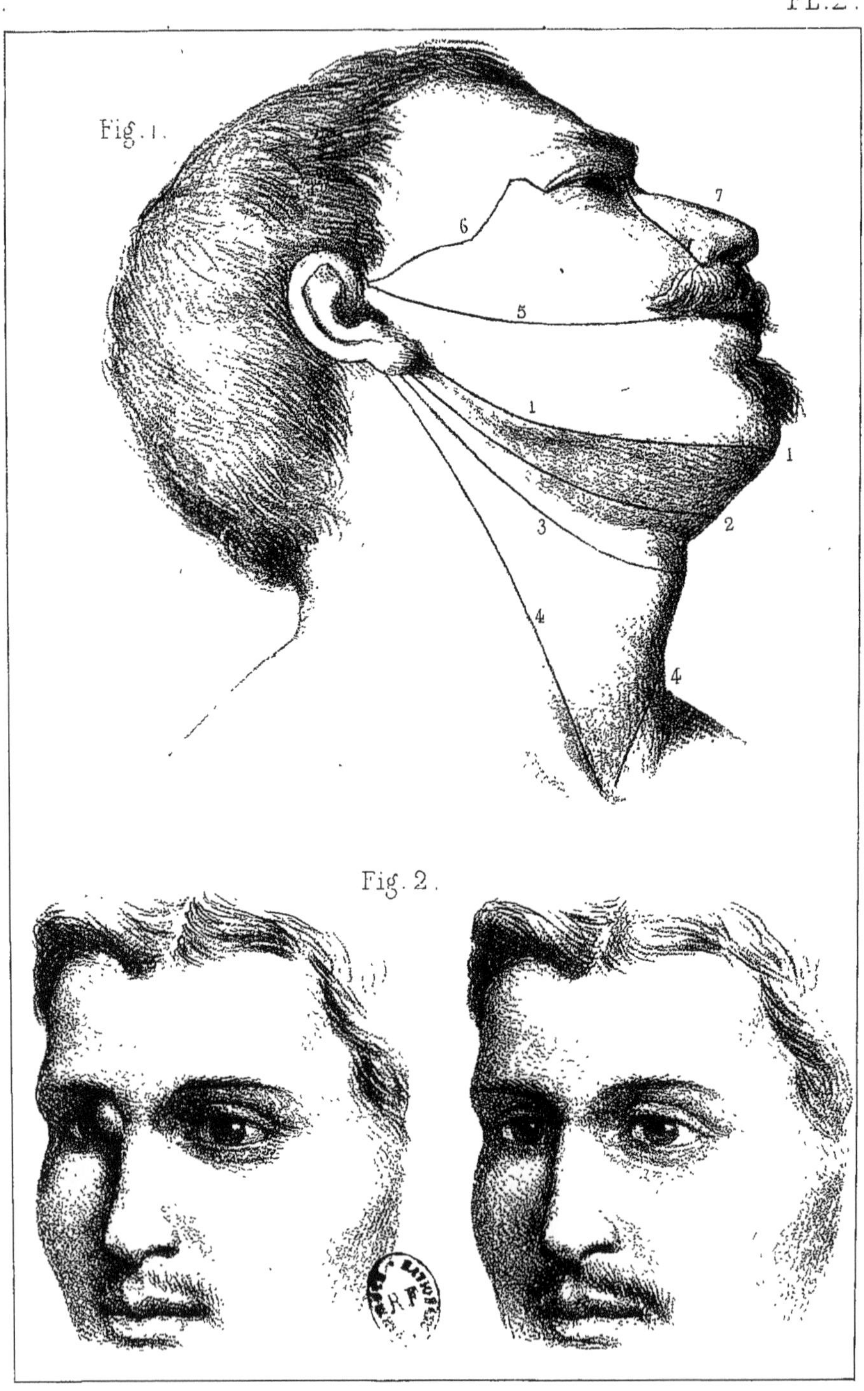

Fig. 1.
6
7
5
1
1
3
2
4
4
Fig. 2.

EXPLICATION DES PLANCHES.

PLANCHE I.

Fɪɢ. I. — Face d'un embryon humain de 25 à 28 jours, d'après Coste.
1, fossettes olfactives. 2, premier arc branchial au maxillaire
inférieur. 3, bourgeon secondaire maxi.laire supérieur. 3, prolongement palatin du maxillaire supérieur. 4, vésicule oculaire
primitive. 5, bourgeon fronto-nasal. 6, fosse faciale. 7, vésicule auditive primitive. 8, deuxième arc branchial ou stylo-
stapédien. 9, troisième arc branchial ou hyoïdien. 10, quatrième arc branchial.

Fɪɢ. II.— Embryon humain de 35 jours, d'après Coste. De 1 à 10 comme
dans la fig. I. 11, bourgeon incisif. L. premier vestige de la
langue.

Fɪɢ. III. — Squelette de l'orbite. La ligne plus accentuée, qui traverse
d'un angle à l'autre, pour descendre ensuite le long de la
soudure naso-maxillaire, est destinée à· montrer le siége
d'élection des kystes branchiaux ou dermoïde de la région.
Elle représente la trace des fentes fronto-maxillaire et naso-
maxillaire.

Fɪɢ. IV. — Voûte palatine recouverte de ses parties molles. La ligne
plus accentuée a la même destination que dans la fig. III.
Elle représente la trace de la fente cruciale médio-palatine.
Une ligne pointillée indique la limite postérieure de la voûte
palatine osseuse.

PLANCHE II.

Fɪɢ. I. — Tête et cou d'adulte avec lignes schématiques représentant la
situation et la direction des fentes branchiales, en même temps
que celles des fistules et des kystes branchiaux. 1, 2, 3, 4,
première, deuxième, troisième, quatrième fente. 5, fente intermaxillaire. 6, fente fronto-maxillaire ou fronto-orbitaire.
7, fente naso-maxillaire.

Fɪɢ. II. — Kyste dermoïde de l'angle interne de l'orbite, avant et apres
l'opération (observation de M. Léon Tripier).

TABLE DES MATIÈRES

Paris. A. PARENT, imprimeur de la Faculté de Médecine, rue M -le-Prince 31.

Physiologie expérimentale. École pratique des hautes études. Travaux du laboratoire du professeur MAREY.

Année 1875 : 1 beau volume gr. in-8° avec 160 fig. dans le texte. 15 fr.
— Ce volume contient les travaux suivants : Du moyen d'utiliser le travail moteur de l'homme et des animaux, par M. MAREY. — Mémoire sur la pulsation du cœur, par M. MAREY. — Mouvement des ondes liquides pour servir à la théorie du pouls, par M. MAREY. — La méthode graphique dans les sciences expérimentales, par M. MAREY. — Recherches sur l'anatomie et la physiologie des nerfs vasculaires de la tête, par M. François FRANCK. — Expériences sur la résistance de l'air, pour servir à la physiologie du vol des oiseaux, par M. MAREY. — Pression et vitesse du sang, par M. MAREY.

Année 1876 : 1 beau volume gr. in-8° avec 198 fig. dans le texte. 15 fr.
— Ce volume contient les travaux suivants : Du volume des organes dans se rapports avec la circulation du sang, par M. François FRANCK. — Des excitations artificielles du cœur, par M. MAREY. — Expériences sur le vol mécanique, par M. TATIN. — Essais d'inscription des mouvements phonétiques, par M. ROSAPELLY. — La méthode graphique dans les sciences expérimentales, par M. MAREY. — Effets des excitations des nerfs sensibles sur le cœur, la respiration et la circulation artérielle, par M. François FRANCK. Innervation de l'appareil modérateur du cœur chez la grenouille, par M. DE TARCHANOFF. — Pression et vitesse du sang, par M. MAREY. — Recherches sur le mécanisme de la circulation dans la cavité céphalo-rachidienne, par M. SALATHÉ.

Archives de physiologie normale et pathologique, fondées en 1868, dirigées par MM. BROWN-SÉQUARD, CHARCOT et VULPIAN.

Les *Archives de physiologie* paraissent tous les deux mois par fascicules grand in-8°, avec planches noires et coloriées. Chaque année forme un beau volume d'environ 800 pages. Une 2ᵐᵉ série a commencé avec l'année 1874.

Prix de l'abonnement annuel : Paris, 20 fr.; Départements, 22 fr.; Union postale, 24 fr.

Leçons sur les maladies des enfants, par Charles WEST, membre du Collége royal des médecins de Londres; d'après la 10ᵉ édition anglaise et annotées par M. ARCHAMBAULT, médecin de l'hôpital des Enfants-Malades. 1 vol. in-8 de 1012 pages. 12 fr.

Traité de la diphthérie, par M. le docteur A. SANNÉ, ancien interne des hôpitaux de Paris, membre de la Société anatomique, des Sociétés de médecine de Nancy, de Genève, etc. 1 fort vol. in-8 avec 4 planches. 10 fr.

Traité du diabète, par M. le docteur LECORCHÉ, professeur à la Faculté de médecine. Médecin des hôpitaux. 1 fort vol. in-8. 10 fr.

Traité des maladies des reins et des altérations pathologiques de l'urine, par le docteur LECORCHÉ, médecin des hôpitaux, etc. 1 vol. in-8 de 849 pages. 12 fr.

Traité des maladies du rectum et de l'anus, par le docteur Daniel MOLLIÈRE, chirurgien en chef désigné de l'Hôtel-Dieu de Lyon. 1 vol. in-8° de 782 pages. 12 fr.

Traité des tumeurs bénignes du sein, par M. Léon LABBÉ, chirurgien de l'hôpital de la Pitié, professeur agrégé à la Faculté de médecine, et M. Paul COYNE, ancien interne des hôpitaux. 1 beau volume in-8, avec 4 planches en couleur et 37 magnifiques gravures intercalées dans le texte. 12 fr.

Précis d'hygiène privée et sociale, par M. A. LACASSAGNE, médecin-major, professeur agrégé au Val-de-Grâce, 1 vol. in-18 de 570 pages de la collection diamant, cartonné à l'anglaise. 6 fr.

Paris. A. PARENT, imprimeur de la Faculté de Médecine, rue M¹-le-Prince 31.

www.ingramcontent.com/pod-product-compliance
Ingram Content Group UK Ltd.
Pitfield, Milton Keynes, MK11 3LW, UK
UKHW021513090726
13657UKWH00001B/221